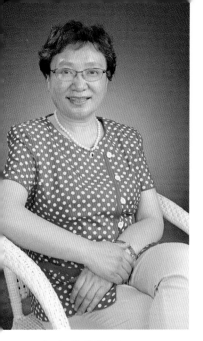

▲ 白彦萍教授

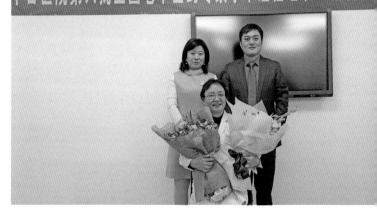

▲ 第六批全国老中医药专家学术经验继承工作启动仪式
后排左一：徐景娜　后排右一：周涛

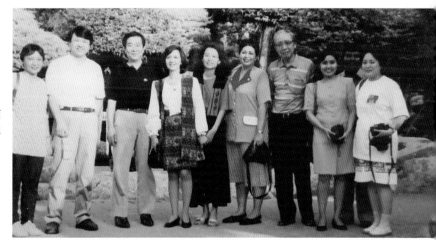

▶ 与在日本学习时的导师
小川秀兴教授（左三）合影

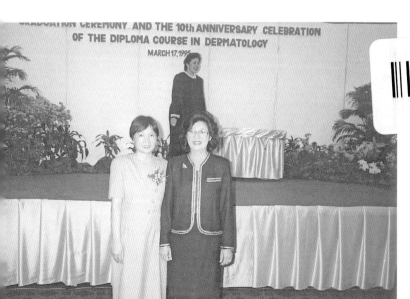

GRADUATION CEREMONY AND THE 10th ANNIVERSARY CELEBRATION
OF THE DIPLOMA COURSE IN DERMATOLOGY
MARCH 17, 1995

◀ 泰国 DETC 班学习

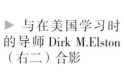

▶ 与在美国学习时
的导师 Dirk M.Elston
（右二）合影

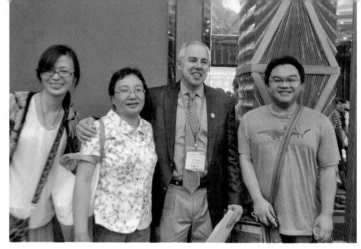

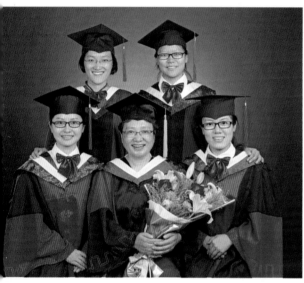

◀与部分毕业生合影
前排——左一：王丽丽，右一：王磊
后排——左一：杨皓瑜，右一：韩朔

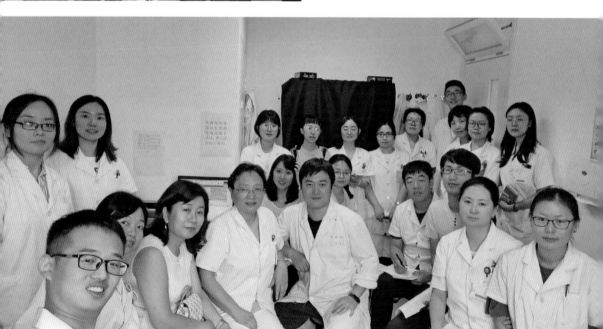

▲ 本书编委会部分成员合影

当代中医皮肤科临床家丛书（第三辑）

白彦萍

主审　白彦萍

主编　周　涛　徐景娜

中国健康传媒集团

中国医药科技出版社

内容提要

本书是对白彦萍教授多年中医皮肤科行医经验的总结，全书在方药新得（用药新法、经方新悟）、特色疗法、临床验案、传承与创新等方面进行详尽论述，尤其是补充完善了近年来的临证心得体会，突出"新"字，力争全面而详实地与同道共享。全书内容丰富、验案真实，适合广大中医药临床工作者、中医院校师生和中医爱好者学习参考。

图书在版编目（CIP）数据

白彦萍 ／ 周涛，徐景娜主编 . —北京：中国医药科技出版社，2019. 12

（当代中医皮肤科临床家丛书 . 第三辑）

ISBN 978 - 7 - 5214 - 1116 - 4

Ⅰ. ①白…　Ⅱ. ①周…　②徐…　Ⅲ. ①中医学 - 皮肤病学 - 经验 - 中国 - 现代

Ⅳ. ①R275

中国版本图书馆 CIP 数据核字（2019）第 072982 号

美术编辑　陈君杞

版式设计　南博文化

出版　**中国健康传媒集团** | 中国医药科技出版社

地址　北京市海淀区文慧园北路甲 22 号

邮编　100082

电话　发行：010 - 62227427　邮购：010 - 62236938

网址　www. cmstp. com

规格　710 × 1000mm $\frac{1}{16}$

印张　16

字数　245 千字

版次　2019 年 12 月第 1 版

印次　2019 年 12 月第 1 次印刷

印刷　三河市万龙印装有限公司

经销　全国各地新华书店

书号　ISBN 978 - 7 - 5214 - 1116 - 4

定价　45.00 元

获取新书信息、投稿、为图书纠错，请扫码联系我们。

本书编委会

丛书前言

近年来，在国家中医药管理局、中华中医药学会的正确领导下，在老一辈中医皮肤科专家的关心和支持下，在所有中医皮肤科人的共同努力下，中医皮肤科事业取得了瞩目的成绩，涌现出了一大批中医皮肤科中青年骨干、专家。这些专家具有丰富的临床经验、独特的学术思想、较高的科研水平，已成为中医皮肤科事业发展的中流砥柱。

应广大读者的要求，中华中医药学会皮肤科分会组织相关人员编写了《当代中医皮肤科临床家丛书》第三辑，本辑专家以中青年为主，编写形式、内容与第一、二辑大致相同，但部分有所创新，旨在呈现当代中医皮肤科事业继承与发展的趋势，但由于诸多原因，仍有一大批中医皮肤科中青年专家未能出现在本辑，不失为一憾事。

在中华中医药学会的关心指导和中国医药科技出版社的大力支持下，本辑入选教授及团队通过辛勤努力，终于使《当代中医皮肤科临床家丛书》第三辑得以顺利出版，在此表示衷心的感谢！由于时间仓促，本辑可能存在不少问题，敬请同道指正。

杨志波
2016 年 11 月于长沙

编写说明

　　中医皮肤病学是运用中医学理论研究皮肤病发生、发展及防治规律的一门学科。其特色体现在整体观念、辨证论治，强调根据标本缓急的不同而采取分阶段论治的方法，局部与整体相结合，标本兼治；其治疗优势体现在外病内治、内病外治、治疗方式多样性、药物剂型多样性和毒副作用小等方面，具有简、便、廉、验的特点，尤其以中医外治法最为突出，适合解决复杂疾病。在诸多中医临床学科中，中医皮肤学科是公认的优势学科。

　　恩师白彦萍教授从事中医皮肤科事业30余年，是中日友好医院皮肤科的学术带头人之一，在学术上一直秉承"衷中参西，承古创新"的基本方向。她精读中医皮肤外科的经典著作，在学习中寻求突破，中医诊疗思路不断成熟和进步。同时她也注重科研对学科发展的重要性，承担了国家自然科学基金、"十一五"国家科技支撑计划重大项目、北京市自然科学基金、首都医学发展科研基金、国家卫健委人才交流中心的基金项目，主要围绕银屑病进行了机制、药效等一系列的研究。除了繁重的医疗工作之外，她还培养了50余名博士、硕士研究生，遍布于祖国各地，有的更是已经成为了当地学术的领军人物、业务骨干。恩师总是谦虚地说道："教育不是装满一桶水，而是点燃一把火，我的作用就是让大家激发起对学习的热情。"

　　本书是在恩师指导下，对她行医多年经验的总结，凝聚了她在医教研方面的心血与感悟！全书在经验新得、用药新法、经方新悟、特色疗法、临床验案、传承创新等方面进行了详尽论述，尤其是补充完善了近年来的临证心得体会，突出"新"字，力争全面而详实地与同道共享。我等作为恩师学术经验继承人及弟子，深感重任在肩，唯有尽心竭力编著此书，将恩师学术思想传承下去。其中功绩，皆在恩师，其间纰漏，乃我辈学力未达，望同道不吝赐教！

周涛　徐景娜
2019 年 1 月

目　录

第一章　医家小传

白彦萍，汉族，医学博士，博士生导师，二级教授，主任医师，中国共产党党员。曾获中国中西医结合学会科学技术二等奖、第二批全国优秀中医临床人才称号、中日友好医院科技进步奖。1984年毕业于北京中医药大学，获学士学位，此后继续深造，并于2008年获博士学位。毕业后于中日友好医院工作，1994年7月至1995年4月曾赴泰国皮肤病研究所研修获Diploma，此后先后赴日本东京顺天堂大学医学部皮肤科、挪威奥斯陆大学、美国纽约阿克曼皮肤病理研究所任访问学者。

白教授一直从事皮肤科临床、科研、教学工作。临床上，擅长诊疗银屑病、湿疹、带状疱疹、痤疮、过敏性皮肤病等，综合运用中、西药内服外用，配合中医特色疗法如毫针、揿针、火针、刮痧、走罐、拔罐、刺络放血、自血疗法等治疗各种皮肤病，尤其擅长运用中西医结合的方法个体化治疗银屑病。科研上，以中西医结合治疗银屑病的疗效及机制为研究方向。2009年承担"十一五"国家科技支撑计划重大项目1项，2012年及2014年分别承担国家自然科学基金面上项目课题各1项，2013年参与国家"十二五"课题1项，2011年、2016年分别承担北京市自然科学基金课题各1项，2018年参与科技部重点专项课题1项。此外，在此期间，白教授还承担国家中医药管理局重点专科协作项目1项、横向课题2项以及院级课题2项。在国内、外医学杂志发表论文150余篇，其中SCI论文10余篇。参编著作7部，其中主编2部，副主编5部。教学上，先后被北京中医药大学及北京协和医学院聘为硕士及博士生导师，培养研究生50余人，其中博士研究生10余人。兼任第六批全国老中医药专家学术经验继承工作指导老师、北京市朝阳区第三批中医药传承人指导老师。

主要社会任职有：中国中西医结合学会皮肤性病专业委员会副主任委员，中国中医药信息研究会中西医结合皮肤病分会副会长，中华中医药学会皮肤性病专业委员会副会长，北京中西医结合皮肤性病专业委员会名誉主任委员，北京中医药学会皮肤性病专业委员会副主任委员，中国医师协会皮肤性病专业委员会委员，中华中医药学会美容分会常务委员，国家自然科学基金项目

1

评审专家，国家食品药品监督管理局保健食品评审专家，《中国中西医结合皮肤性病学杂志》副主编，《中国中西医结合杂志》编委，《实用皮肤病学杂志》编委。

一、小荷尖角，初心筑梦

白教授1962年6月出生于北京，5岁前她被父母送到河北老家，跟着爷爷奶奶生活。儿时的生活是非常幸福的，不同于城市中的钢筋水泥，老家的田野树林让她可以亲近自然，享受白云蓝天阳光，白教授至今记忆犹新。那时候，她经常和小伙伴们结伴拿着镰刀去地里打野猪菜，认识了很多中药，像车前草、败酱草、蒲公英等，她至今忘不了白茅根嚼在嘴里甜滋滋的那种感觉。中医诞生在广大人民的智慧中，并在实践中被人民口口相传，流传至今。她还记得有肚子疼，奶奶让她喝花椒水，发烧感冒了就喝生姜水发汗，干农活出血了要抓一把土来止血，这种朴素的生活经历蕴藏着很多的中医传统民间疗法和生活艺术，至今对她都有着深厚的影响。与此同时，身为教务处处长的爷爷对她的要求非常严格，课文必须倒背如流，锻炼出白彦萍教授博闻强记的本领，为以后打下了扎实的基础。5岁以后到北京，1969年开始上小学，从小学到中学，她一直都是品学兼优的好学生，还积极承担班干部的工作，为同学们服务，深受老师喜爱，有的老师甚至以她为原型写了小说，该小说在当时特别地流行。

白教授是家中最小的孩子，从小在父母的关爱、哥哥姐姐的呵护下长大，加之学校老师对她的器重给了她自信，教会了她有爱心，培养了她积极乐观的心态。白教授不愿向平凡低头，她立志要做当初小学时那本小说里的主角，遂坚定了上大学的梦想，毅然决然地报考了医学院，并且经过自己的努力，在1979年的高考中中榜，被北京中医药大学录取，成为了当时凤毛麟角考入大学的一员，真正实现了知识改变命运。

二、流金岁月，硕果累累

5年的北京中医药大学的学习，春去秋来，白教授对中医从感兴趣渐渐升华到了热爱，在刘渡舟教授、王绵之教授、赵绍琴教授、颜正华教授、董建华教授、印会河教授、焦树德教授等中医大家的亲自授课下，她收获了知识，开阔了眼界，而且经常回来给家人看病，在家人的笑脸和欣慰的目光下更提高了自信心，让她首次品尝到了救死扶伤的自豪感，这种成就感让她甘之如饴——原来让一个人重返健康是如此纯粹却又令人神往的事！在实习的最后一年，白教授跟随东直门医院皮肤科周德瑛老师学习，周老师对患者和蔼可亲，处理皮肤病得心应手，她受此感染而喜欢上了皮肤科，并决定追随周老师的脚步，致力于让广大深受皮肤病困扰的人们远离痛苦。

白教授1984年毕业后顺利分到了中日友好医院。当时中医外科是一个大科，还没有独立的中医皮肤科，床位很多，最多的时候，她一个人管过23张床，当时还是手写病历，但是她从无怨言，以"虽千万人吾往矣"的觉悟，直面挑战和困难。记得有一个河北来的患者是鳞状细胞癌，枕部肿瘤呈菜花样生长，严重溃疡，有大量脓性分泌物，伴有恶臭，白教授每天为其换药，不顾恶臭，以极高的韧性与疾病展开了持久战，不怕脏不怕累，悉心照顾患者，有求必应，虽然这位患者最终还是因为病情过于危重而离开了人世，但是在白教授和上级大夫的精心诊疗下，患者的生活质量得到了提高，在生命的最后阶段没有经历太多痛苦。多年后，每当患者家属提起那段经历，都心存感激，这也让白教授感受到自己的努力是值得的。

后来，中日友好医院成立了中医皮肤科，白教授就在杨惠兰教授、黄敬彦教授和钱文燕教授的指导下迅速成长。黄敬彦和钱文燕教授是著名皮科泰斗赵炳南的弟子，无论是在查房还是在门诊时，他们都毫无保留地将诊治的思路传授给白教授，白教授逐渐被赵炳南的学术思想和经验深深地吸引了，于是开始专心学习和钻研"南顾北赵"中的"北赵"的宝贵经验，深入吸收这个学派的精髓和优秀传承。一段时间后，白教授便可以独立诊治患者，并带领下级大夫诊治疑难病，抢救重患者，在临床实践中渐渐对银屑病、痤疮、湿疹、带状疱疹这些中医优势病种有了自己独特的见解。因为白教授心无旁骛，从不被诱惑扰乱初心，才能最终达成目标，有所成就，可以说这是她多年专攻学术，充分利用时间，全神贯注专攻中医、西医，用两套技术为患者服务的结果。其中对于银屑病的认识，明清以后基本上中医学界都认为应从"血分论治"，白教授经过大量的临床实践，发现很多患者是因为营养过剩，导致湿热内蕴，出现形体臃肿、身体笨重、乏力懒言、大便黏腻不爽，因此她主张随着时代的变化，诊疗应有所变化，提出"血分蕴湿"论，并经过循证医学证实了这一论点。其次，对于痤疮的认识，白教授分析了痤疮与普通毛囊炎、疖子的不同，主张应从"脏腑论治"，病机为虚实夹杂，并且特别强调虚证的认识，包括脾胃虚、阳虚、肾虚的情况。另外，白教授还提出以"风证"论治荨麻疹的重要性。近些年来白教授非常重视内外结合治疗皮肤病，自拟了银屑病的内服、外用药，也开发了一些治疗痤疮、黄褐斑、湿疹的新制剂。临床上她经常根据患者情况，针对性地采取中药外洗、火针、刮痧、刺络拔罐、揿针等方法治疗，深受患者好评。白教授付出了比别人多两倍的时间和精力，以求给患者制订最合理的治疗方案。

1992 年白教授即开始担任中医皮肤科的副主任，当时她是主治医师，虽然经验不如现在丰富，但凭着满腔热情和胜不骄、败不馁的信念，把科室的工作开展得很有起色，受到了当时陈绍武院长的好评，并在 1996 年被评为卫生部优秀共产党员。此后由于医院的规划，许多中医、西医科室都合并了，皮肤科也是其中之一，有一段时间她不担任主任，放下管理担子的她又把工作热情投入到临床中来，不断提高疗效，获得患者的一致好评，也深得同事的信任。到 2007 年，白教授又再次担任主任，对科室的医教研和管理工作都做出了突出的贡献，她认真积极带领下级大夫，指导他们抢救危重患者，诊治疑难患者，为了治疗的需要，她经常给患者吸痰、接大便，并且经常牺牲自己休息的时间，全身心地投入到科室的工作中，病房只要有危重患者，哪怕是除夕夜，她也会打车前往医院及时处理患者。虽然辛苦，但是科室发展了，白教授觉得再累也值得，最重要的是对得起大家的信任，对得起这份称谓，做到问心无愧。

白教授特别重视临床诊疗水平的提高，从医 40 年，对于接诊的患者都进行精心的诊治，抢救了很多疑难重病患者，真正做到了医者仁心。功夫不负苦心人，白教授一步一步成长起来，从住院医师、主治医师、副主任医师到主任医师，逐渐成为第二批全国优秀中医临床人才，在 2015 年被评为二级教授，2017 年被评为国家名老中医药传承人指导老师。

三、博学厚积，衷中参西

1984 年中日友好医院是在日本的支援下建立的，当时中国经济还非常落后，无论从技术还是经济条件，日本都处于领先。中国的医学不能固守传统，而是要不断发展创新，为了能够学到更加先进的理念，白教授毕业以后，一边攻读专业知识，一边利用业余时间学习日语，最后以优异的成绩通过了国家的日语外语考试，并在 1990 年 2 月至 8 月赴日本东京顺天堂大学学习。顺天堂大学是日本著名的私立学校，白教授在那里师从于著名医生小川秀兴教授和池田志孝教授。当时在国内，皮肤科医师限于条件，都没有进过实验室，也没有摸过各种仪器试剂，白教授在那里不仅平时刻苦地学习，周末还要到实验室学习，如果做实验需要血，她甚至抽自己的血用作实验样本以保证实验顺利进行，最终掌握了免疫荧光技术、细胞培养技术和皮肤病理知识，深受教授的好评。最后还在《日本临床皮肤科杂志》发表了论文。在学习期间，有人推荐她去做翻译，在当时可以获得很高的薪酬，但是她拒绝了，专心地学习，回国以后，利用学习的技术，提升自己的诊疗水平，还将包括血浆置换等先进的技术引入我国临床，对于提高疗效有非常大的作用。

由于白教授将所学的知识充分地运用到工作中，令大家认识到先进技术带来的重要影响，当时医院陈绍武院长又派她去泰国的 DETC 班学习。这是日本和泰国联合举办的学习班，旨在普及东南亚国家的医疗技术。在那里白教授接受了全程英语皮肤科授课，从基础到临床到实验的系统的培训，最后获得了 Diploma。在结业时，她还作为优秀学员在亚太地区国际皮肤科大会上做了学术讲演。这次系统学习奠定了白教授的西医基础，回国以后将所学用于医教研各个方面的工作中。

2005 年，白教授到挪威奥斯陆讲授中医期间，她看到了那里的银屑病患者很多，也学习了一些他们对银屑病治疗的理念。2012 年医院派遣科主任出国培训，她又到美国纽约阿克曼皮肤病理研究所，跟随皮肤病理最权威的 Elston 教授和当时研究所郭莹教授系统地学习了皮肤病理。当时已经 50 岁的白教授，为了多学习，每天从早到晚要看 300 张病理片子，有些同去学习的人因为承受不了高强度的学习，经常提早回宿舍休息，但白教授一如既往地严格要求自己，不负这次美国之行，使她的皮肤病理知识又达到了新的巅峰。

这几次远渡重洋的学习，丰富了白教授的人生经历，开阔了她的视野，扩充了她的知识和阅历，对她医、教、研的提高都有非常大的促进作用，使她可以更好地为发展皮肤科事业而奋斗。

医贵乎精，学贵乎博，白教授重视理论的学习，除了出国学习现代技术，中医传统也铭记于心。她精读中医皮肤外科经典的十九本书，中医诊疗思路时常更新，很多学生都说跟不上她的思路，因为她总是在不断地学习，有可能最近是看到的一本书上的一个理论，她就用在临床上了，以此不断地更新知识，大胆创新，小心求证，提高临床水平。中医外科经典的十九本书，像《医宗金鉴》《诸病源候论》《外科大成》《外科精义》《外科正宗》等，她准备了 3 套，办公室一套，家里一套，还有一套要随身带着，随时有问题随时查，温故而知新，每看一遍，都有新的收获。毛主席讲"中医药是个宝库，值得深入的挖掘，加以提高"，她总是说，目前我们连挖掘还不够，所以很难谈到提高，所以她不断地学习、学习、再学习。

2008年，白教授考上了优秀中医临床人才高级研修班，在这个班上白教授很有幸地听到了当时一些中医大家亲自授课，尽管当时任科主任的她还要兼顾烦琐的行政工作，但是她还是克服一切困难，坚持去上每节课，有时甚至还要到外地去上课，顺利地完成了优秀中医临床人才项目，还获得了优秀论文奖。通过这个班，使她对中医经典有了更深刻的认识，从上学初对于经典的学习，到临床中对经典的运用提升，再到不断温故知新，从这以后，对于《伤寒论》《金匮要略》和温病学的方子，又有了新的认识。临床上应用半夏泻心汤、大承气汤、小柴胡汤、百合地黄汤、桂枝加龙骨牡蛎汤、抵当汤等，更加得心应手。

白教授认为，中医不仅仅要靠传承、师承，更重要的应该是承古，像捧着星星月亮般地把中医传统捧在手心，以此发展我们现在的中医皮肤科学。因此，她在读完这个班以后，又进一步对赵老学术思想进行了挖掘，又有了新悟，在赵老经典银屑病血热证凉血活血汤和经方犀角地黄汤的基础上，创制出了清热凉血方治疗银屑病，还在赵老的凉血五根汤、凉血五花汤基础上，又开辟了五叶汤和五仁汤。五叶汤即枇杷叶、大青叶、桑叶、荷叶和竹叶，有凉血祛湿、清肺胃热之效，用以治疗皮炎、湿疹。五仁汤则以养血润肤为一体，用于治疗慢性湿疹等。对于外用药，白教授也深有体会，她认为中医药对于恢复皮肤屏障方面可以起到至关重要的作用，皮肤屏障的受损是因为素体血虚、阴虚，复感热毒、湿热等毒邪侵犯而至，因此通过清热利湿解毒的方法，可以使炎症消退，进而修复皮肤屏障。通过养血滋阴的方法，可以滋润肌肤，使其免受外邪侵犯，可以运用阿胶、鳖甲、龟甲、犀角这类富含动物胶原的药物滋阴养血润肤，同时犀角还有清热凉血作用，达到恢复皮肤屏障的作用。以此为理论基础，白教授在普连膏的基础上研制出了新普连膏，并且通过临床研究证实了其疗效。此外，白教授还与化工大学合作，研制了骨胶原系列产品，应用于临床。

白教授一直秉承"衷中参西"的基本方向，不断地学习提高中医和西医两方面的技能，"两手都要抓，两手都要硬"，最终在临床中可以基本得心应手地利用两种医学思维方式解除患者痛苦。

四、育人润新，桃李芬芳

除了繁重的医疗工作之外，白教授还承担了北京中医药大学、中国协和医科大学等学校的教学工作，2000 年被聘为北京中医药大学硕士研究生导师，2009 年被聘为博士研究生导师，2012 年被聘为中国协和医科大学的博士研究生导师。长期以来，白教授把教学作为生活中重要的一部分，投入了很多精力，经常组织学生学习、点评等直到深夜。教学工作是非常烦琐的，需要极大的耐心和宽阔的心胸。学生们刚来的时候总是做事效率不高，她总是以鼓励为主，告诉他们"你能行"，并且多给他们锻炼的机会，告诫他们不要怕犯错，失败是成功之母，经历过多次实践，"能行"就会变成"真行"。白教授还会根据每个学生的特点，因材施教，使每个人通过三年的学习之后，各方面都能有很大的提高。

春种一粒籽，秋收万斤粮。现在白教授已经桃李芬芳，她培养的学生分布在全国各地，并且已经在各自的工作中发光发热，有的已经成为当地学会的主委、领军人物或皮肤研究所的所长，在中医皮肤界非常知名，有的学生已经获得了国家自然科学基金项目，继续做科研，有的学生读了博士后，在银屑病研究方面也做出了重要贡献。看到他们的成绩，白教授由衷地高兴，她说："教育不是装满一桶水，而是点燃一把火，我的作用就是让大家激发起对学习的热情"。每年看到学生毕业之后，她自己都默默地在病房楼前给他们照一张相，目送他们远行。这就是他们梦开始的地方。

除了学校的研究生代教工作，白教授作为第六批国家名老中医，还承担了朝阳区的"育星"工程工作，毫无保留地传授自己的经验，有问必答。她带教有系统的计划，还有个别的辅导，以身作则，带领大家共同学习，不断进步，使学生体会学习的成就和快乐。她还经常告诫学生不要"黑发不知勤学早，白发方悔读书迟"，她希望学生们做有成就的人，而不是沾沾自喜于眼前的一点成绩。

除此之外，在 2000 年，由著名中西医结合专家张志礼教授推荐，白教授又承担了全国中西医结合学会的秘书和北京市中西医结合皮肤病专业委员会主任委员的工作，经常要主办各种大型的学术会议，到现在已经十几年了。她把每一次的学术会议，都当作一个舞台，全国顶尖的专家都在这里展示学会医教研各方面最顶尖的知识和技术，为同道献上精美的学术盛宴，她为此感到非常的欣慰。因此，为了成功地开好年会，她每次都非常认真地投入，哪怕因为高血压病倒了，也无怨无悔。

五、医研结合，以研促医

作为一名临床大夫，除了把患者治好，完成临床工作之外，白教授还非常重视科研，并且善于从临床中发现问题。由于长期从事银屑病的诊疗，积累了丰富的经验，发现了很多问题，白教授便开始进行中西医结合与银屑病临床与机制方面的研究。从 2000 年至今，承担了多个北京市自然科学基金、首都医学发展科研基金、"十一五"国家科技支撑计划重大项目、国家自然科学基金、卫生部人才交流中心的基金项目，主要围绕银屑病进行了机制、药效等进行一系列的研究。这些研究也一定程度上解决了她临床中遇到的问题，对于她提高临床疗效也有很大的帮助。科学研究是异常枯燥和艰苦的，但白教授不辞辛苦，坚持不懈，失败了再爬起来，爬起来再努力，从来没有被困难吓倒，最终收获了成功。她的研究成果获得了中国中西医结合学会的二等奖。但是白教授仍然一直在努力，她不断地在拓展，并且寻求与多方的合作使研究能够更进一步。她总是对学生讲："如果你不做研究，那你就跟不上科学发展的前沿，那种感觉是非常痛心的"，所以她仍毫不犹豫地、坚持不懈地努力向上。

问渠哪得清如许，唯有源头活水来。如今白教授和她的团队，正带着几十年丰厚的沉淀，心中充满着对美好未来的憧憬，以饱满的热情积极投身在医、教、研第一线，为更好地服务患者、提升医疗水平、再创医学辉煌而不懈努力！

（杨皓瑜）

第二章　学术思想

一、"辨血为主，血分湿蕴"论白疕

银屑病，中医学称之为"白疕"，又有"松癣""干癣""风癣""松皮癣""蛇风""蛇虱""白壳疮""银钱疯"等病名，以《外科大成》中"肤如疹疥，色白而痒，搔起白皮"得名。从《诸病源候论》开始描述为"干癣"，白教授认为此处"干"相对有糜烂、渗出的"湿癣"类的疾病而言，在银屑病的发病过程中，"干"的含义既包括临床表现为皮肤干燥脱屑，又代表病机上的津液干、血干、血少、脏腑干。本病易诊难治、顽固不愈，中医治疗特色突出，属中医优势病种。随着社会的进步、生活方式的变化，其发病模式有所变化，因此，需要承古创新，不断认识、思考以提升疗效。

（一）对于病因病机的认识

中医学认为银屑病为内外因共同致病。纵观古代医家，多认为本病为风、寒、湿邪客于皮肤，血瘀、血燥不能荣养皮肤所致。对其病因的认识，按不同朝代大致可分为3个大阶段：在唐宋以前，强调"风""湿"等外因的作用，忽视了内因的作用；金、元时期重视火邪或热邪致病，提出了热邪可导致银屑病的发病；明清时期认识到内因是发病的根本，在内外因的共同作用下导致本病的发病。治法上，早期以祛风寒湿、杀虫为主，逐渐转变为以清热解毒、凉血、润燥为主，至今对后世银屑病的辨证论治影响较大。近现代医家对银屑病辨证均以血分证为主，治疗上始终不离血分，以凉血、活血、养血为主。综上所述，近现代医家认为血热是寻常型银屑病发病的主要根源，在血热基础上，加之外感、内伤、饮食等诸多因素，导致血热蕴积于肌肤而发病。血热是寻常型银屑病的病机核心，是其发病及复发的基础。

白教授认为银屑病的发生，外因可单因素、可多因素，内因可单因素、可多因素，错综复杂。六淫之中，风、寒、湿、燥、火邪与本病的关系更为密切。外感不同邪气，皮损特点也各有不同。如风邪致病，风性轻扬，善行而数变，致病常发于关节伸侧，发病快，可由点滴状、钱币状迅速蔓延至全身成片状，但用药后容易消退。寒邪致病，寒属阴邪，故皮损颜色较淡，寒邪阻于关节，伴发关节症状，且冬季阴寒凛冽，气血得寒则凝，蕴久化热是本病冬季加重的主要原因。湿邪致病，多发于下部、外阴，时而红肿，迁延不愈。燥邪致病，皮损红色不明显，干燥而脱屑较多，伴口咽干燥、大便燥结，秋冬季节多见。火热之邪致病，易侵袭头面部，病情发展迅速，皮损颜色鲜红，瘙痒剧烈。内因多以心肝气郁、脾胃湿热、内热体实、气血虚损为主要因素。如心肝气郁者，与情志有关，皮损多沿肝经分布；脾胃湿热者，皮损多分布在腹部或全身；内热体实者，多见于年轻人，气血壅盛；气血虚损者，皮损颜色呈淡红或暗红。

（二）对诊疗思路的再认识

1. 宏观与微观结合

宏观即中医四诊"望、闻、问、切"，不借助任何仪器，仅通过眼看、耳闻、询问、手触对患者进行检查和分析。微观指借助现代医学技术对机体更细微层次进行检查，包括组织病理、血液分析及神经内分泌免疫网络等几个方面。白教授结合同道的研究结果，认为寻常型银屑病组织病理表现为表皮层可见 Munro 微脓肿，颗粒层变薄或消失，棘层肥厚，真皮乳头部毛细血管迂曲扩张充血、管壁轻度增厚，真皮浅层血管周围主要为单一核细胞浸润，其中红细胞外溢明显的可以认为相当于热迫血行，毛细血管迂曲扩张充血明显，表皮增生明显的可认为与血瘀有关。其次，血常规若见平均红细胞体积、红细胞体积分配宽度、平均血小板体积、血小板体积分配宽度升高，血生化若见胆固醇、甘油三酯升高，辨证以血瘀证居多。第三，神经内分泌免疫网络方面，β‐内啡肽、神经生长因子、皮质醇、去甲肾上腺素、多巴胺、5‐羟基吲哚乙酸及 P 物质若有所升高，产生自身免疫性炎症反应，辨证以血燥者居多。

2. 整体与局部结合

整体同样指四诊合参，对人体的整体即患者本身的体质情况——寒热、阴阳、虚实等进行探查和把握。局部则指皮损辨证，通过对皮损的颜色、大小、厚薄、脱屑、分布、皮温、压之是否褪色等情况收集来获取病理信息进行判断。整体辨证与局部辨证可以相互补充、相互佐证，从而更加全面、准确地辨证论治。当整体辨证与局部辨证不一致时，如急性期皮损表现为鲜红，辨证为血热，但诊舌脉可能为舌淡脉沉，为虚证，此时应以皮损辨证为主，先清血热，待银屑病急性期控制住后再适当予以补虚治疗。

3. 症状与体质结合

症状是指疾病过程中机体内的一系列机能、代谢和形态结构异常变化所引起的患者主观上的异常感觉或某些病态改变。体质是人体生命过程中在先天禀赋和后天调养的基础上所形成的形态结构、生理机能和心理状态方面综合的相对稳定的固有特性。白教授认为如同拍照一样，体质是背景，症状是照相的主体，整张照片即在体质基础上出现的症状才是"证"。研究发现，体质为湿热质、气郁质的寻常型银屑病患者更易表现为血热证，体质为气虚质的患者发病时多表现为血燥证，痰湿体质患者则多表现为湿热证。在临床诊疗中，如果能够通过对患者的体质类型进行辨别分析，再结合症状特点和症状表现，就能够为判断疾病的病因性质、预后转归等提供更好的依据。

4. 经络辨证与脏腑辨证结合

人体是由脏腑、四肢百骸、五官九窍、皮肉筋脉骨等组成，经络系统则沟通、贯彻机体的表里、内外、上下，使得各部分的功能活动共同组成有机的整体活动，从而使机体内外上下保持协调统一状态。白教授认为在银屑病的诊治过程中，经络辨证与脏腑辨证是密不可分的。

5. 卫气营血和气血津液的结合

目前被广泛认可的银屑病"以血论治"的"血"是"卫气营血"的"血"还是"气血津液"的"血"呢？白教授认为应将两者结合起来。单纯从皮损来看，银屑病有毛细血管扩张、红细胞外溢的病理表现，热迫血行，溢于脉外，或瘀血阻络，血行脉外，当属气血津液辨证中血热、血瘀证范畴。但综合患者其他主诉及舌脉，从整体辨证当属卫气营血范畴。因此，两种辨证要结合起来。例如患者皮损色红，有出血点，当属气血津液辨证之血分证；而患者舌淡红、苔薄白，并无卫气营血辨证中血分证之热象，因此整体辨证可辨为卫分证，以此类推。

6. 温病与伤寒结合

另外一个困扰医者们的问题是银屑病是性"温"还是性"寒"呢？白教授认为伤寒与温病本无明确界线，银屑病皮损多有出血、血热症状，有季节性，多用寒凉药有效，故倾向于温病，但具体到某个患者的症状，也不除外伤寒征象，因此需两者相结合，个体化辨证论治。

（三）"辨血为主，血分蕴湿"学术思想的形成

白教授临床对于寻常型银屑病的辨证亦以血分辨证为主，分为血热证、

血燥证、血瘀证三个证型。①血热证症见：皮疹多呈点滴状，发展迅速，颜色鲜红，层层银屑，瘙痒剧烈，抓之点状出血，伴口干舌燥，咽喉疼痛，心烦易怒，大便干燥，小便黄赤。舌红，苔黄，脉弦滑。②血燥证症见：病程较久，皮疹多呈斑片状，颜色淡红，鳞屑较少，干燥皲裂，自觉瘙痒，伴口舌干燥，舌质淡红，苔少，脉弦细。③血瘀证症见：皮疹反复不愈，呈斑块状，鳞屑较厚，颜色暗红，舌质紫黯，有瘀点、瘀斑，脉涩或细缓。

白教授在多年的治疗银屑病临床工作中发现，寻常型银屑病在血分辨证的基础上常伴有其他兼夹证，其中兼夹湿邪最为常见。湿是大自然六气之一，在人体内为津液所化，所以湿邪致病广泛存在，也伴发在银屑病的发病过程中。首先湿属阴邪，性质重浊而黏腻，易阻碍气机，银屑病病程缠绵，容易复发，时间越长，下肢皮疹越多，这符合中医学"湿性黏腻，病程缠绵，湿性趋下"的特点；其次皮肤虽有红斑干燥脱屑，但组织学上真皮浅层可以看到血管周围淋巴细胞浸润和水肿反应，符合血热蕴湿致病的特点；另外银屑病患者，常有舌苔黄腻、舌淡体胖的湿热证特点，有的患者脘腹胀满、大便黏滞，也是蕴湿的证候。因此白教授提出了寻常型银屑病血分辨证为主，兼有血分蕴湿的诊疗思路。这型患者临床可以表现为湿疹样银屑病、反向性银屑病、脂溢性银屑病等，除典型的红斑鳞屑外，还可见湿疹样改变，鳞屑黄色油腻或湿润，多发于腋窝、乳房下、腹股沟、会阴等皮肤皱褶处，或四肢肘窝、腘窝处，皮损基底潮红肿胀，表面少量渗液结痂，鳞屑较薄，瘙痒甚，舌苔或黄腻。临床中无论血热、血燥、血瘀均可出现蕴湿之象，在各型的基本临床表现上，还兼有蕴湿证的表现。血分蕴湿思路的提出，促使白教授在治疗寻常型银屑病时在凉血、养血、活血的治疗基础上酌加祛湿药物治疗，如用白术、苍术、萆薢、薏苡仁、猪苓等健脾化湿，用泽兰、泽泻等活血利湿，用苦参、黄连等清热燥湿，用砂仁、藿香、荷梗等芳香祛湿，或用附子、干姜等温阳化湿，结果取得事半功倍的满意疗效。

（四）"辨血为主，血分蕴湿"的科学研究

白教授提出血分蕴湿的思路后，围绕银屑病血热蕴湿开始进行循证医学的研究。白教授团队等经过大量的文献回顾以及临床病例四诊分析进行验证。研究中检索到1996～2016年共2196篇银屑病中医药文献，经二次文献评定与筛选，最终筛选合格文献81篇，回顾文献该研究发现，寻常型银屑病的病位类证素共9种，分别为血分、脾、肝、肺、气分、肾、心、经络、营分，其中血分证素所占比例最高，为88.11%。由此可见，目前银屑病的中医辨证论治体系主要为脏腑辨证和卫气营血辨证，其中以卫气营血辨证居多，且以血分辨证为主导。这与赵炳南、张作舟、朱仁康等名老中医提出银屑病"从血论治"相符，表明血分辨证是目前寻常型银屑病的主要中医辨证方法，也被多数医者所认同，并被广泛应用于临床诊疗过程中。

本研究中白教授还通过对不同地域共194例寻常型银屑病患者四诊信息进行统计、分析，从中医证素角度入手，采用数据挖掘的统计方法，探讨寻常型银屑病中医证候学分布特点，建立《寻常型银屑病中医证素量表》，总结寻常型银屑病的基本证型规律。临床纳入194例符合条件的寻常型银屑病患者，根据证素辨证理论对寻常型银屑病患者的临床四诊资料进行辨证分析，发现病位类证素出现频次的前三位依次为血分、脾、肝，分别是92.27%、63.40%、41.75%，而其中血分夹湿的证素所占比例为58.25%。同时将194例银屑病患者按聚类分析后归纳的证型进行统计，共分为血热证、血瘀证、血虚夹燥证、气阴两虚证、湿热互结证、脾虚湿盛证、肝郁化火证、风邪外袭证八种。如果统一按血分辨证，则需要将这些证型进行合并，将血热证、湿热互结证、肝郁化火证、风邪外袭证都合并为血热证；血虚夹燥证、气阴两虚证、脾虚湿盛证归为血虚证；血瘀证即为血瘀证。合并后统计各型夹湿比例分别为血热证76%、血瘀证24%、血虚证23%，均证明了血分蕴湿的病因病机在白疕中的重要性。此外本研究还对194例患者BMI分布情况进行了统计，结果显示，超重和肥胖患者占49.48%，明显多于BMI正常范围的患者比例45.36%，根据中医"肥人多痰湿"理论进行佐证，进一步说明"湿"在银屑病发病中的重要作用。

以上统计结果表明湿邪因素也在寻常型银屑病的发生发展中发挥着重要作用，证明在银屑病的从血论治的基础上，血分蕴湿在寻常型银屑病辨证中的重要作用。同时也证明了白教授银屑病"辨血为主，血分蕴湿"学术思想的正确性和科学性。

（徐景娜　杨皓瑜）

二、"脏腑辨证，湿从血治，三清法则"疗湿疮

湿疮又称为湿疹，是由多种内外因素引起的一种具有明显渗出倾向的皮肤炎症反应，其特点是对称分布，多形损害，剧烈瘙痒，渗出明显，反复发作，易成慢性等。中医学文献中记载的"浸淫疮""旋耳疮""绣球风""四

弯风""奶癣"等类似急性湿疹中耳周湿疹、阴囊湿疹、肘膝部湿疹及婴儿湿疹等，均属于湿疮的范畴。如《医宗金鉴·外科心法要诀》记载："此证初生如疥，瘙痒无时，蔓延不止，抓津黄水，浸淫成片"。《诸病源候论·病疮候》记载："**病疮者，由肤腠虚，风湿之气，折于血气，结聚所生。多著手足间，递相对，如新生茱萸子，痛痒，抓搔成疮，黄汁出，浸淫生长，拆裂，时瘥时剧。"《诸病源候论·湿癣候》："湿癣者，亦有匡郭，如虫行，浸淫，赤，湿痒，搔之多汁成疮，是其风毒气浅，湿多风少，故为湿癣也。"

《备急千金要方》指出："夫五脏六腑者，内应骨髓，外合皮毛肤肉。"五脏的功能失调与疾病的发生发展密切相关。白教授认为，湿疹的发病有时候是单一的，有时候是心、肝、胃同时致病所致，因此临床治疗时，以脏腑辨证为主，突出清心、清肝、清胃的三清治则，以及凉血、养血、活血的血分论治法，将湿疹主要分为以下几个证型：心火亢盛型、肝经湿热型、脾胃湿热型、肾虚血燥型。

心火亢盛型主要见于急性泛发性湿疹，《黄帝内经》曰："诸痛痒疮，皆属于心。"《诸病源候论》说："浸淫疮，是心家有风热，发于肌肤。初生甚小，先痒后痛而成疮。"心火亢盛者症见全身泛发密集的粟粒大的小丘疹、丘疱，或小水疱，基底潮红，伴心烦意乱，面红口渴，口舌生疮，便干溲赤，舌红绛、尖起刺，脉数。治以清心火、利湿毒。可予大黄黄连泻心汤合导赤散治疗。方中黄连、黄芩苦寒泻心火、清邪热，大黄泻火消痞、导热下行，生地配通草滋阴降火，竹叶清心除烦，生甘草清热解毒、调和诸药。口渴者，加石膏；瘙痒重者，加白鲜皮、地肤子、白蒺藜。

肝经湿热型主要见于局部的急性湿疹，例如胁肋部、乳房、外阴等，症见局部红色斑丘疹，可融合成片，结黄色痂片，瘙痒难忍，或伴有刺痛。大便干结，小便短赤，苔黄腻，舌质红，脉弦数。治以清泻肝胆实火，清利肝经湿热，可予龙胆泻肝汤治疗。方中龙胆草大苦大寒，既能清泻肝胆实火，又能清利肝经湿热；黄芩、栀子苦寒泻火，燥湿清热；泽泻、木通、车前子渗湿泄热，导热下行；当归、生地养血滋阴；柴胡舒畅肝经之气，引诸药归肝经；生甘草调和诸药。渗出多者，加马齿苋、滑石、车前草；出现脓疱加金银花、连翘、黄连。

脾胃湿热型相当于亚急性湿疹。亚急性湿疹是由急性湿疹迁延而来，或是慢性湿疹亚急性发作。本证是心火积热传之脾土，二脏火毒湿邪，不得发散，蕴积肌肤所致；或由脾胃伏火合湿热之邪，熏蒸肌肤而成。皮疹较急性

当代中医皮肤科临床家丛书（第三辑）白彦萍

期红肿及渗出减轻，症见丘疹、结痂、脱屑，仅有少量丘疱疹及轻度糜烂，自觉瘙痒，可伴有腹胀、纳呆、泛酸、便溏、疲惫，苔薄腻或黄腻，舌质淡胖，苔白或腻，脉濡滑或濡缓。治以健脾清胃，除湿止痒。可予除湿胃苓汤加减治疗。方中以平胃散（苍术、厚朴、陈皮、甘草）燥湿运脾、行气和胃；以五苓散（白术、泽泻、茯苓、猪苓、肉桂）健脾助阳、化气利水渗湿；加栀子、木通、滑石清热利湿少佐防风散肝舒脾，祛风胜湿。皮损色红者，加牡丹皮、黄芩；腹胀者，加陈皮、鸡内金；发于上肢者，加桑枝、姜黄；发于下肢者，加牛膝、萆薢。

肾虚血燥型相当于慢性湿疹，慢性湿疹多由亚急性湿疹反复发作转变而成，或起病即为慢性。久病伤阴，或先天不足、房事不节、失血脱水、药食温燥劫阴，其他脏腑久病，均可波及伤肾。肾阴虚损，精亏血少，不能濡养肌肤，化燥生风。症见皮肤粗糙肥厚，或苔藓样变，黯红或紫褐色，常伴有少量抓痕、血痂、鳞屑及色素沉着，可间有渗出、结痂、阵发性瘙痒，病程较长，反复发作。多伴有头晕乏力、腰膝酸软、面色不华、咽干唇燥、舌淡苔薄、脉细数。治以补肾养血、润燥止痒。可予当归饮子加减治疗。方中黄芪、当归、生地、白芍、川芎益气养血，何首乌滋肾润燥，防风、荆芥、白蒺藜祛风止痒，生甘草调和诸药。皮损肥厚者，加丹参、鸡血藤；大便干燥者，加肉苁蓉、熟大黄。

白教授擅长从血论治湿疹，主张急性期以清热利湿佐以凉血，慢性期健脾祛湿佐以养血活血的原则。急性期湿疹多表现为红斑、丘疹，瘙痒剧烈，辨证为血热，立法以清热凉血，组方予皮炎汤加减治疗，方中生地、牡丹皮、赤芍清热凉血，石膏、知母清上焦火热，金银花、连翘清热解毒，竹叶导热下行，生甘草清热解毒、调和诸药。亚急性湿疹和慢性湿疹皮损表现主要为结痂、鳞屑、皮肤粗糙肥厚、皲裂等，辨证为血虚、血瘀，立法以养血润燥、活血散结，组方予当归饮子合桃红四物汤加减治疗。脏腑辨证和从血论治，是相互补充、相辅相成的。心火亢盛、肝经湿热型，皮损多有血热表现，脾胃湿热型、肾虚血燥型，皮损多有血虚、血瘀的表现，在临床上根据患者皮损的特点和舌脉灵活化裁运用。

对于不同部位的病情，如头部皮损急性起病者，皮损颜色红，起病快，多为火毒上攻，白教授认为应注意清心、胃火，可用黄连解毒汤加减，亦可重用琥珀、羚羊角、水牛角。慢性迁延者，可用通窍活血汤。循肝经的皮损治以清肝泻火凉血，多以龙胆泻肝汤加减。更年期患者多为阴虚火旺，治以清心清肝，养血和血。肾虚患者皮损颜色暗淡，治以知柏地黄丸辅以补肾活血药加减。

在用药上，白教授喜用黄芩、黄连清心火，龙胆草、栀子配柴胡、白芍清肝火，石膏、知母清胃火，苦参、白鲜皮、地肤子除湿止痒，防风、荆芥穗、白蒺藜祛风止痒，全虫、威灵仙搜风通络止痒，当归、鸡血藤养血润燥。头面部湿疹加引经药菊花、蝉蜕，上肢湿疹加引经药桑枝、姜黄，下肢湿疹加引经药木瓜、牛膝。

（白冬洁）

三、"重视整体，病证结合"诊粉刺

整体观念和辨证论治是中医理论体系的基本准则，白教授一直强调这两点是中医的特色和主要思想，也将"重视整体，辨病与辨证相结合"贯彻在临床诊疗过程中，特别是对于粉刺（痤疮）的诊断与治疗中。

白教授勤读古书，并且善于总结各家理论，对于粉刺的病因病机方面，她总结出古代医家早已认识到"肺风粉刺"不仅与风、湿、热等实邪有关，如明代陈实功所著《外科正宗》中所述："肺风属肺热，粉刺、酒渣鼻、酒刺属脾经。此四名同类，皆由血热瘀滞不散。又有好饮者，胃中糟粕之味，熏蒸肺脏而成"，更与虚、瘀等全身气血失调密不可分，如《外科启玄》中所说："肺气不清，受风而成，或冷水洗面，热血凝结而成"。《万病回春》中也有描述，有虚劳见阴虚火动诸症时，"或劳汗当风，面出粉刺"。因此白教授认为粉刺的发病与风、湿、热、虚、瘀有关，病机有肺经风热、湿热、阴虚、血热瘀滞等。尤其对于女性痤疮患者，病情的发生、发展、转归与其月经周期相对应的气血阴阳消长、寒热虚实往来密不可分。对于病位的认识，白教授认为痤疮的病位也不仅限于脾胃，也应局部与整体辨证相结合，根据中医全息理论，发病部位不同的粉刺所对应的脏腑病变也有所不同（见图1）。

治疗方面，通过局部皮损辨病结合患者整体状况辨证，白教授总结出"消、托、补、通"四法在治疗粉刺中的应用。正如清代吴谦《医宗金鉴·外科心法要诀》中所记载："内消表散有奇功，脉证俱实用最灵，脉证俱虚宜兼补，发渴便秘贵疏通。清热解毒活气血，更看部位属何经，主治随加引经药，毒消肌肉自然平。"

对于青壮年患者，素体阳热较盛，加之饮食不节，嗜食肥甘辛辣之品，热毒内生，胃肠湿热，加之外感风湿热邪，肺热与胃热相搏结，发于肌肤而

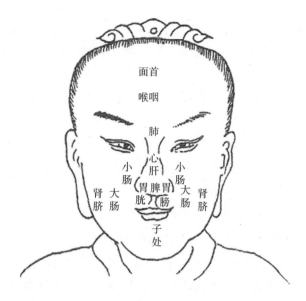

图1 脏腑色见面部图

成粉刺，宜用消法清肺胃湿热，明代汪机《外科理例》中记载："内消，当审浅深、大小、经络、处所、形脉、虚实……凡瓜蒌、射干、山甲、蟾酥、连翘、地丁、鼠黏子、金银花、木鳖之类，皆内消之药"。白教授多用仙方活命饮、黄连解毒汤以清热解毒，祛风除湿，治疗肺胃热盛之粉刺。在此基础上，白教授认为现代人工作压力大，精神焦虑，心肝火旺，治疗中常加入栀子、莲子心等清心除烦之品，疗效显著。

对于迟发型痤疮，年稍长者，皮疹颜色淡红或暗红，疼痛较轻，不易成脓，不易消退者，白教授认为多为本虚标实，素体气血亏虚而复感外邪所致，治疗上则以"托"法及"补"法为主，少佐清热解毒之药，共奏祛腐生新之效。如清代吴谦《医宗金鉴·外科心法要诀》所说："已成不起更无脓，坚硬不赤或不疼，脓少清稀口不敛，大补气血调卫荣，佐以祛毒行滞品，寒加温热御寒风，肿消脓出腐肉脱，新生口敛内托功。"至于皮损色暗、质硬，聚集成大块，不易散，不易消者，白教授认为多是有瘀，需加用芳香活血之药行其郁滞，而使毒邪消散。

除此之外，对于寒热错杂之证，多见于青年女性，皮损色红或暗红，面积不大，偶有痛痒，伴有脾气急躁易怒，冬天手足不温，月经量少、色淡、后错，时有血块，伴不同程度的痛经，多属上实下虚、上热下寒之证，白教授认为需用柴胡剂调和阴阳。多重用柴胡疏肝理气，调畅气机，佐以黄芩清泻肝火，或佐以白芍养阴柔肝。手足不温者，用柴胡桂枝干姜汤散寒理气；月经量少有血块、痛经者，兼血虚、气血凝滞、血痹证，用当归四逆散养血散寒。

对于女性患者的粉刺，白教授尤其重视疾病与月经周期的关系，认为随月经周期人体的阴阳变化，与疾病的变化相辅相成。月经过后，经血排尽，阴血亏虚，此时机体处于阴长阳消的阶段，此时治疗上也应以滋阴养血为主，帮助气血恢复。治疗阴虚阳亢、虚阳外浮所致的粉刺，方用当归芍药散加减。经间排卵期，重阴转阳，气血显著活动，排出卵子，此时应以补肾补阴为主，佐以助阳、理气活血以促排卵，方用桃红四物汤合六味地黄丸加减。经前期阳长阴消，心肝郁火被阳热所激发，火性炎上，心肝郁火上升过中焦脾胃，胃中湿浊随火热而上行，湿热蕴于肌肤故面部易发痤疮，或原有痤疮加重，治疗上仍应以护阳为主，以保证冲任气血旺盛，有利于排经或生育的生理需求，少佐养阴清热之品避免痤疮过度发展，方用毓麟珠加减。行经期即重阳转阴，标志着本次周期的结束，新的周期的开始，治法以疏肝理气调经为主，方用越鞠丸加减。综上所述，在月经过后阴长阳消时滋阴养血，在经前期阳长阴消时护阳补肾，在排卵期及月经期阴阳转化时疏肝理气活血，通过月经周期不同时期的不同治法以期达到阴阳平衡、治愈疾病的目的。

白教授还善用全息理论，同时受《医宗金鉴·外科心法要诀》的启发，根据粉刺的发病部位不同，对应不同脏腑之疾患，辨证论治。如"额疽"："此证前额正中者，属督脉，或生左右额角者，属膀胱经。总由火毒而成。初起疮顶塌陷，干焦色紫，不生大脓者，其势重而属险也；若红肿高耸，疮根收束者，其势轻而属顺也。初服荆防败毒散汗之，次服仙方活命饮消之。"白教授临床中也多予荆芥、防风祛风解毒，当归、川芎等调理气血以通经脉而治本病。又如"鬓疽"："此证发于鬓角，属手少阳三焦、足少阳胆二经，由于相火妄动，外受风热，更因性情急怒，欲念火生，凝结而成。此二经俱属气多血少，最难腐溃……初起宜服柴胡清肝汤解之，脓成者宜托里消毒散托之，外敷二味拔毒散。"白教授临床中也多用柴胡等疏肝理气，配黄芩、栀子等清泻肝火。再如"颊疡"："此证生于耳下颊车骨间，由阳明胃经积热而生。始发如粟，色红渐大如榴，初起宜犀角升麻汤解之。若失治，或过敷寒药，以致肌冷凝结，坚硬难消难溃者，宜升阳散火汤宣发之。"临床中发于下颌部的痤疮也多见于胃火炽盛的青壮年男性，可见结节、囊肿，如不及时治疗易形成瘢痕，初起多予石膏、黄芩等清热之品，后期则佐以乳香、没药等通经

当代中医皮肤科临床家丛书（第三辑）

白彦萍

散结之品，同时予茯苓、白扁豆、陈皮等健脾护胃。

综上所述，白教授治疗痤疮，不忘重视整体，辨病与辨证相结合，局部辨证与整体辨证相结合，在临床上取得满意疗效。

（杨皓瑜）

四、"首辨虚实，血热论治"辨白癜风

白癜风是指由于皮肤黑色素细胞减少或缺失而引起的以大小不同、形态各异的皮肤变白为主要临床表现的一种免疫相关的获得性色素脱失性皮肤病。本病成人和儿童均可罹患，易诊断难治疗，严重影响患者的美容与社交活动。中医学称之为白驳、白癜、白驳风等，如隋代医家巢元方在《诸病源候论》中记载："面及颈身体皮肉色变白，与肉色不同，亦不痒痛，谓之白癜"。《医宗金鉴·外科心法要诀》中关于白驳风的记载："此症自面及颈项，肉色忽然变白，状类斑点，并不痒痛。若因循日久，甚至延及遍身。"

由于至今国内外中西医对其病因、发病机制的认识尚无确切的定论，目前白癜风的中医证型研究较多，但尚未统一。现代中医一般认为本病的病因病机总因先天禀赋不足及后天肌肤失养，机体内外因素互相作用而发病。外多责之于风、寒、湿等邪气入侵，内多责之于禀赋不耐、肝肾不足、后天失养、脾胃虚弱、情志内伤、肝郁气滞等，内外因素影响导致脏腑功能失调，皮肤气血不和，瘀血阻滞，肌肤毛发失养而发病。辨证施治，多从"风、气、寒、瘀、虚"等入手，采用祛风活血、疏肝理气、温经通络、活血化瘀、补益肝肾等法则。白教授在秉承前辈医家学术思想上，强调在本病治疗上应首辨虚实，并开创性地提出了白癜风进展期从血热论治法则，通过大量临床实践，亦收到满意疗效。

（一）首辨虚实，注意分清虚白和实白

辨证论治是中医的特色，而八纲辨证是各种辨证方法的基础，其中阴阳为总纲，"寒热虚实"辨证是核心，《黄帝内经》有云："寒者热之，热者寒之"，《素问·三部九候论篇》："实则泻之，虚则补之"，《素问·厥论篇》："盛则泻之，虚则补之"，故针对不同体质的患者辨证施以相应温凉补泻的组方，才能加速疾病的康复。

白教授指出通过观察白斑的颜色形态，可将白癜风分为虚白和实白。虚白即虚证，实白即实证。虚证指白斑处颜色淡白，与正常皮肤界限不清楚，

多个白斑融合成片而成地图状，实证是指白斑处颜色瓷白，与正常皮肤界限清楚，白斑边缘色素反而增多。虚证者，多伴有神疲乏力、腰膝酸软、失眠多梦，在用药上多加以滋补肝肾、补益气血之品，例如熟地、何首乌、枸杞子、女贞子等；实证者，多伴有胸胁胀闷、烦躁易怒，或胁肋刺痛，在用药上多加以行气祛风、活血解毒之品，例如柴胡、陈皮、川芎、防风等。

（二）抓住病机要点

白教授认为白癜风的病机要点为气滞、血瘀、血虚，部分急性起病者主要是热毒蕴肤。白癜风的西医病因现在还不明确，白教授认为白癜风的发生从中医上讲是由于情志所伤，肝气郁结，气机不畅，复感风邪，搏于肌肤，气血失和而发病，或是外伤跌扑，或暴怒伤肝，均可导致气滞血瘀，经络阻塞，不能荣养皮肤而发白斑，或是先天不足或后天亏虚，致肝肾亏虚，精血不足，生化无源，气血虚弱，皮肤失养而发病。

气滞型患者临床表现为皮损突发初起或者在精神受到刺激后出现，白斑大小不等，形状不一。兼风邪热毒者白斑可发红，瘙痒，可伴心烦易怒，胸胁胀痛，月经不调，口干尿赤，舌淡红苔薄脉弦。治法予疏肝理气，活血祛风，方药予逍遥散或柴胡疏肝散加减。当归 20g，白芍 15g，柴胡 12g，茯苓15g，炒白术 15g，生甘草 10g，薄荷 6g，生姜 3 片，香附 12g，川芎 12g。眠差者加煅牡蛎、百合；月经不调者可加益母草、茜草。

血瘀型患者临床表现为有跌扑或外伤史，病史较长，白斑单发或泛发，边缘颜色加深，自觉干燥，局部可有刺痛感，妇女可伴经行不畅或痛经，舌质暗或有瘀斑、瘀点，苔薄白，脉涩。治法予活血化瘀，通经活络，方药予通窍活血汤加减。赤芍 15g，川芎 12g，鸡血藤 20g，桃仁 20g，红花 15g，丹参 20g。有跌扑或外伤史者，加乳香、没药；局部刺痛者，加穿山甲、苏木；痛经者，加香附、枳壳。

血虚型患者临床上多见于体虚者，病史较长，白斑局限或泛发，伴头晕耳鸣，心悸健忘，爪甲不荣，舌淡红，苔薄白或少苔，脉细弱。治法予养血活血，滋补肝肾，方药予四物汤合六味地黄汤加减。白芍 30g，当归 30g，熟地黄 15g，川芎 12g，山药 20g，山萸肉 20g，泽泻 15g，牡丹皮 15g，茯苓15g。头晕耳鸣者，加蔓荆子、石菖蒲；心悸健忘者，加茯神、远志。

（三）进展期从血热论治，开拓辨证思路

现代中医学根据白癜风的病因、病邪致病特点、古籍文献记载、名医名

家经验等，将白癜风分为两期治疗。进展期的主要辨证依据为风邪与情志不遂，治疗时强调疏风除湿，疏肝理气，调和气血。如明代陈实功《外科正宗》对于白癜风的发病机制的阐述为"总由热体风湿所侵"，治疗主张"宣万灵丹以汗散之，次以胡麻丸常服，外用密陀僧散擦"的内外并举之法。隋代巢元方《诸病源候论》将其归属为"发无定处"类，提出"风邪搏于皮肤，血气不和所生"。稳定期主要的辨证依据为肝肾不足及瘀血阻络，治疗侧重于滋补肝肾，活血通络。认为"久病必虚""久病必瘀"，正如《医林改错》云："白癜风，血瘀于皮里"。

白教授通过多年来的潜心研究，在秉承前人学术思想的前提下，强调血热在本病进展期的重要性，她认为："七情内伤使气血失调，复感风邪，搏于肌肤，郁而化热，熏蒸肌肤而发本病。"在古籍中亦有关于内热感邪致病说的记载，如《普济方》认为"白癜风"是"肺脏壅热，风邪乘之，风热相并，传流营卫，壅滞肌肉，久不消散，故成此也"，《寿世保元》指出白癜风"因心火之汗出，与醉饱后，毛窍开时，受风侵逆皮腠所致，而生食后即睡者常有之"。因此在本病发病初期，白斑呈粉白色，边界欠清，多见于面部及外露部位，皮肤变白前常有瘙痒感，无明显其他自觉症状，舌红，苔黄或黄腻，脉弦滑数，多采用清热凉血解毒之法，方选犀角地黄汤加减。

（四）现代研究启示

迄今为止，本病的病因及发病机制尚未阐明，发病机制假说主要涉及遗传、免疫－炎症、氧化应激、神经体液等。目前西医的常规免疫干预手段如光疗、局部外用皮质类固醇和钙调磷酸酶抑制剂等是本病非手术治疗的主流方向，而且，许多实验结果表明白癜风患者存在着体液免疫、细胞免疫、细胞因子及其受体功能的异常以及自身免疫耐受状态的破坏，因此免疫反应及其带来的炎症效应在白癜风发病机制中的作用毋庸置疑。已有实验发现，调控炎症反应的辅助性T细胞17（Th17细胞）浸润白癜风皮损，早期抗感染治疗能有效改善人工诱导的白癜风皮损的预后，并有报道提出抗炎药物米诺环素、阿司匹林能成功阻止白癜风病情发展。这些都提示，白癜风的发生与抗原非特异性的炎症密切相关，固有免疫所致炎症很可能是白癜风免疫发病机制的重要组成。

而免疫机制破损过程中T细胞亚群Th17细胞能够分泌炎性介质，白细胞介素17（IL－17）、白细胞介素23（IL－23）等均是重要的炎性微调因子，机体免疫调节异常可导致炎性介质过度表达，炎性反应扩大，损伤皮肤黑色素细胞，导致皮肤色素脱失，白斑形成。炎性反应贯穿于白癜风发生和发展的过程，其作为发生白癜风过程中许多病理生理改变的共同基础，已逐渐得到关注和认可。

现有研究证实，IL－23 在白癜风患者中含量升高，进展期高于稳定期，进展期与稳定期白癜风血清中 IL－17 和 IL－23 表达水平与正常人群对照组相比显著升高，且与疾病活动呈正相关；IL－23 的水平与 IL－17 的水平呈正相关性，但与患者的病程和皮损面积无相关性。以上均提示 IL－23 可能通过参与 IL－17 的产生而参与白癜风的发病。

而我们知道，Th17 细胞与银屑病等疾病有密切关系，在银屑病发病中的作用越来越受到重视。血热证银屑病的中医病机属血分蕴热，发于肌肤，气血瘀滞，血分热毒为其主要病因。寻常型银屑病血热证患者外周血 Th17 效应细胞子水平升高可能是构成寻常型银屑病血热证血分毒热的病理基础。目前已有大量文献报道，凉血活血中药以及其所代表的凉血活血解毒法，可以有效地治疗银屑病进展期，可降低 IL－23/IL－17 轴相关细胞因子蛋白并抑制 Th17 细胞分化转录因子的表达，并提示抑制 Th17 细胞可能是凉血活血解毒法治疗白癜风的作用机制之一。

总之，目前中医药内外联合治疗白癜风在部分证型中具有一定的优势。白教授在秉承中医学经验的基础上，关注并不断学习西医同道对于本病研究进展，以 Th17 在白癜风发病中的重要机制为桥梁，结合自身丰富的治疗银屑病经验以及现代研究结果，借鉴凉血活血类中药治疗银屑病进展期的理论依据和成功经验，经过大量临床实践，遵循白癜风首辨虚实的原则，并大胆提出了从血热论治进展期白癜风的理论观点，开拓了本病治疗的辨证新思路。

（周　涛）

五、"病因辨证，从风论治" 祛瘾疹

瘾疹，即荨麻疹，是以瘙痒性风团、发无定处、骤起骤消为主要临床表现的常见过敏性皮肤病。荨麻疹按发病机制来看多属于Ⅰ型变态反应，少数为Ⅱ或Ⅲ型变态反应。其虽病因明确，病程短，但因反复发作、瘙痒剧烈、部分可呈慢性病程，对患者造成极大困扰。白教授认为"风"为荨麻疹的根本病机，临床中善用风药、治风方剂等治疗荨麻疹，疗效显著。

（一）风邪的产生

风因自然界中的冷热空气流动交替而生，是气候变化的重要因素，而其过多则会导致风邪的产生，且风与寒暑湿燥火等相互关联、相互制约，风可胜湿，湿可胜寒，寒可胜热，热可胜燥，燥可胜风，太过与不及均会侵害人体，导致疾病。

（二）风邪在荨麻疹发病中的作用

风是荨麻疹致病的关键因素，中医对其有"瘾疹""赤疹""白疹""风瘩瘟""瘩瘟""风矢""风疹瘙疮""赤白游风""游风""鬼饭疙瘩""风乘疙瘩"等称谓，《金匮要略·水气病篇》亦有"风气相搏，风强则为隐疹，身体为痒"的论述，阐明了风在荨麻疹发生中的重要作用。荨麻疹以瘙痒为主要特点，《诸病源候论》曰："风瘙痒者，是体虚受风，风入腠理，与血气相搏，而俱往来，在于皮肤之间。邪气微，不能冲击为痛，故但瘙痒也"。痒自风来，风盛则痒，故荨麻疹与风密切相关。荨麻疹常反复发作，发病急骤，发无定处，游走不定，均与风为阳邪、其性开泄、风善行而数变等特性相关。

1. 外风

外风致病，多表现为起病较急，病位较表浅，外风致病表现各异。

（1）风寒证：风寒外袭，腠理闭塞，邪气蕴结肌肤而发。常表现为皮肤瘙痒，风团色粉白，遇寒或吹风后加重，口不渴，或有腹泻，舌淡，苔薄白，脉浮紧。治宜辛温解表，宣肺散寒，方用麻黄汤或桂枝汤加减。

（2）风热证：风热外袭，郁于肌表，营卫失调而发。常表现为发病急骤，风团色红而瘙痒明显，遇热加重，走窜不定，伴发热、咽喉痛等，舌红，苔薄黄，脉浮数。治宜辛凉透表，宣肺清热，方用荆防散加减。

（3）风湿证：风湿浸淫肌肤，阻遏经脉，经气不宣，风气往来故发为瘙痒。此型荨麻疹病程长，消退时间较风寒证、风热证均长，白教授对于处暑前后的风湿认为是秋天的风寒兼夹暑天的湿气所致。常表现为皮损色暗淡，伴头重体倦，食欲不振，大便黏腻等，舌淡红，苔白腻，脉弦滑。治宜祛风除湿，方用祛风胜湿汤加减。

2. 内风

不仅外风，内风也可通过影响肝脾肾等内脏功能及气血状态来引发荨麻疹的发生。内风可由外风而来，也可源于肝风内动、肝郁化风、血热、血瘀、血燥、血虚生风、湿热化风等。

（1）表虚不固、外风侵袭：皮损色淡，伴有汗恶风或出汗不止，脉浮缓者为表虚不固、外风侵袭所致。治宜健脾益肺，益气固表，方用玉屏风散合多皮饮加减。

（2）血虚风动：素体营血亏虚，肌肤失养，虚风内动，或外风客于肌腠，病久侵袭血络，以致气血亏虚。常表现为起病缓慢，风团色淡，日轻夜重，或疲劳后加重，伴神疲乏力。治宜滋阴养血，祛风止痒，方用八珍散合消风散。

（3）血热动风：血热动风，且血热炽盛耗伤阴血，阴血不足，失于濡养，化燥生风，外犯肌肤，发为瘙痒。皮损表现为自觉皮肤灼热刺痒，发病急，遇热加重，常见于人工荨麻疹。治宜消风止痒，清热凉血，方用皮炎汤或凉血消风散清热凉血。

（4）血瘀生风：气血运行不畅，血流缓慢，瘀血内结，风自内生。常表现为风团暗红，好发于压迫部位，久治不愈，伴口干不欲饮，舌质紫暗或有瘀斑，脉细涩。治宜祛风活血，化瘀止痒，方用桃红四物汤或血府逐瘀汤加减。

（5）肝郁化风：肝气郁结，木气升发不利，气机逆乱则内风起。表现为皮损反复发作，伴精神抑郁、烦躁易怒、失眠多梦等。治宜疏肝解郁，方用逍遥散或小柴胡汤加减。

（6）湿热化风：湿热内蕴，化热动风，或复感外邪，致营卫不和，肌肤失养。常表现为风团泛发，色红多呈大风疹块，部分融合成大面积斑块，夏秋季节多发，伴脘腹胀满、纳呆等，舌红苔黄腻，脉滑数。治宜疏风清热利湿，方用龙胆泻肝汤加减。

风邪贯穿瘾疹发生发展过程的始终。临床常可见内外风兼具或数证兼具者，应细辨病因病机，准确用药，才能取得好的疗效。

（三）临床常用方剂

白教授临床治疗荨麻疹常用的经典方剂为消风散、小柴胡汤、桂枝汤、玉屏风散等。

1. 消风散

风热袭表，入于腠理，致营卫不和，血脉不通，无以润养肌肤，故发为痒；且热邪困于肌表，热微则痒；或风湿蕴于肌表，气血不畅，发为瘙痒。白教授善用消风散加减治疗风热型荨麻疹，常表现为皮损位置游移不定，忽起忽消，瘙痒明显。消风散出自《外科正宗》："风湿浸淫血脉，致生疮疥，瘙痒不绝，及大人小儿风热瘾疹，遍身云片斑点，乍有乍无。"方中以风药荆芥、防风为君，清散风热、透疹、止痒，配以牛蒡子、蝉蜕，助荆防祛风之力，助风邪外出。以苦参清热燥湿、苍术燥湿健脾为臣，配以石膏、知母清热泻火，木通利湿清热。另佐以生地清血分之热，"治风先治血，血行风自灭"，全方共奏祛风、清热、除湿之效。若皮损颜色偏红，可加用牡丹皮凉血活血；若病情较久，可加用全蝎、僵蚕等搜风药物。除荨麻疹外，消风散对于湿疹、面部皮炎及其他皮肤疾患由风湿热邪所致者均有较好的疗效。

2. 小柴胡汤

肝气郁结，木气升发不利，气机逆乱则内风起，风邪阻碍少阳经气，少阳枢机不利而起风团。此种荨麻疹发病因素常伴精神因素，皮损好发于胸胁、颈部、耳、眼中、颞部、肢体侧缘等胆经循行部位者。对于此类肝郁化风型荨麻疹，白教授常用小柴胡汤加减治疗。小柴胡汤出自《伤寒论》，属少阳病方，主治半表半里之证，方中柴胡透达半表之邪从外而散，又舒畅经气之郁结，黄芩清诸热，半夏、生姜降逆下气，人参补中益气，扶正祛邪，共达疏肝理气之功。《伤寒论》曰："伤寒五六日中风，往来寒热，胸胁苦满，默默不欲饮食，心烦喜呕，或胸中烦而不呕，或渴，或腹中痛，或胁下痞硬，或心下悸，小便不利，或不渴，身有微热，或咳者，小柴胡汤主之。"另《伤寒论》云："伤寒中风，有柴胡证，但见一证便是，不必悉具。"故临床见患者具往来寒热、心烦喜呕、默默不欲饮食、胸胁苦满等症之一者即可选用小柴胡汤。夹热者，皮损较红，可伴瘙痒剧烈，加用生石膏、栀子等。夹湿者，可伴水肿或腹泻等，舌苔厚腻，脉滑，加用陈皮、苍术、茯苓、薏苡仁等。

3. 桂枝汤

太阳风寒束表，营卫不和，气机不疏，故见瘙痒。如《诸病源候论》曰："邪气客于皮肤，复逢风寒相折，则起风疹瘙痒。"风寒外袭所致荨麻疹常表现为皮损新发，色较淡，瘙痒不甚剧烈，可伴恶风、舌淡、苔白、脉浮缓等。白教授常用桂枝汤类治疗风寒外犯为基本病机的皮肤病，其中以荨麻疹最为常用，桂枝汤出自《伤寒论》，是太阳中风证的主方，原方用于治疗外感风寒表虚、营卫不和者，现在皮肤病治疗中应用也颇为广泛。方中桂枝为君，解肌发表，祛在表之风邪；芍药为臣，敛阴和营，与桂枝合用，散中有收，汗中寓补，使表邪得解，营卫调和；生姜辛温，助桂枝发表；大枣益胃和营；甘草调和诸药。若皮损反复发作，缠绵难愈，可加用黄芪等扶正祛邪。舌红者可加牡丹皮、赤芍等清热凉血。伴身重、便溏者，可加苍术、薏苡仁、苦参等燥湿利湿。

4. 玉屏风散

玉屏风散出自《丹溪心法》，具有益气固表止汗之功效，白教授临床常用其治疗表虚不固、外感风邪所致慢性荨麻疹及寒冷性荨麻疹。黄芪为君药，补脾肺之气；白术为臣，健脾益气，助黄芪益气固表之功，两药合用，以扶正为主，使气旺表实、风邪难以再犯；防风为佐，疏风散邪，使固中有疏，散中有补，标本兼治。

此外，白教授在临床中常结合风药的药理作用选择药物治疗荨麻疹，如现代研究表明消风散可明显抑制皮肤过敏反应，显著降低血清中肿瘤坏死因子、白细胞介素 4、组胺和白三烯的水平，表明其有显著抗 I 型变态反应的作用。玉屏风散能明显降低外周血中白细胞介素 6（IL-6）及肿瘤坏死因子 α（TNF-α）的水平，具有抗变态反应作用；方中黄芪可调节辅助性 T 细胞 1（Th1）和辅助性 T 细胞 2（Th2）分泌的白细胞介素 4（IL-4）、γ 干扰素（IFN-γ）水平，抑制 B 细胞合成免疫球蛋白 E（IgE），防治 I 型超敏反应；防风具有抑制蛋白酶激活受体-2（PAR-2）表达、阻断肥大细胞脱颗粒的作用，从微观角度证明了其治疗荨麻疹的有效性。

（四）结语

综上所述，白教授认为荨麻疹的发生与风密切相关，外风、内风均可导致其发生，且常兼杂他证或几证兼具，虽以风为主导，仍需谨慎辨证，随证治之，才能取得好的疗效。各项现代药理学研究也已证明了临床常用治风药物如防风等可通过不同途径达到抗炎、抗过敏等作用，从药理方面证明了其治疗荨麻疹的有效性。风为百病之长，风善行而数变，临床中对风证的把握至关重要但也困难重重，需通过在不断的探索与实践中进步。

（宋晓娟）

第三章　方药新得

一、用药新法

（一）把握主症，分层用药，异曲同工

1. 中医关于"病""证""症"的定义

"病"，是对疾病全过程的特点与规律所作的概括。"症"，是病邪作用于人体所发生的反映，它反映着病邪的性质和生理机能的强弱，如恶寒、发热、头痛、恶心、气短、面色苍白、苔腻、脉细等，都是症。在症状的表现上，从细小到显露，从表面到深层，可以鉴别发病的因素和生理病理的状况，可以随着症状的消失和增添，探知病邪的进退及其发展方向。"证"，是在中医学理论的指导下，通过综合分析各种症状和体征等，对疾病所处一定阶段的病因、病性、病位等所作的病理性概括。证是对致病因素与机体反应两方面情况的综合，是对疾病本质的认识。从上述"症""证""病"的不同概念可以看出，"病"与"证"的确立，都是以"症"为主要依据。正是由于"病"与"证"的概念并不相同，所以，临床上有"异病同治""同病异治"等不同。白教授认为"病""证""症"是疾病的3个基本层次，因"症"而知"病"，从"症"而识"证"，三者之中"症"是最重要的。主症就是在患者的所有症状当中最主要的症状，要把它提炼出来，找出它最主要、最重要的部分，因为它决定了疾病的本质。

2. 把握主症，思方行圆

在白教授多年的临床工作中，把握主症、思方行圆也是白教授治病一大特色。把握主症是指要抓住疾病的关键点，思方行圆是指辨证论治的过程中考虑问题要面面俱到，注意权衡利弊，而在选择用药时则应该以主症为中心，围绕主症选择合理用药，方能达到满意疗效。

把握主症、辨证论治是中医的特色，白教授认为无论是八纲辨证、脏腑辨证、病因辨证、六经辨证、三焦辨证、卫气营血辨证，都应该抓住主症。因为在临床上，每一种疾病都可能有许多症状，而主症是最能体现疾病病理

变化的外在表现。每一种病证都有它特异性的主症，可以是单个症状，也可以是多个症状组成的症候群，而抓主症的辨治方法，可以化繁为简，避免"眉毛胡子一把抓"，直接找到疾病诊治的切入点，依据疾病的主症进行辨证施治。因此白教授在诊治患者中会详细询问患者的所有症状，提炼出最主要的症状，并侧重于主症进行施治组方。在皮肤科常伴有的主症有瘙痒、疼痛、大便干等。

白教授在治疗伴有瘙痒症状的疾病时，如瘙痒为起病急、痒无定处、时作时休、遍身瘙痒者，辨为风痒，予疏风解表止痒药如防风、荆芥、天麻、钩藤、白蒺藜等；如瘙痒起病急，伴有水疱、糜烂、渗出、缠绵不断、遍身瘙痒者辨为风湿蕴阻致痒，予搜风止痒药如地龙、僵蚕、蝉蜕、全蝎、蜈蚣；若瘙痒伴有水疱、糜烂、大量渗出难以控制为湿盛痒，则加秦艽、防己、威灵仙、黄连、黄柏、栀子清热燥湿；如瘙痒泛发全身，伴有干燥脱屑或角化肥厚者辨为血虚瘙痒，则加当归、生地、白芍、沙参等养血润肤。白教授在治疗皮肤病伴有疼痛者时，如其主要表现为游走性疼痛、怕冷症状者多为风寒湿痛，加桂枝、生姜、麻黄温经通络止痛；痛有定处者多为血瘀疼痛，加鸡血藤、丹参、红花、莪术、三棱等活血化瘀药物；而患病日久、关节肿胀、疼痛为游走性疼痛者多为风湿顽痹，则用全蝎、蜈蚣等药物治疗。在治疗皮肤病伴有大便干症状者，如伴有面白神疲、肢倦懒言、舌淡、苔白脉弱者辨为气虚推动无力，则加生黄芪、生白术健脾益气；伴有脘腹痞满、潮热、谵语、苔老黄、脉滑数者属阳明腑实证，则加生大黄、厚朴、枳实泻下消痞；大便干结，如羊屎状，形体消瘦，头晕耳鸣，两颧红赤，心烦少眠，潮热盗汗，腰膝酸软，舌红少苔，脉细数，为阴血虚便秘则加当归、白芍、玄参、生地、麦冬、火麻仁等滋阴通便。

"思方行圆"出自《淮南子·主术训》："心欲小而志欲大，智欲圆而行欲方""行方者有不为也"。就思和行的关系而言，思想宜方，行动宜圆。方，做人的正气、优秀的品质；圆，处世的技巧、圆通的行动。在思想上，尽可能地按规则、律法、制度去思考，志存高远，多方辐射，想得缜密、周全，这叫思方；在行动上，既需雷厉风行，又需见机行事，委婉圆通办事，平和善意待人，这叫行圆。白教授将思方行圆的思想用于治疗皮肤病，在把握主症的基础上，在选用方药时尽可能地遵循经典、古籍、文献去思考选择用药，想得缜密、周全，这叫思方；而在治疗上，无论辨为何种证型，都围绕患者的主症进行治疗，不能偏离轨道，这叫行圆。如白教授在治疗带状疱疹患者

当代中医皮肤科临床家丛书（第三辑）

白彦萍

时，患者的主要症状是疼痛，四诊合参无论是辨为肝经蕴热证，还是脾虚湿蕴证或是气滞血瘀证，止痛才是最重要的治疗原则，且贯穿疾病治疗的始终。在用药上围绕止痛，分别选用清利湿热理气止痛、健脾除湿、行气止痛及活血化瘀止痛药物治疗，一般都会加入延胡索、川楝子、桃仁、红花等活血止痛药物。再如大便干燥的患者无论是辨为肝郁脾虚，还是气虚血瘀，无论是健脾疏肝还是益气养血活血治疗，都应该围绕大便干燥的主症，加入补气养血润燥药物治疗。

3. 分层用药，异曲同工

白教授临诊时在辨证论治的基础上，组方时还擅长根据药物作用强度、药物作用部位等不同，斟酌分层用药，掌握好火候分别予以用药。同一证型，虽选用药物不同，但最后达到同样的疗效，此所谓异曲同工之妙。

如应用清热药物时，注重发病部位，病位在上者应用金银花、连翘、黄芩；病位在中者则用黄连、生石膏等；病位在下者则用黄柏、知母等。应用祛湿药物时也是病位在上者应用荷梗、藿香等芳香化湿；病位在中则用苍术、半夏等健脾燥湿；病位在下焦则用滑石、车前子等清利湿热。使用安神药物时，轻证虚烦不眠则用柏子仁、酸枣仁养心安神；中度失眠则使用茯神、首乌藤等；重度肝阳上亢失眠则用石决明、琥珀等重镇安神。凉血药物亦按照病情轻重用药，初期热入血分则用牡丹皮、赤芍凉血活血；血热日久阴虚则加生地、玄参；患病未及时救治致毒热入营、气血两燔者则加水牛角凉血解毒、清热定惊。清热解毒药物的使用亦是如此，轻证者用金银花、连翘、大青叶清热解毒；中度者用黄芩、黄连、黄柏清上中下三焦之热；重度神昏谵语者用牛黄清热解毒、化痰开窍。在祛风类药的应用中，散风药使用麻黄、桂枝、荆芥、防风、羌活、白芷等疏风散寒热、辛温解表；疏风药物用薄荷、牛蒡子、蝉蜕、桑叶、淡豆豉等疏风清热；祛风药物用独活、威灵仙、乌梢蛇、防己、桑枝祛风通络；肝风内动者则使用镇肝息风药物如天麻、羚羊角、牛黄、珍珠、钩藤；久病入络，则使用搜风药物如路路通、秦艽、地龙、全蝎、蜈蚣等搜风除湿止痒。

（徐景娜）

（二）顽固性疾病，"海陆空"同攻

皮肤病诊疗之难，难在其病因的复杂性，以及病情多变性，易诊难治，中医药疗效虽显著，但往往诊疗时间长，而多数疾病西医亦没有所谓的特效

药。尤其是很多顽固性皮肤病，虽经过长时间诊疗，亦残留皮疹于外表，经久难退，严重影响人们的生活质量，故老百姓有"内不治喘，外不治癣"的说法。来找白教授就诊的患者中，就有很多这种患顽固性皮肤病的患者，往往辗转多处求医未果。白教授在面对这些疑难杂症时，在辨证论治的基础上，常参用虫类药物，往往疗效显著，值得深入学习、探讨。

1. 虫类药应用的历史沿革

虫类药是动物药组成的一部分，其形体较小，多属昆虫类。由于它是"虫蚁飞走""血肉有情"之品，具有独特的生物活性，所以历代医家都较重视。现有文献中对虫类药的认识最早见于《山海经》，而最早记载虫类药的著作是春秋时期的《五十二病方》。汉初的《神农本草经》则是总结虫类药的最早专著，其中记载虫类药 28 种，占全书所载药物的 8% 以上，占所载动物药的 43% 以上。这说明在汉代对虫类药的使用就已经积累了宝贵经验。在张仲景《伤寒杂病论》中运用虫类药的方剂，法度严谨、立方精良，如下瘀血汤、抵当汤、鳖甲煎丸等方，对后世虫类药的应用都起着示范和推动作用。此后，在东晋葛洪的《肘后备急方》、唐代孙思邈的《备急千金要方》、王焘的《外台秘要》等书中，将虫类药更广泛地应用于内、外、妇、儿各科，所用品种都有所增加。至明代的李时珍，在《本草纲目》中记载的虫类药达 107 种，全面总结了药物的治疗经验，使虫类药的应用得到了很大的拓展。此后清代的温病医家叶天士、王孟英、吴鞠通以及王清任等，他们敢于创新，善用活血化瘀方药，广泛应用虫类药治疗各种疾病，为后世留下了宝贵的经验。近代善用虫类药的医家则以张锡纯、章次公等为代表。目前，由于虫类药的特殊功效，已经广泛应用于内外各科的常见病、多发病，而且还用于皮肤病、恶性肿瘤、血液病、结缔组织病及内分泌疾病等疑难杂症、沉疴痼疾中，极大地拓展了它的应用范围。

2. 动物类药之陆海空

何为陆海空？简单地说，就是将常见的动物类药物按照来源分类，分为如下三类。

源于海洋（水生或水陆两栖）：如牡蛎、海马、海龙、水蛭、蟾酥、鳖甲、龟甲、玳瑁、龙涎香等。

源于陆地：如地龙、全蝎、蜈蚣、蛇蜕、乌梢蛇、壁虎、金钱白花蛇、蕲蛇、穿山甲、刺猬皮、五灵脂、阿胶、鹿角胶、水牛角、牛黄、羚羊角等。

源于空中：如蝉蜕、白僵蚕、红娘子、九香虫、露蜂房、斑蝥、天牛、

当代中医皮肤科临床家丛书（第三辑）　白彦萍

原蚕蛾等。

3. 以银屑病为例看皮肤顽疾

银屑病是一种常见并易复发的慢性炎症性皮肤病，中医"白疕"与之相类似，赵炳南老先生认为"疕"者犹如匕首刺入疾病，可见此病之顽固。这种慢性顽固性疾患，不仅表现为皮肤的病变，还内达脏腑、骨髓，使气血凝滞，经络阻塞，脏腑功能失调，从而导致机体多系统受累。正所谓"内之症或不及其外，外之症则必根于其内也"。根据中医学"久病入络"的理论，病久则气、血、痰、火、湿、毒等郁于皮之"络脉"，继之深入经脉、脏腑，表现出一系列脏腑、经脉功能失调的症状和体征。同时，久病必虚，气血鼓动无力，久病必瘀，加之寒凉药使用过度，血液瘀滞，所以对于顽固性银屑病，如结节、斑块样皮损，需要用虫类药加强活血化瘀、散结通络之效。

4. 虫类药在银屑病中的应用

白教授临诊应用虫类药时，十分推崇清代叶天士倡"久病入络"理论，谓"久则邪正混处其间，草木不能见效，当以虫蚁疏逐"，借"虫蚁血中搜逐以攻通邪结"为指导，"每取虫蚁迅速飞走诸灵，俾飞者升，走者降，血无凝着，气可宣通"，常选用全蝎、蜂房、蜣螂、䗪虫、地龙等，取其"飞者升，走者降，灵动迅速，追拔沉混气血之邪"之特性，其虫类药应用可师可法。

在遇到顽固性银屑病患者时，总是提到要"开道"，既是给药物以通路，可以直达病所，斩获顽疾，又是给邪以出路，防止闭门留寇，内乱丛生。临床常用的药物，如藤类药：忍冬藤、青风藤、海风藤、络石藤等；又如枝类药：桂枝、桑枝等；又如络类药：丝瓜络等；以及虫类药如蜈蚣、全蝎、水蛭等。病情反复，瘙痒明显者，若属血虚风燥证，加僵蚕、蝉蜕入气分以祛风止痒。若为血瘀证瘙痒明显者，加用地龙、全蝎、蜈蚣等入血分以搜风止痒，活血通络解毒。如病情缠绵难愈，则加蕲蛇、乌梢蛇祛风通络，以毒攻毒，或加土鳖虫、水蛭以破血逐瘀。

总之，白教授在治疗顽固性皮肤病时，首辨阴阳，探究病机，四诊合参，论治准确，认为这类顽固性皮肤病的病因病机或由于先天禀赋不耐，或饮食失节，过食肥甘厚味腥发动风之品，使脾胃运化失和，湿邪内蕴，郁而化热，又或外感风寒湿燥火等，内外合邪，熏蒸肌肤，肌肤失养则可见皮疹泛发，瘙痒难耐。又因病情日久，伤及气血，营血受损，久病必瘀，则皮疹暗红肥厚，经久难退。故在临诊时，根据病情的异同，选用恰当的虫类药物，或清热凉血解毒，或搜风通络止痒，或破血除瘀止痛，或养血补益肝肾，标本兼顾，每每获得良效，不单是顽固性银屑病，对于各种异病同治的其他顽固性疾患如带状疱疹后遗神经痛、结节性痒疹、神经性皮炎等均有指导参考意义。

（周涛）

（三）临诊审疾，重视风邪

风邪之为病，按其致病途径的不同，分为外风与内风两大类。皮肤病所言风邪，往往是指外风而言。外风是自然界之风，为外感六淫之一。风性轻扬，善行数变，四时均可致病，但多见于春季。临床上由风邪引起，或兼患风邪的皮肤病达六七十种。燥、寒、湿、热诸邪多依附于风而侵入人体，如风寒、风热、风湿、风燥等，所以风邪实为外感疾病之先导。白教授在临床诊疗时，十分重视对风邪的辨证论治，时常对我们讲，对于风邪的认识，不单要区分内风与外风，更要了解风邪之虚实，以及与风邪有关的疾病，这样临诊才能更准确地辨证用药。

1. 风邪的性质

（1）风为百病之长：风为百病之长，且常与其他病邪结合而为病。人体卫气防御屏障一旦被风邪破坏，寒、湿、热等邪常随之侵犯皮肤肌腠从而出现风寒、风热、风湿等不同证候。风邪在皮肤久郁，气机受阻，气滞则血凝，进一步可导致瘀血病理变化。

（2）风属阳邪，其性开泄：风为春季的主气，具有升发、向上、向外的特点，故属阳邪。由于风性向上、向外，具有阳性散发的作用，所以风邪伤人，容易侵犯人体的上部（如头面）和肌表，并使皮毛腠理开泄，出现汗出、恶风等症状。

（3）风性善行而数变：风性善行，是指风病的病位无定处，常常游走不定，变动无常。如常见的荨麻疹，是上下左右走窜不定的，这属风邪偏胜的表现，可以遍身瘙痒，起风团，散漫无定处，此起彼伏，这就是风善行数变的一个具体表现。

（4）不得虚，邪不能独伤人：风邪侵袭人体，其主要见症是发热、恶风、汗出，脉象浮缓，或并见咽痒、咳嗽、鼻塞、流涕等。前者是风邪袭表，后者是风邪犯肺。由于肺主皮毛，因此风邪袭表，往往与风邪犯肺的症状同时并见。

2. 风邪侵犯皮肤的致病特点

病情特点：起病急、发展快、病程较短；或慢性病急性加重。

症状：瘙痒。风邪侵入皮肤腠理与正气相搏，邪甚则攻冲作痛，邪微则随营卫往来，侵扰肌肤，使气血失和而瘙痒难忍。

病位：偏于上部居多。皮损亦常呈播散、游走不定的倾向。

皮疹：丘疹、斑疹、风团、脱屑。风为阳邪，阳主疏泄。若风邪乘虚客于肤表，可使卫气失于外固，营气失于内守，腠理开合陷于混乱，邪气壅遏，内不得通，外不得泄，经络失畅，气血郁滞，则发生斑疹、丘疹、风团等皮肤损害。风性燥烈，易伤阴血津液，皮肤失其濡养，糠粃状鳞屑，表现为皮肤干燥发痒，脱屑。

3. 皮肤病中以"风"冠名的疾病

表1　以"风"冠名皮肤病中、西医病名对照

中医病名	西医病名	中医病名	西医病名
油风	斑秃	白屑风、面游风	脂溢性皮炎
肺风	酒渣鼻	肺风、粉刺	痤疮
赤白游风	血管性水肿	唇风	唇炎
风赤疮疾	眼睑湿疹	风沿烂眼	睑缘炎
牛皮风癣	神经性皮炎	紫白癜风	花斑癣
风热疮	玫瑰糠疹	紫癜风	扁平苔藓
土风疮	丘疹性荨麻疹	血风疮	色素性紫癜性皮肤病
掌心风	手足湿疹	冻风	冻疮
鹅掌风	手癣	四弯风	异位性皮炎症
裙风	慢性下肢溃疡	水田风	水稻皮炎
颜面雀啄型血风疮	颜面播散性粟粒性狼疮	肾囊风	维生素 B_2 缺乏症
风疳疮	蛲虫病	痘风疮	种痘并发症
风疹	风疹	胎风	大疱性表皮松解症
风瘙痒	瘙痒病	大脚风	丹毒
风瘾疹	荨麻疹	大风	麻风
风癞	瘤型麻风	匕风	银屑病
白癜风	白癜风	茧唇风	唇癌

4. 风邪与皮肤病的关系

（1）风之实证

表2　风之实证分型与西医疾病对照

实证	疾病
风热外感	单纯糠疹，神经性皮炎，玫瑰糠疹，环状红斑，体癣，多形红斑，手足皲裂，过敏性紫癜
风毒外感	麻疹，幼儿急疹，风疹，猩红热，传染性红斑

实证	疾病
风热上攻	脓肿性穿掘性毛囊炎，眼睑湿疹，睑缘炎
风热湿毒	单纯疱疹，水痘，鳞状细胞癌
血热，外感风邪	斑秃，脂溢性脱发，脂溢性皮炎，白发
脏腑内热，外感风邪	丘疹性荨麻疹，丹毒，痛风
心火内炽，外感风邪	毛囊炎，口疮，丹毒，剥脱性皮炎
肝火内盛，外感风邪	扁平疣，寻常疣，颜面粟粒性狼疮
脾肺内热，外感风邪	毛囊炎，疖，痈，酒渣鼻，痤疮
胃经风热	唇风，口疮，荨麻疹
风邪挟湿	花斑癣，手部湿疹，鹅掌风，瘙痒病
风挟湿热	石棉状糠疹，瘰疬性皮肤结核，泛发性湿疹
风热挟毒	脓疱疮，面部脓皮病
湿热风毒	结节性痒疹，臁疮，癣菌疹

（2）风之虚证

表3　风之虚证分型与西医疾病对照

虚证	疾病
阴虚，血虚生风	手足皲裂，瘙痒病，进行性对称性红斑角化病
气虚，卫外不固	血管性水肿，唇风，化妆皮炎，植物日光皮炎，荨麻疹
脾虚感风	血管性水肿，异位性皮炎，痒疹，荨麻疹
肺虚感风	血管性水肿，异位性皮炎
肝虚血燥，风热外泄	丝状疣
肾虚风袭	维生素 B_2 缺乏症

5. 风药分层论治

风邪致病，当以祛风为先，白教授在临床中善用风药治疗各种风邪所致疾患，根据辨证不同选用不同类型风药。

（1）散风药：麻黄、桂枝、荆芥、防风、羌活、白芷。

疾病初起或急性发作者，多以外风为患，常用疏散之法。散风药物主要用于风寒侵袭、典型表证者，皮疹表现为风团、丘疹、红斑、粉刺，以颜色呈苍白或粉白、遇冷风加重为主要特征，治以疏风散寒、辛温解表法。临床如急性荨麻疹、面部过敏性皮炎、脂溢性皮炎、多形红斑、副银屑病等可随症加减应用。

（2）疏风药：薄荷、牛蒡子、蝉蜕、桑叶、淡豆豉。

疏风药善于疏风清热、散风止痒，主要用于风热侵袭、典型表证者，皮疹表现为红斑、丘疹、风团、结节，以颜色淡红或鲜红、触之灼热、瘙痒明显为特征，治以疏风清热法。临床如急性荨麻疹、麻疹、风疹、幼儿急疹、痱子、药疹、玫瑰糠疹等可随症加减应用。

（3）祛风药：独活、威灵仙、乌梢蛇、防己、桑枝等。

祛风药具有透泄游走之性，既可解表祛风，亦可祛夹杂之邪，风多挟湿，既可祛除外邪，又可除湿止痒。主要用于风湿痹阻者，皮疹表现为苔藓化、肥厚性斑块、皮肤硬化、皮肤萎缩，以颜色淡暗或暗红、轻痒或疼痛为特征，治以祛风湿通络止痛。临床如皮肌炎、系统性红斑狼疮、硬皮病、干燥综合征、雷诺氏病、闭塞性动脉硬化症、血栓性闭塞性脉管炎等可随症加减应用。

（4）搜风药：路路通、秦艽、地龙、全蝎、蜈蚣等。

若久病入络，经络之风应以搜剔为主，可应用透泄游走之搜风药，主要用于顽湿痹阻者，皮疹表现为肥厚性斑块、丘疹、结节，苔藓化，以颜色暗红或紫暗、阵发性剧烈瘙痒为特征，治以搜风除湿止痒。临床如慢性湿疹、神经性皮炎、扁平苔藓、结节性痒疹、嗜酸细胞增多性皮肤病、蕈样肉芽肿等慢性、顽固性、瘙痒性皮肤科疾患，搜风药在治疗中均可起到至关重要的作用。

（5）息风、定风药：羚羊角、牛黄、珍珠、钩藤、天麻等。

若病情初期，外感温热毒邪所致高热烦躁、头疼甚神昏谵语者，常配伍清热凉血解毒类药物，起到平肝息风、清热活血之功效。皮疹表现为红斑、丘疹、紫癜等。临床如系统性红斑狼疮、急性发热性嗜中性皮病、暴发性紫癜、颜面部丹毒、面部带状疱疹、脓疱型银屑病、红皮病型银屑病等可随症加减应用。

（周涛）

（四）渊于经典，跃于临床

白教授非常重视中医经典的研读，认为中医经典是中医理论之渊薮，是经过数千年临床实践检验的经验结晶。她认为："经者，径也"，读经典是掌握中医仁术的必由之路，除了中医四大经典《黄帝内经》《伤寒论》《金匮要略》《温病条辨》要烂熟于心外，还要反复研读《刘涓子鬼遗方》《外科正宗》《外科心法》《理瀹骈文》等经典著作。研读经典的同时和临床实践紧密相结合，一方面通过临床实践加深对中医经典的认识和理解，另一方面通过学习和利用中医经典中的知识和方法来指导临床实践，使二者相互促进和提高。

1. 凉膈散的使用

《太平惠民和剂局方》记载经典方剂："凉膈散，治大人、小儿脏腑积热，烦躁多渴，面热头昏，唇焦咽燥，舌肿喉闭，目赤鼻衄，颔颊结硬，口舌生疮，痰实不利，涕唾稠黏，睡卧不宁，谵语狂妄，肠胃燥涩，便溺秘结，一切风壅，并宜服之。"它的组成为："川大黄、朴硝、甘草（炙）各二十两，山栀子仁、薄荷叶（去梗）、黄芩各十两，连翘二斤半，竹叶，蜜。"凉膈散，功效凉膈泻热，主治上、中二焦积热。方中重用连翘清心肺、解热毒，视为主药；配黄芩清心膈郁热；山栀子泻三焦之火，引火下行；薄荷、竹叶外疏内清；用朴硝、大黄荡涤胸膈积热，是借阳明为出路，以泻下而清澈其火热；又用白蜜、甘草，既能缓朴硝、大黄峻泻之力，又可调和脾胃。《医方考》云："黄芩、栀子，味苦而无气，故泻火于中；连翘、薄荷，味薄而气薄，故清热于上；大黄、芒硝，咸寒而味厚，故诸实皆泻；用甘草者，取其性缓而恋膈也；不作汤液而作散者，取其泥膈而成功于上也。"

白教授灵活运用此经方，在临床上治疗上中二焦积热型银屑病，取得很好的临床疗效。白教授应用凉膈散治疗躯干银屑病，基本方为凉膈散，热甚者加黄连，血热者加赤芍、鲜地黄、水牛角。治疗头皮银屑病，常用方：大黄、芒硝、栀子、连翘、黄芩、甘草、薄荷，若颜面红热甚者加蒲公英、金银花、紫草、紫花地丁，痒甚者加白鲜皮、防风、当归，以疼为主者加白芷、白僵蚕。

2. 泻心汤类方的使用

泻心汤类方主要包含生姜泻心汤、半夏泻心汤、附子泻心汤、大黄黄连泻心汤和甘草泻心汤共五个方剂，其组成主要由黄芩、黄连苦降泻热，生姜、半夏辛开散痞，人参、大枣、甘草补益脾胃，三者组合使泻心汤类方具备寒热互用、辛苦并进、攻补同施的功效，共奏调和寒热、辛开苦降、补益脾胃之功，为临床上治疗寒热并存病证的首选方，而各泻心汤之间又有不同的侧重。白教授临床常用泻心汤类方治疗皮损色泽较深、瘙痒较重，同时伴有消化系统症状的患者，正如李时珍曾说："用泻心汤，亦泻脾胃之湿热，非泻心也"，只要具有心胸烦热、大便秘结者皆可选用。

白教授在临床中用泻心汤类方治疗湿疹、银屑病、痤疮、脂溢性皮炎、毛囊炎及瘙痒型疾病等外科疮疡性疾病。对于平素大便黏腻不爽、时有心胸烦闷、皮损处颜色较红、自觉瘙痒明显者效果较好。对于湿疹者，《金匮要略》云："浸淫疮，黄连粉主之"，在治疗时可以增加黄连的用量。疾病日久而顽固不愈者，其内必有瘀血，可用大黄黄连泻心汤以活血通络。《金匮要略·百合狐惑阴阳毒病证治第三》第 10 条云："蚀于上部则声嗄，甘草泻心汤主之。""蚀于上部"提示对于面部的火热性疾病有一定的疗效，因此，治疗面部痤疮及毛囊炎时也可选用甘草泻心汤，效果良好。

3. 消风散的使用

消风散出于《外科正宗》卷四之《杂疮毒门》，原文中主治"风湿浸淫血脉，致生疥疮，瘙痒不绝，及大人小儿，风热瘾疹，遍身云片斑点，乍有乍无并效"。其方以荆芥、防风祛风药为君。荆芥性温，味辛苦，入肺、肝二经，主"散风热，清头目，利咽喉，消疮肿"，善祛血中之风。防风性微温而润，味甘苦，为"风药中之润剂"。二者相伍，相辅相成，达腠理，发汗邪。臣药以利湿药、清热药合而为用。白教授认为，如饮食不慎，过食肥甘厚味，则致痰湿内蕴，经外风邪鼓动，原滞重性惰之湿邪借风之力流动全身，且痰湿久郁化火，风火相煽，"火借风威，风助火势"，而使"火本不燔，遇风冽乃焰"，故本方中以苦参清热燥湿、苍术燥湿健脾为臣，佐以入血药。古语："治风先治血，血行风自灭"，故以当归养血活血，生地黄凉血活血，共奏"血行风自灭"之法。

白教授临床多惯用本方治疗慢性荨麻疹、银屑病、过敏性皮肤病、带状疱疹、痤疮等以风邪为基本病机的疾病。凡是皮损位置游移不定、忽起忽消、瘙痒明显的疾病都可以使用。白教授认为，风邪致病，变化多端，对风病的治疗，需考虑风邪特点，照顾其兼夹证。消风散立意深远，组方考究，临证加减时，要灵活变通，不可拘泥自封。消风散以祛风药为君，祛湿药为臣，清热、养血活血合而为用，兼顾了风邪致病可能兼有的其他症状。若皮损颜色偏红，可加牡丹皮 15g、紫草 15g 凉血活血；病情较长者，依据"久病入络"理论，适当加用全蝎 10g、僵蚕 10g；春夏季用药，应兼顾季节气候特点，建议去荆芥，必要时加佩兰 12g。

4. 金银花的使用

金银花性甘而寒，归于肺经，肺合皮毛，擅清肺卫之热，兼有宣散风热透表之用，其功效为清热解毒，凉散风热，治疗热性病，如身热、发疹、发斑、热毒疮痈、咽喉肿痛等症，均效果显著。临床用于治疗痈肿疔疮、喉痹、丹毒、热血毒痢、风热感冒、温病发热。另金银花可去皮肤血热，以达清热凉血之功。《本草纲目》谓其可治："一切风湿气，及诸肿毒、痈疽疥癣、杨梅诸恶疮，散热解毒"，故金银花在疮疡科中的应用极其广泛，尤其是在治疗阳性疮疡方面疾病中，如湿疹、毛囊炎、蜂窝组织炎、丹毒等。

现代中药研究表明，金银花具有广谱抗菌作用，能抗病毒和抗真菌，在体外对多种细菌均有抑制作用，认为金银花水提取物对皮肤真菌有不同程度的抑制作用，且能抑制和延缓细胞病变。另外，金银花水提液对白细胞的吞噬功能有明显促进作用，并增强白细胞介素的产生，从而显著增强受损淋巴细胞抗体的产生能力。

白教授利用金银花既能宣散风热，还善清解血毒的功效，治疗皮肤科中的许多热性疾病。另取其花性轻扬的特点，作为引经药物治疗头面部等偏于上部疾病。此外，对于一些特殊性皮肤病，如银屑病、天疱疮等免疫相关疾病，在其不同分型中，也常使用金银花协助治疗。

（1）感染性疾病：白教授临床上用金银花治疗各种感染性皮肤病，如疖、痈、痤疮、毛囊炎、丹毒等细菌感染性皮肤病的急性期，因此类疾病多为肺胃热盛，外感毒邪，常常配伍蒲公英、紫花地丁、野菊花、连翘、黄芩等清热解毒药物使用；在治疗水痘、带状疱疹、麻疹、寻常疣、扁平疣等病毒性感染性疾病时，常常配伍连翘、板蓝根、大青叶等药物治疗；此外金银花还可以治疗足癣、鹅口疮等真菌性皮肤病，因本病常常合并湿邪，故白教授常配伍黄芩、黄柏、萆薢等药物治疗，因为真菌性皮肤病发病局限，还常常以金银花、黄柏等药泡洗治疗，疗效显著。

（2）银屑病：白教授在银屑病的不同分型中，常使用金银花协助治疗。治疗点滴状银屑病，皮损以鲜红斑丘疹为主，部分合并有咽痛症状者，常常配伍连翘、土茯苓等解毒药物以清热解毒利咽；脓疱型银屑病，在银屑病基本损害周围出现密集无菌性小脓疱及脓湖，伴有高热、关节肿胀疼痛，白教授认为本病乃毒热入营，常常应用犀角地黄汤配金银花凉血清营解毒；红皮病性银屑病发热伴有火毒炽盛证者，可予以清瘟败毒饮配金银花以清热解毒、凉血消斑。

（3）变态反应性皮肤病：白教授常常应用金银花治疗湿疹、药疹等变态反应性皮肤病。治疗湿疹时主要用于治疗伴有渗出、结黄腻痂、发热等症状的湿疹急性期患者，本型常伴有细菌感染，故常配伍蒲公英、连翘等共奏清

当代中医皮肤科临床家丛书（第三辑）

白彦萍

热解毒之功；在治疗药物性皮炎中，因皮疹分布广泛，颜色鲜红，可有发热、头痛等毒入营血症状，可用清营汤配金银花以清热凉血，解毒护阴；急性荨麻疹风热犯表证者，伴有发热、咽喉肿痛，可予以消风散加金银花以疏风清热止痒，发挥金银花清热利咽之功效。

实验表明，金银花可改善炎性细胞的吞噬功能，同时降低特异性 IgE 而完成抗过敏作用，因此金银花对于变态反应性疾病的治疗是通过其抗炎以及抗过敏作用共同完成的。

（4）血管炎性疾病：对于血管炎性疾病如变应性血管炎及结节性红斑、过敏性紫癜等，白教授在其治疗上以清热解毒、凉血为治则。金银花甘苦而寒，可清热凉血、止血、去皮肤血热，故可用于治疗血热及出血性疾病，并常用金银花炭配伍生地炭等治疗，取其清热解毒、凉血止血之功。

现代医学研究表明，金银花提取物通过增加白细胞功能、抗炎、抗过敏，并配以抗血小板凝聚，来实现其治疗作用。

（5）自身免疫性疾病：白教授在治疗皮肌炎、系统性红斑狼疮、天疱疮等自身免疫性疾病时，针对此类疾病的发热及皮损鲜红症状，认为其为风热、血热及火毒等证型，常使用金银花配合白花蛇舌草、牡丹皮以清热解毒、凉血。另外，实验表明，金银花可增强机体的体液免疫和细胞免疫功能。

（6）发于头面部的皮肤病：白教授擅长使用金银花治疗头面部疾病，取其花性轻扬之特性治疗头皮面部银屑病、玫瑰痤疮、脂溢性皮炎、激素皮炎等，常以赵炳南老先生的凉血五花汤合白老师自创经验方五叶汤治疗，方药为玫瑰花、野菊花、鸡冠花、凌霄花、桑叶、枇杷叶、荷叶、大青叶、淡竹叶，疗效颇佳。

（7）金银花在外治法中的应用：皮肤病多数是发生于皮肤或黏膜的病变，因而外治法在皮肤病的治疗中占主要地位，白教授也很重视外治在皮肤病治疗中的作用。中药内治的同时常用煎汤外洗治疗皮肤病，而外洗药物中金银花是不可或缺的，常配以诸如苦参、地肤子、黄柏、蛇床子之类的药物，取其清热解毒、祛风止痒的功效，治疗湿疹、足癣、银屑病、外阴瘙痒等诸多皮肤病。从现代研究中分析，金银花汤剂外用，可有效清除皮肤表面的微生物，比如细菌、真菌，另外通过药液的蒸发，可达到使局部皮肤表面冷却以及散热、收敛的作用。

5. 石楠叶的使用

宋代方书《圣济总录》卷第一百八十二中记载："论曰小儿风瘙瘾疹者，

由风邪客于腠理，搏于营卫，传而为热。熏散肌肉，溢于皮肤，变生瘾疹，状如痞瘤，乍瘥乍发，痒痛不时，搔之血出，其痒不已，故名风瘙瘾疹赤疹者热，白疹者寒，治法不可不察。"其治疗方是石楠汤方："石楠叶（一把），蜀椒（去目及闭口者炒出汗半两），上二味，以水二盏，煎取一盏半，去滓，下硝石、白矾各半两，搅令消，以绵搵涂于疹处，干即易。"在《太平圣惠方》卷第九十一中也有类似记载。《圣济总录》中亦有记载本品能祛风湿之邪而止痒，治风疹瘙痒，可单用水煎服，或为末煮酒饮，如石楠酒。此书中不仅记载了风疹的病因乃风邪致病，还分析了该病的辨证施治，即皮损色红者为风热，色白者为风寒。同时在治法上以石楠叶用水煎服或为末煮酒饮用，或者用石楠叶、蜀椒水煎去渣加芒硝、白矾，外涂之。

石楠叶，其性质平和，味辛、苦，有小毒，能入肝经和肾经，具有祛风除湿止痒、通络和益肾等多种功效，在皮肤科用于治疗风疹瘙痒。现代药理研究证实，石楠所含的熊果酸有明显的安定和降温作用，并有镇痛、抗炎作用，煎剂对蛙心有兴奋作用，乙醇浸出液能抑制蛙心，收缩兔耳血管，降低毛细血管的通透性，从而起到治疗作用。风疹相当于西医中的荨麻疹，以皮肤上出现瘙痒性风团、发无定处、骤起骤退、消退后不留任何痕迹为临床特征。本病多因禀赋不受，又食鱼虾等腥荤动风之物，或因饮食失节，肠胃实热，或因平素体虚卫表不固，复感风热、风寒之邪，郁于皮毛肌腠之间而发病，风邪是发病的主要致病因素。白教授应用石楠叶主要用于治疗风邪导致的荨麻疹，包括风寒型、风热型。

（1）风寒型：多见于慢性荨麻疹。全身泛发粉白色、淡粉色风团样扁平丘疹，作痒，遇风、遇冷加剧，或兼有发热恶寒，无汗身痛，口不渴，脉浮紧，苔白。治宜辛温透表，疏风止痒，方以麻黄方加石楠叶治疗。

（2）风热型：多见于急性荨麻疹。全身或暴露部位出现风团样扁平皮疹，稍高于皮面，呈红色或粉红色，剧痒，兼见头痛，发热，心烦口渴，大便干，小便赤，舌质红，苔薄白或白腻，脉滑数。治宜辛凉解表，疏风止痒，方以荆防方加石楠叶治疗。

此外荨麻疹还有人工荨麻疹、胆碱能荨麻疹等特殊类型，只要符合辨证，应用石楠叶治疗，亦能取得显著疗效。在临床用药中需要注意的是，石楠叶有小毒，故用量以 8~12g 为宜。

（徐景娜）

二、经方新悟

1. 桂枝汤

【出处】《伤寒论》

【组成】桂枝三两,芍药三两,甘草二两,生姜三两,大枣十二枚。

【功效】解肌发表,调和营卫。

【主治】外感风寒表虚证。头痛发热,汗出恶风,鼻鸣干呕,苔白不渴,脉浮缓或浮弱者。现常应用于治疗感冒、上呼吸道感染及不明原因的低热及过敏性疾病等。

【方解】桂枝汤是治疗太阳中风证的主方,有滋阴和阳之功,柯韵伯誉为"群方之魁"。其方以桂枝为君,其味辛甘,能解肌祛风,温通卫阳;芍药为臣,其味微酸,滋阴收敛,以固护营卫;生姜辛温,佐桂枝以解肌;大枣甘平,佐芍药以和营;甘草甘平,调阴阳,和中州,有安外攘内之功。全方共奏调和营卫、解肌发表、发汗以止汗之功。

【临床应用】目前临床多用于治疗寒冷性荨麻疹、老年性瘙痒症、闭塞性动脉硬化症、雷诺病、硬皮病、血管神经性水肿、冻疮等属外感风寒、营卫不和证者。

【个人经验】白教授临床擅长应用桂枝汤类方治疗荨麻疹及皮肤瘙痒症等疾病,临床辨证多以风寒外犯为基本病机,症见汗出、恶风、舌淡润、苔白、脉浮缓等。局部皮损特点为皮损出现时间短、皮疹色淡不鲜红,伴有轻度瘙痒,部位表浅。其病主因太阳风寒束表,营卫不和,故见痒症,用药后微出汗,营卫调则痒可除。常用加减法:风团出现迅速、游移不定者,加荆芥20g、防风20g;皮损瘙痒剧烈者,加地龙15g、浮萍15g;患者体虚易外感、皮损反复发作、缠绵难愈者加黄芪30g、丹参15g。

2. 小柴胡汤

【出处】《伤寒论》。

【组成】柴胡半斤,黄芩三两,人参三两,半夏半升(洗),甘草三两(炙),生姜三两(切),大枣十二枚(擘)。

【功效】和解少阳。

【主治】①伤寒少阳证,症见往来寒热,胸胁苦满,默默不语,不欲饮食,心烦,喜呕,口苦,咽干,目眩,苔薄黄,脉弦。②热入血室,经水适断,寒热发作有时。③疟疾、黄疸及内伤杂病而见伤寒少阳证者。

【方解】小柴胡汤原为伤寒少阳病证所设立，此证为正气不足，邪犯少阳，枢机不利所致，即《伤寒论》所谓："血弱气尽，腠理开，邪气因入，与正气相搏，结于胁下，正邪分争"。方中柴胡苦辛平，主入肝胆，透散少阳半表之邪，同时可以舒畅经气之郁滞，故重用为君药；黄芩苦寒，也入肝胆，善解肌热，清泄少阳半里之热，为臣药。君臣相配，使邪热外透内清。半夏苦辛，和胃降逆止呕，生姜助半夏和胃，同时制半夏之毒，人参、炙甘草、大枣补益脾气，扶正祛邪。诸药相伍，则"上焦得通，津液得下，胃气因和，身濈然汗出而解"。

【临床应用】小柴胡汤常被应用在带状疱疹、阴囊湿疹、皮肤瘙痒症、小儿急性痘疮样苔藓样糠疹、单纯性疱疹、神经性皮炎、银屑病、水痘、丹毒、系统性红斑狼疮等疾病的治疗上。

【个人经验】白教授在临床工作中常使用小柴胡汤加减治疗带状疱疹、神经性皮炎、痤疮、荨麻疹等疾病。在治疗过程中，白教授指出，临床上需抓住少阳证位于半表半里的特点，上述疾病虽病名不同，但病机均为湿热之邪客于肌肤，阻碍了少阳经气，导致枢机不利。少阳阳气的作用向外可以涉及太阳之表，向内可以关乎阳明、太阴乃至全身的气机，枢机不利，进而导致上述各种疾病的发生。"伤寒中风，有柴胡证，但见一证便是，不必悉具"，所以在辨证上仅需抓住其中的一两个症状，不必等到诸多的症状齐备，便可采用小柴胡汤。小柴胡汤当中柴胡配黄芩，一升一降，柴胡味苦微寒，气质清散，疏散少阳经中之邪；黄芩苦寒，可清少阳胆腑郁火。二药相和，经腑同治，疏清并行，经邪外解，胆热内清，气郁得达，火郁得发，气机因而得利。清半夏，其气味辛散，一则助柴胡疏通少阳气机，二则和胃降逆。若脾胃气虚则加党参、砂仁、白扁豆既可健脾益气和胃、扶助正气抵御外邪，又可防少阳之邪气内传。若痒甚难忍，则加防风、地龙、浮萍以疏风通络止痒；若气郁不舒则加佛手、陈皮、香附以行气散郁，助柴胡疏通少阳。

3. 大承气汤

【出处】《伤寒论》。

【组成】大黄四两（酒洗），厚朴半斤（去皮，炙），枳实五枚（炙），芒硝三合。

【功效】峻下热结。

【主治】阳明热结证，症见大便不通，腹中转气，脘腹痞满，绕脐痛，拒按，烦躁，谵语，潮热，手足濈然汗出，舌红，苔黄燥起刺，脉沉实；或热

当代中医皮肤科临床家丛书（第三辑）

白彦萍

结旁流，自利清水，色纯青，腹痛，舌红，苔黄燥起刺，脉沉实；里热实证之热厥、痉病或发狂等。

【方解】本方主治为阳明热结证，系由伤寒或温病，外邪化热入里，损伤津液，与肠中燥屎相结，腹气不通所致。前人用"痞、满、燥、实"四字来概括，症状包括自觉胸脘有闷塞、压重感，腹部胀满，按之有抵触感，肠内有燥屎，腹痛拒按，大便不通。方中大黄苦寒通降，泻热通便，荡涤肠胃；芒硝咸寒润降，泻热通便而能软坚散结；厚朴行气，可除积滞内阻；枳实消痞破结。四药相合，药力峻猛，有峻下热结之功，所谓"无坚不破，无微不入，故曰大也"。

【临床应用】大承气汤常被应用在带状疱疹、剥脱性皮炎、胃肠型荨麻疹、红皮病型银屑病、酒渣鼻等疾病的治疗上。

【个人经验】白教授临床擅长应用大承气汤类方治疗带状疱疹、湿疹、银屑病、痤疮等疾病，辨证要点为：患者大便硬结甚至数日不行，皮损特点多为丘疹且较重，颜色较红。其病主因阳明热结，津液损伤，燥屎相结，腹气不通。临床用药方面，腑实甚者可加用生白术 15g、瓜蒌 12g 以加强通腑的作用，痒甚难忍者，可加荆芥 12g、防风 12g、苍耳子 6g、乌蛇 9g、地龙 6g、黄芩 9g 等疏风清热止痒。

4. 犀角地黄汤

【出处】《备急千金要方》。

【组成】犀角一两，生地黄八两，芍药三两，牡丹皮二两。

【功效】清热解毒，凉血散瘀。

【主治】热入血分证。症见身体灼热，神昏谵语，吐血、衄血、便血、尿血，斑疹密布，斑色紫黑，舌质深绛或起刺，脉细数；或蓄血，喜忘如狂，漱水不欲咽，自觉腹满，大便色黑易解。

【方解】本方证乃热毒深陷血分所致。血分热盛，故身体灼热；心主血藏神，热入血分，扰乱心神，故昏狂谵语；热迫血溢，故吐血、衄血、便血、尿血，斑疹密布；血热炽盛，炼血耗血，血热相搏，可成瘀血，故可见斑疹色紫，舌色深绛，脉象细数；伤及肠络，可见大便色黑；气血瘀滞，故觉腹满。本证病机要点为热入血分，热迫血溢。方中犀角咸寒，归心肝二经，清心凉血解毒；生地黄甘苦性寒，清热凉血滋阴，且有止血之功；芍药、牡丹皮清热凉血，活血散瘀。四药同用，而成清热解毒、凉血止血、散瘀活血之剂。

【临床应用】犀角地黄汤常被应用在带状疱疹、变应性皮肤血管炎、寻常型银屑病、过敏性紫癜、接触性皮炎、丹毒、红斑狼疮、皮肤瘙痒症、玫瑰糠疹等疾病治疗上。

【个人经验】白教授临床擅长应用犀角地黄汤治疗点滴状银屑病急性期、湿疹、过敏性紫癜等疾病。临床辨证多以热入营血为基本病机，其主要表现为皮损色鲜红或紫红，多伴有瘙痒，亦可伴有轻微疼痛，发病较急，进展较快，全身症状可有小便短赤，大便干燥，口干咽燥，心烦不舒，舌质红绛，脉滑数等。"入血就恐耗血动血，直须凉血散血"，对于病机为热入营血的疾病，临床上有"耗血动血"的特点，所以在治疗上需尽快凉血散血。此外水牛角煎水外洗对促进皮损的恢复也有着较为良好的作用，白教授在临床上也常常与内服方配合使用，内外合治，疗效亦佳。

5. 三仁汤

【出处】《温病条辨》。

【组成】杏仁五钱，飞滑石六钱，白通草二钱，白蔻仁二钱，竹叶二钱，厚朴二钱，生薏苡仁六钱，半夏五钱。

【功效】宣畅气机，清热利湿。

【主治】湿重于热之湿温病。症见头痛恶寒，身重疼痛，面色淡黄，胸闷不饥，午后身热，苔白不渴，脉弦细而濡等。

【方解】本方为湿温初起、邪在气分、湿重于热之证而设。湿邪阻遏，卫阳不达，故头痛恶寒，身重疼痛；湿为阴邪，湿遏热伏，则午后身热；湿阻气机，脾胃受困，故胸闷不饥；苔白不渴，面色淡黄，脉弦细而濡皆因湿邪为患。本证病机为湿热合邪，邪阻气机，涉及上中下三焦，湿遏热伏，湿重热轻。治疗当宣畅通利三焦。方用"三仁"，杏仁苦辛，善入肺经，通宣上焦肺气，使上焦得通，津液得畅；白蔻仁芳香苦辛，行气化湿，宣畅中焦；薏苡仁甘淡，渗湿健脾，疏导下焦。如此一来，杏仁宣上，白蔻仁畅中，薏苡仁渗下，三焦并调。加以滑石、通草、竹叶甘寒淡渗，清利下焦，合薏苡仁引湿热下行；佐以半夏、厚朴行气化湿，散满除痞，助白蔻仁畅中和胃。诸药合用，宣上、畅中、渗下，气机调畅，使得湿热从三焦分除。

【临床应用】三仁汤常被应用在湿疹、荨麻疹、痤疮、带状疱疹、脂溢性皮炎、脂溢性脱发、水痘、接触性皮炎、多形性日光疹、丘疹性荨麻疹、掌跖脓疱病、白癜风等疾病治疗上。

【个人经验】三仁汤具有宣通气机、消化湿热的功效，白教授临床擅长应用三仁汤治疗以湿邪困阻为基本病机的皮肤病，如湿疹、脂溢性脱发、脂溢性皮炎、痤疮等。临床辨证要点为湿热兼有，湿重于热。若荨麻疹、脂溢性皮炎患者卫分症状明显者，可加藿香、佩兰等芳香之药，以祛在表湿气；若湿疹患者皮损污秽者可加佩兰、石菖蒲，以祛湿化浊；若痤疮患者湿热并重者可加黄芩、黄连以除邪热。

6. 三石汤

【出处】《温病条辨》。

【组成】飞滑石三钱，生石膏五钱，寒水石三钱，杏仁三钱，竹茹（炒）二钱，银花三钱（花露更妙），金汁一酒杯（冲），白通草二钱。

【功效】泄热利湿，通畅三焦。

【主治】暑热挟湿、弥漫三焦之候。症见身热面赤，汗出口渴，眩晕耳聋，胸腕痞闷，恶心呕吐，大便溏臭，小便黄少，舌苔黄腻，脉滑数。

【方解】暑热挟湿邪弥漫三焦，治当清泄暑热，兼利湿浊，使三焦通畅，则邪可外达。方中生石膏清上、中焦之热，且辛寒解肌，达热出表。寒水石清中、下焦之热，二石相配，清泄三焦弥漫之暑热邪气。金汁配二石，更增其清热之力。金银花芳香，轻清透泄，宣通气机，使邪热有外达之路，与二石、金汁相伍，内清、外透并施，以泄暑热弥漫之邪。若用银花露，则清凉泄热，芳香化湿，较之金银花更为适宜。杏仁入上焦，降肺气，以通调水道，滑石入下焦，清利湿热，通草淡渗利湿，三药相配，通利水道，宣畅气机，以泄三焦弥漫之湿邪。竹茹清热和胃止呕，兼能通络开郁，涤除暑湿之邪。诸药合用，泄暑热而兼利湿，是三焦同治之方。

【临床应用】目前此方在临床中多用于夏季重症流感、恙虫病、手足口病、血吸虫病、腹泻、泌尿系结石、流行性斑疹伤寒、痛风急性发作等临床辨证为气分发热、湿热蕴于三焦证，以及湿热内蕴之急性湿疹、痤疮等。

【个人经验】白教授认为此方为清热利湿、宣通三焦之良方，一般用于湿热内蕴较重的证候，且胃肠道功能较好者方能承受此清热利湿之重剂，在皮肤病中，多用于湿热内蕴之脓疱型银屑病、湿疹、带状疱疹。在用药加减方面，因患者难以接受故多去金汁，以龙胆草、黄连、黄芩、栀子等代之，因湿热内蕴，日久伤阴，常加用白茅根、麦冬、石斛、沙参以护阴。

7. 五汁饮

【出处】《温病条辨》。

【组成】梨汁，荸荠汁，鲜苇根汁，麦冬汁，藕汁（或用蔗汁）。

【功效】甘寒清热，生津止渴。

【主治】温病热甚，肺胃津伤，症见口中燥渴，咳唾白沫，黏滞不爽。

【方解】方中五味药均为甘寒之品，入肺胃经，均有滋阴润燥、生津止渴之功效，新鲜汁液养阴益甚，且均药食同用，易于制作，为温热病重要的养阴润燥之品。

【临床应用】目前临床多作为食疗方使用，可用于感冒、糖尿病、恶性肿瘤放化疗后、痢疾以及其他疾病后期阴液不足之证，在四季养生中，常作为秋燥滋阴之选。

【个人经验】白教授认为本方体现治疗温热病的思路，即热必伤阴，不能忽视疾病后期的调护，如在银屑病的治疗后期，嘱患者配合食疗，特别是男性平时喝水少且不爱吃水果，可以每日饮一杯果汁，可以按照原方调制，也可就地取材，芹菜汁、山药汁、苹果汁、梨汁等均可依个人口味搭配。

8. 半夏泻心汤

【出处】《伤寒论》。

【组成】半夏（洗）半升，黄芩三两，黄连一两，大枣（擘）十二枚，干姜三两，人参三两，炙甘草三两。

【功效】寒热平调，消痞散结。

【主治】寒热错杂之痞证。症见心下痞，但满而不痛，或呕吐，肠鸣下利，舌苔腻而微黄。

【方解】辛开苦降立法于《黄帝内经》，《素问·阴阳应象大论篇》首先提出了"气味辛甘发散为阳，酸苦涌泄为阴"。《素问·至真要大论》云："风淫于内，治以辛凉，佐以苦（甘），以甘缓之，以辛散之"，"阳明之复，治以辛温，佐以苦甘，以苦泄之，以苦下之"，提出了辛温发散以升举气机、化湿和中，寒凉苦泄以清热泻火，辛开苦降，相反相成，由此为后世医家组方提供了理论依据。辛开苦降立方于《伤寒论》："但满而不痛者，此为痞，柴胡不中与之，宜半夏泻心汤。"组方为半夏、黄芩、黄连、大枣、干姜、人参、炙甘草，其中半夏、干姜与黄芩、黄连配伍，一寒一热，一辛一苦，开胸降气，清热祛湿。后世医家又在半夏泻心汤的基础上有所加减，遂成辛开苦降之方。

【临床应用】目前临床常用于急慢性胃炎、胃及十二指肠溃疡、神经性呕吐、肠易激综合征、慢性肝炎、慢性胆囊炎等的治疗上。

【个人经验】白教授擅长应用半夏泻心汤加减治疗湿疹、带状疱疹、痤疮

当代中医皮肤科临床家丛书（第三辑）

白彦萍

等疾病，临床辨证多为寒热错杂、气机升降失调，症见心下痞满、大便溏，一些患者伴脂溢性皮炎、脂溢性脱发。常见加减：湿疹患者胃脘不适，大便不成形，加茵陈12g、泽泻12g、马齿苋15g、防风15g，兼顾祛风止痒；带状疱疹，疼痛剧烈，加白芷12g、川芎12g、细辛3g、蒲公英15g、决明子15g、赤芍12g、延胡索30g，兼有活血化瘀止痛之效。

9. 消风散

【出处】《外科正宗》。

【组成】当归、生地、防风、蝉蜕、知母、苦参、胡麻、荆芥、苍术、牛蒡子、石膏各一钱，甘草、木通各五分。

【功效】疏风养血，清热除湿。

【主治】风疹、湿疹。症见皮肤疹出色红，或遍身云片斑点，瘙痒，抓破后渗出津水，苔白或黄，脉浮数有力。

【方解】荆芥、防风为君药，荆芥味辛性温，善祛血中之风，防风，能发表祛风，胜湿，长于祛一切风，二药相伍，疏风以止痒。苦参、苍术为臣，苦参性寒，善能清热燥湿，止痒，苍术燥湿、辟秽、发汗、健脾，两者相配，燥性尤强，既燥湿止痒，又散风除热。佐以牛蒡子疏散风热、透疹、解毒，蝉蜕散风热、透疹，此二味不仅可增荆芥、防风祛风之力，更能疏散风热、透疹。石膏、知母清热泻火，木通利湿热，胡麻仁、生地、当归滋阴养血润燥，且生地善清血中之热，与清气分热之石膏、知母共除内热，当归兼可活血，有"治风先行血，血行风自灭"之理。甘草清热解毒，又可调和诸药，用为佐使。诸药合用，于祛风之中伍以除湿、清热、养血之品，使风邪去，湿热除，血脉和，则瘙痒自止。

【临床应用】目前临床上多用于治疗荨麻疹、湿疹、过敏性皮炎、银屑病、神经性皮炎、药物性皮炎、头癣、稻田性皮炎等。

【个人经验】白教授根据多年临床经验发现，本方集补益、祛湿、祛风、凉血于一身，体现皮肤病的治疗思路。风邪致病，变化多端，对风病的治疗，需考虑风邪特点，照顾其兼夹证。消风散立意深远，组方考究，临证加减时，要灵活变通，不可拘泥自封。消风散以祛风药为君，祛湿药为臣，清热、养血活血合而为用，兼顾了风邪致病可能兼有的其他症状，加减此方，对于风湿热邪所致的一类皮肤疾患均有良好收效。加减变化：若皮损颜色偏红，可加牡丹皮15g、紫草15g，凉血活血；病情较长者，依据"久病入络"理论，适当加用全蝎10g、僵蚕10g；春夏季用药，应兼顾季节气候特点，建议去荆芥，必要时加佩兰 12g。消风散加减、变化应用对多种风热邪所致的过敏性皮肤疾患均有良好收效。

10. 加味逍遥散

【出处】《内科摘要》。

【组成】当归、芍药、茯苓、白术（炒）、柴胡各 3g，牡丹皮、山栀（炒）、甘草（炙）各 1.5g。

【功效】疏肝清热，健脾和营。

【主治】肝脾血虚证，症见发热，或潮热、日晡发热，或自汗盗汗，或头痛目涩，或怔忡不宁，或颊赤口干，或月经不调，或肚腹作痛，或小腹重坠、尿道涩痛，或肿痛出脓、内热作渴。

【方解】加味逍遥散为调和肝脾名方，适用于肝脾不和、化火生热之证。肝脾二脏，相制相成。肝郁气滞，疏泄失常，往往横逆犯脾，致令运化失司，是谓"木郁戕土"；脾虚失运，化源不充，肝失所藏，血不养肝，亦每令疏泄失常，是谓"土虚木郁"。皆可致肝脾不和，而且每易化火生热，而致肝郁脾虚、生火化热之证。本方所治诸证，既有肝气郁结、脾失健运，又有血不养肝、气郁化火。因此，不仅要疏肝解郁，健脾复运，还需养血补肝，凉血泻火。本方用当归、白芍养血柔肝，柴胡疏肝解郁，白术、茯苓、炙甘草健脾助运。柴胡合归、芍养肝体而和肝用，疏肝而不伤阴血；白术、茯苓、炙甘草配柴胡，疏肝升阳而复脾运，使脾健而不为木乘。煎加煨生姜及薄荷少许，既助解郁和中，又散肝郁所生之热。焦栀子清肝经气分之热，牡丹皮清肝经血分之热，与柴、薄相伍，能呈清热疏肝之功。芍药、甘草还可以舒缓精髓，协助柴胡、薄荷调理肝之疏泄。诸药合用，则肝郁得疏，肝热得清，脾运得健，营卫调和，诸症自除。

【临床应用】本方临床中适用范围甚广，主要用于治疗黄褐斑、痤疮、玫瑰痤疮、脂溢性脱发、斑秃，以及带状疱疹后遗神经痛、银屑病、湿疹、汗疱疹、甲分离、甲营养不良等皮肤病。

【个人经验】白教授认为本方为治疗肝郁脾虚、气郁化火的经典方剂，临床应用不拘泥于任何病症，应辨证应用。皮肤科中在痤疮、黄褐斑中的应用较多，症见皮疹常分布于面颊、耳前等肝经循行部位，或伴有性情急躁易怒、胸胁胀痛、纳谷不香、月经不调或痛经、经前乳房胀痛、口苦咽干等症状中的一条或几条，或出现丹栀逍遥散特征性的红舌、弦细数脉。表现为肝郁化火、伤营耗血之证者均可以考虑用该方加减治疗。

当代中医皮肤科临床家丛书（第三辑）　白彦萍

11. 玉屏风散

【出处】《医方类聚》。

【组成】防风一两，黄芪（蜜制）、白术各二两。

【功效】益气固表。

【主治】肺卫气虚证。症见汗出恶风，面色㿠白，易感风邪，舌淡，苔薄白，脉虚浮。

【方解】玉屏风散为肺卫气虚、腠理失固而设。其方黄芪为君，其味甘，能补脾肺之气，益卫固表；白术为臣，其味甘苦，能益气健脾，培土生金，助黄芪固表止汗；防风辛甘，佐黄芪以固表而不留邪，且祛邪而不伤正。煎时可加大枣一枚，加强益气补虚之力。全方有益气固表、止汗御邪之功。

【临床应用】目前临床上多使用玉屏风散治疗或预防反复发作的过敏性紫癜、慢性荨麻疹、慢性湿疹、过敏性鼻炎、上呼吸道感染、支气管哮喘、肾小球肾炎易于因伤风感冒而诱致病情反复者，以及术后、产后、小儿等因表虚腠理不固而致之自汗证。

【个人经验】白教授临床擅长应用玉屏风散类方治疗病久体虚、易于感受外邪、疾病反复发作的患者，如慢性荨麻疹、慢性湿疹体质虚弱者，临床辨证多以气虚外感为基本病机，症见皮损反复发作、倦怠乏力、易感风邪、舌淡苔薄白、脉虚浮等。其病主因为气血不足，风、湿等外邪侵袭，郁于皮肤而发病，用药后肺卫得固，外邪得除。常用加减法：反复表虚感冒，可以与桂枝汤合用，如汗出较多，可加浮小麦 15g、煅牡蛎 15g、麻黄根 6g。

12. 桂枝龙骨牡蛎汤

【出处】《金匮要略》。

【组成】桂枝三两，芍药三两，生姜三两，甘草二两，大枣十二枚，龙骨三两，牡蛎三两。

【功效】平补阴阳，潜镇固摄。

【主治】阴阳失调、虚劳、阴阳两虚证，症见夜梦遗精，少腹弦急，阴头寒，目眩发落，脉象极虚芤迟，或芤动微紧。亦治下焦虚寒证，症见少腹拘急以及脐下动悸之遗尿。

【方解】桂枝龙骨牡蛎汤是治疗虚劳之主方。方中桂枝味辛甘，可温阳气、助气化、调营血；芍药味微酸，调营和血、养肝敛阴。桂芍合用，温阳和阴。生姜、大枣助桂芍以和营卫、调气血；甘草调药和中，助芍药化阴养营。桂枝汤外可解肌调营卫，内则补虚和阴阳、加龙骨、牡蛎潜镇摄纳，使阳能固摄，阴能内守，而达阴平阳秘、精不外泄之功，如是则阴阳相济，心肾交通，诸症可解。

【临床应用】目前临床上多使用桂枝龙骨牡蛎汤治疗癔病、失眠、遗精或滑精、不孕症、先兆流产、久泻、更年期综合征、盗汗、小儿支气管炎、慢性荨麻疹、颈椎病属阴阳失调者。

【个人经验】白教授使用桂枝龙骨牡蛎汤时，遵循虚劳为该方治法之根本，结合调和阴阳之治则，灵活运用其治疗以虚劳为病因的多种皮肤病，如痤疮、神经性皮炎等，用后营卫得调，阴阳平和，则诸症自除。在临床中使用该方过程中，根据患者长期消耗、睡眠差等病史，不必拘泥于疾病常规诊治方法，亦可取得显著疗效。常用加减法：若气虚明显者，加黄芪15g；若血虚明显者，加当归15g、熟地黄10g；若肾虚者，加何首乌15g、补骨脂15g。

13. 如意金黄散

【出处】《外科正宗》。

【组成】天花粉十斤，黄柏、大黄、姜黄、白芷各五斤，厚朴、陈皮、甘草、苍术、天南星各二斤。

【功效】清热解毒，消肿止痛。

【主治】热毒瘀滞证。疮疖肿痛，症见肌肤红、肿、热、痛，亦可用于跌打损伤。

【方解】如意金黄散是治疗疮疡肿痛、跌打损伤之主方。其中天花粉为君，味甘微苦，能清热泻火，消肿排脓；黄柏味苦，能清热燥湿，解毒疗疮，大黄味苦，能清热泻火解毒，逐瘀通经，姜黄味辛苦，能活血行气止痛，白芷味辛，能祛风燥湿，消肿排脓，四者合为臣药；厚朴味苦辛，能燥湿消痰行气，陈皮味辛苦，能理气健脾，燥湿化痰，苍术味辛苦，能祛风燥湿，天南星味苦辛，能燥湿化痰，散结消肿，四药皆为苦辛之品，共为佐药；甘草味甘，能解毒，缓和药性，调和诸药为佐使药。诸药合用，共奏清热解毒、燥湿化痰、活血散瘀、消肿止痛之功效。

【临床应用】目前临床上多使用如意金黄散外用治疗痈肿疔疖、急性乳腺炎、小儿丹毒、带状疱疹、烫伤等属热毒夹瘀者。

【个人经验】白教授临床擅长应用鲜马齿苋或者茶叶汤调和如意金黄散外用治疗常见皮肤科感染性疾病，如毛囊炎、痈、疖等，其病主因热毒瘀滞，局部皮损特点为红肿热痛，用药后解毒降火消痈，皮损得除。并且纵观全方，该方除能清热解毒，也蕴含显著的燥湿功效，临床中，白教授常用此方治疗足癣合并感染及湿疹合并感染、渗出明显者，效果显著。常用加减法：如渗出明显者，可加用苦参 15g、白鲜皮 15g；如热毒明显者，可加金银花 15g、蒲公英 15g。

14. 百合地黄汤

【出处】《金匮要略》。

【组成】百合七枚（擘），生地黄汁一升。

【功效】养阴清热，补益心肺。

【主治】百合病。症见神志恍惚，沉默寡言，如寒无寒，如热无热，时而欲食，时而恶食，口苦，小便赤。

【方解】本方证乃是心肺阴虚内热，百脉失和，使心神不安及饮食行为失调所致。百合味甘，能养阴润肺，清心安神，生地黄味甘苦，能清热凉血，养阴生津。诸药合用，心肺同治，阴复热退，百脉因之调和，病可自愈。

【临床应用】目前临床上多使用百合地黄汤治疗神经官能症、癔病、自主神经功能紊乱，更年期综合征、肺结核等属心肺阴虚内热者。临床研究表明，百合地黄汤在一定浓度时有抑制肿瘤的作用。

【个人经验】白教授在临床使用百合地黄汤时，基于经方的适应证，结合情志因素在皮肤病发病过程中的重要作用，广泛应用于皮肤科多种疾病中，如皮肤瘙痒症等，其主因为阴血不足，心火扰动，肌肤失养，用药后阴血得充，肌肤得养。在临床工作中，该方尤其适用于由于工作压力大、睡眠差而导致皮肤病发生或加重的患者，发挥镇静安神、止痒之功效。

（王菲菲　刘楠　韩朔）

三、原创方药

1. 清热凉血方

【方药组成】蛇莓 10g、白英 15g、土茯苓 15g、白花蛇舌草 15g、生地 15g、牡丹皮 8g、赤芍 8g、紫草 8g。

【功效】清热解毒，凉血活血。

【主治】寻常型银屑病，证属血热型，皮疹表现为寻常型银屑病进行期，以点滴至钱币状皮疹为主，疹色鲜红，鳞屑不能覆盖红斑，皮疹不断新发，伴同形反应。

【方解】蛇莓、白英清热解毒，为君药。蛇莓能够清热解毒、凉血消肿，白英具有清热解毒、祛风化痰、利湿退黄、抗癌的功能。白花蛇舌草、土茯芩、紫草解毒凉血，为臣药。白花蛇舌草主要功效是清热解毒，活血消肿，止痛抗菌等；土茯苓具有除湿、解毒、通利关节之功效；紫草苦寒，色紫入血，清热解毒，利湿，祛肝经之湿热，能行血活血。生地、赤芍、牡丹皮为佐使，凉血活血。生地能清热凉血，养阴生津；赤芍具有清热凉血、散瘀止痛之功能。诸药合用，共奏清热解毒、凉血活血之功。

2. 五叶汤

【方药组成】大青叶15g、桑叶12g、竹叶12g、荷叶6g、枇杷叶15g。

【功效】清热解毒，凉血消斑。

【主治】面部皮炎、泛发性皮炎、急性湿疹、日光性皮炎、多形红斑等病程较短、程度较轻的红斑性皮肤病。临床主要表现为浸润表浅、不甚肥厚的红斑、丘疹，合并瘙痒、脱屑者。

【方解】方中大青叶苦寒，善解心胃二经实火热毒，又入血分而能凉血消斑，气血两清，可用治温热病心胃毒盛、热入营血、气血两燔、发斑发疹者。竹叶甘寒入心经，长于清心泻火以除烦，上能清心火，下能利小便，可引热下行从小便排出。桑叶甘寒质轻，轻清疏散，虽疏散风热作用较为缓和，但又能清肺热、润肺燥，故常用于温病初起、温热犯肺之证。枇杷叶味苦能降，性寒能清，具有清降肺气之功。荷叶清暑利湿，善治暑热病证及多种出血证。肺其华在毛，其充在皮，将多种轻清上行、善清卫分和气分热邪的叶类药物相互组合，用以清肺降火，泻胃清热，取其轻灵之气，既可透邪外出，又可携他药直达病所，共奏凉血解毒、清肺消斑除湿之效。

3. 五仁汤

【方药组成】桃仁10g、杏仁10g、柏子仁12g、火麻仁20g、郁李仁20g。

【功效】润肠通便。

【主治】主要用手部皲裂性湿疹、顽癣、神经性皮炎、银屑病、扁平苔藓、皮肤淀粉样变、结节性痒疹等病程较长、反复发作的慢性皮肤病。临床主要表现为肥厚性斑块、干燥脱屑等，常合并大便干燥、秘结。

【方解】方中桃仁味苦性平，疏利开通，润燥滑肠。肺与大肠相表里，宣降肺气有助于通畅肠腑，故配杏仁滋肠燥、降肺气，而利大肠传导之职。柏子仁性平而不寒不燥，味甘而补，质润多脂，润肺燥。火麻仁甘平滑利，能入脾滋阴津、化燥气。郁李仁味辛苦而性平，质润性降，润滑肠道，而降燥热。这五味中药都具有润肠通便之功能，且作用都较温和，可润肠燥，通大便，使腑气得通，津液四布，便秘自除，又防攻下伤正，具有攻润相合、润

当代中医皮肤科临床家丛书（第三辑）　白彦萍

而不腻功效，有增水行舟之意，特别适合老年体弱患者通便用。果仁类药富有油脂，具有滋阴养血作用，且通便能力温和，故常用于老年人皮疹肥厚且便秘明显者。

4. 新普连膏

【方药组成】黄芩、黄柏、青黛、紫草。

【功效】清热凉血消斑。

【主治】银屑病、湿疹、玫瑰糠疹、扁平苔藓等中医证属血热证者，均可应用。

【方解】黄芩味苦性寒，归肺、大小肠、脾、胆经，清热燥湿、泻火解毒，黄柏味苦性寒，归肾、膀胱经，清热燥湿、泻火解毒、退虚热，共为君药；青黛咸寒，归肝经，能清热解毒，凉血消斑，紫草甘寒，入心包络、肝经，可凉血活血，解毒透疹，共为臣药。诸药合用，共奏清热除湿、泻火解毒、凉血活血之效。

【现代药理】现代药理学研究证明黄芩具有抗炎、抗菌、抗病毒、抗变态反应、抗氧化等作用，黄芩及其提取物黄芩苷对银屑病的治疗机制为其能降低银屑病患者中性粒细胞对白三烯的趋化作用，以及抑制角质形成细胞增殖和相关细胞因子的分泌。黄柏具有多种生物活性和药理作用，临床应用广泛，主含生物碱（如小檗碱），其药理作用包括可抑DNA和蛋白质的合成、使细胞周期停止、抑制增殖、抗炎和抗癌等。青黛咸寒，能清热解毒，凉血消斑；紫草甘寒，可凉血活血，解毒透疹。现代药理学研究发现，青黛含靛蓝、靛玉红等成分，有抗微生物、抗炎及抗肿瘤和影响免疫功能的作用，临床上也被用于口服治疗银屑病，不过其水溶性差且不易吸收，已有临床病例报告其有引起肠胃出血及影响肝功能的副作用，外用青黛治疗银屑病则可很大程度上减少不良反应。紫草主要有效成分有萘醌类色素、苯酚及苯醌类成分等。其中紫草根中含色素成分和脂肪酸成分，色素成分有紫草素（紫草醌）、乙酰紫草素、紫草烷、紫草红等，脂肪酸成分主要为软脂酸、油酸和亚油酸等。有研究显示，紫草素是一个选择性很强的抗炎药物，靛玉红、紫草素可以诱导细胞凋亡。

5. 七白散

【方药组成】香白芷 10g、白蔹 10g、白术 10g、山药 10g、白及 5g、细辛 3g、白茯苓 3g、当归 3g。

【功效】祛斑美白。

【主治】黄褐斑、黑变病等。

【用法】上药打粉过100目筛，以100℃水和之成米糊状，放凉睡前厚敷于患处30分钟后洗去。

【方解】本方的君药为白芷，《本经》谓白芷外用长肌肤，润泽颜色，可做面脂。其可去头面肌肤之风，善入阳明胃经，而面颊为黄褐斑多发处，胃经所过，白芷入气分也入血分，以辛香之气散结化浊，从而清脉络通血道。白蔹与白及微寒，为阳中之阴，可清解火毒火燥，同时敛疮生肌，白及兼有活血化瘀之效。白术为补气健脾第一要药，与山药同入脾胃经，益气力补气血。细辛味辛温与当归甘辛温共同驱散风寒，温通血脉，兼以茯苓渗湿健脾，共奏化寒浊补气血之功。

【现代药理】①抑制酪氨酸酶：白芷的主要成分为挥发油类和香豆素类，其和白蔹相同，主要通过抑制酪氨酸酶、减慢黑色素的生成速度发挥美白作用，白芷所含呋喃香豆素具有光敏性和光毒性，但睡前外敷并清洗则能很好解决该问题。②预防感染：细辛与白芷所含的挥发油对多种细菌、真菌有抑制作用。③促进代谢：白及可以促进角质形成细胞的游走，而当归和细辛均可扩张血管，增加局部血液流量，加快局部代谢。④抗氧化：白术与山药、白茯苓在抗氧化、抗衰老方面功不可没。

6. 加减祛风润面散

【方药组成】姜黄1.5g、僵蚕1.5g、山柰1.5g、茯苓1.5g、绿豆1.5g。

【功效】行气活血，利湿解毒。

【主治】寻常痤疮，中医辨证属于湿毒夹瘀型者。具体表现为颜面、胸背部皮肤油腻，皮疹以白头、黑头粉刺为主，炎症性丘疹、脓疱伴多处瘀点、瘀斑。

【用法】将上述药物打粉，每日5g。第1天取5g放在碗里，加入少量温水调至稍微黏稠状，外敷于前臂5分钟，观察有无疼痛、瘙痒、红肿等不适，若出现以上不适症状请立即用大量清水冲洗且停用本药品，不适感多于1~2天内消失。若未出现不适感，每晚取5g放在碗里，加入少量温水调至稍微黏稠状，用手蘸取涂在皮损处，稍用力揉按30秒，力度以自觉舒适为度，以促进药物吸收，待药物停留于皮损3~5分钟后洗去。每日1次，连续使用30天。

【方解】加减祛风润面散是在祛风润面散的基础上化裁而来。原方为慈禧太后平日洁面所用，出自《慈禧光绪医方选议》，方药组成为：山柰、白附子、冰片、麝香、绿豆白粉。后基于文献依据，结合中药的现代研究成果及临床经验，加减化裁而成。方中姜黄性温，味苦、辛，归脾、肝经，具有破血行气、通经止痛的功效。姜黄中的姜黄素、莪术油、莪术二酮具有抑制角质形成、抗炎、抗氧化、抗凝血等作用。僵蚕性平，味咸、辛，归肝、肺、胃经，具有疏风散热、祛风定惊、化痰散结的功效。僵蚕中的几丁质酶、草氨酸、白僵菌素具有软化角质、抗血栓、抑菌等作用。山柰性温味辛，入胃经，具有行气温中、消食、止痛的功效。山柰中的山柰酚、肉桂酸类衍生物具有显著的抗炎、抑菌、抗氧化等作用。茯苓性平，味甘、淡，入肺、心、脾经，具有渗湿利水、益脾和胃、宁心安神的功效。茯苓中的茯苓多糖、三萜类化合物具有抗氧化、清除自由基、抗炎、抑菌等作用。绿豆性寒，味甘，入心、胃经，具有清热解毒、消暑的功效。诸药共伍，使气血行，湿毒清，皮损消。

（李锴　齐潇丽　曹日曲　张天博）

第四章　特色疗法

一、涂擦疗法

（一）概述

中药涂擦治疗是在中医理论指导下，将中药配制成所需剂型，涂于局部皮肤，从而起到治疗疾病的作用。在临床实践中，外用药物涂擦体表治疗皮肤病，使用恰当的治疗方法不但可以缩短病程，还能提高疗效，否则不但效果不好，甚至发生激惹而使病情加重。因此一定要根据皮损的部位、范围、性质以及患者皮肤的耐受情况辨证论治，合理地选择有针对性的药物和剂型，并向患者详细说明用药方法和注意事项，否则达不到应有的效果或适得其反。

（二）古籍溯源

中医学历来重视外用药的作用和用药剂型，如《外科精义》记载："夫疱肿之生于外者，内热毒之气蕴结于内也……深浅不同，用药有忌，是以不可不辨也"。吴尚先在《理瀹骈文》中指出："外治之理即内治之理，外治之药亦即内治之药，所异者法耳，医理药性无二，而法则神奇变幻。"徐大椿指出："汤药不足尽病，人之疾病，由外入内，其流行于经络脏腑，必服药乃驱之，若其病既有定所，在皮肤筋骨之间可按而得者，用汤浸之，闭塞其气，使药性从毛孔而入其腠理，通经贯络，或提而出之，或攻而散之，较服药尤有力。"

皮肤病发于体表，外用药物贴近皮肤，通彻于肌肉纹理之中，将药物的气味透达皮肤，以至肌肉纹理而直达经络，传入脏腑，以调节脏腑气血阴阳，扶正祛邪，从而治愈疾病。

（三）操作方法

1. 医护人员洗手、备物

涂擦所用药物、纱布、棉签。

2. 涂擦过程

首先用清洁纱布清洁患处；将半固体或固体药物轻轻挤出在手指尖，然后用手指将药物轻轻涂抹在患处皮肤并充分揉搓至皮肤将药物吸收。具体药物用量可参考指尖单位测量法。一个指尖单位是指药物挤出后从食指指尖覆盖到第一指间关节的软膏或乳膏的量，相当于1g软膏。一个指尖单位可以覆盖约2%的体表面积，约两个手掌大小。如药物为液体，则可用棉签蘸取适量药物后用同样的方法涂抹在患处直至药物被充分吸收。

3. 操作完毕

整理用物，洗手。

（四）临床应用

中药涂擦治疗大致可按照药物的剂型分为三类：液体类、半固体类和固体类。液体类包括水剂、洗剂、酊剂、油剂，半固体类包括油调剂，固体类包括软膏剂、硬膏剂。水剂适用于慢性或亚急性湿疹类皮肤病，既可清洁皮肤，又可达到治疗作用，但水温不宜过高。洗剂常用于急性和亚急性表浅皮肤病，适合于大面积涂擦，不适宜用在毛发部位或湿润糜烂的皮损表面。酊剂作用深入，较水剂强，无明显刺激性。油剂作用缓和表浅，一般无刺激性，可清除鳞屑，软化痂皮，清洁皮肤上的药垢，并对粗糙的皮肤有润泽作用。油调剂是用植物油或药油和粉剂而成，临床使用可随调随用，作用表浅，适用于浅在性急性炎症或有轻度糜烂渗出性皮肤病。软膏剂和硬膏剂则多用于慢性、局限性、肥厚性、角化性、结节性皮肤病，对一些急性炎症和糜烂渗出性皮肤病禁用。

在临床实践中，外用药治疗皮肤病可缩短疗程，提高疗效，要根据皮损的部位、范围、性质以及患者皮肤的耐受情况辨证分型，合理选择有针对性的药物和剂型。

（五）注意事项

（1）注意保暖，避免受寒、吹风。

（2）注意涂抹药物时要充分，避免药物浮于皮肤表面。

（3）药液如需保存，应存放冰箱，以免发生变质，影响治疗效果。

（4）治疗过程中观察局部皮肤反应，如出现苍白、红斑、水疱、痒痛或破溃等症状，立即停止治疗。

（5）用药期间忌食辛辣、刺激、生发之物。

（六）个人经验

1. 银屑病

寻常型银屑病，若浸润红斑，上覆厚层鳞屑，可用新普连膏：取黄芩、黄柏、青黛、紫草4味中药，水煎煮2次，每次加10倍量水煎煮1.5小时，煎液滤过，滤液合并，浓缩至适量，加入十二烷磺酸钠构成水相。另取麻油、单硬脂酸甘油酯、吐温－80、羟苯乙酯构成油相。水相、油相分别加热到65℃之后把水相缓缓加入搅拌的油相中至40℃，加入冰片，搅拌即得。

2. 毛囊炎

可用紫草油：紫草10g，植物油100ml，煮沸20分钟，冷却后外涂辅助痂皮脱落。

3. 白癜风

局部色素减退，用补骨脂酊：补骨脂20g，75％乙醇100ml充分浸泡1周后外涂。本品刺激性较强，注意局部试用。

二、中药封包疗法

（一）概述

中药封包法是将药物涂抹于皮损部位后，采用无渗透作用的薄膜，或其他材料如保鲜膜、塑料袋、绷带、手套、医用敷料，对涂敷药物的患处表面进行封闭式包裹，从而促进药物的吸收及伤口愈合。该法利用中药活血化瘀、祛风止痒、养血润肤等作用配以封包，加强药物的渗透，提高疗效。

（二）古籍溯源

本法早在《肘后备急方》已有记载："葛氏，毒肿卒起，急痛方。取大芜菁根，削皮，煮熟捣烂，苦酒（醋）混和如泥，煮三沸后，急搅之出，敷于肿上，以帛裹上。日再三易""痈肿未成脓。取牛耳垢以封之，即愈""疮中突出恶肉者。捣烂，以扁豆，封，痂落即愈"。中药封包法将中医学传统方法与现代医学的治疗理念相结合，利用中药祛风止痒、活血化瘀、养血润肤的作用，再配合封包加强药物的渗透，提高疗效。

（三）操作方法

以温水或生理盐水清洗患处后，均匀涂敷中药药膏、霜剂或糊剂，涂药的厚度约1mm，轻轻按摩数分钟，先用封包材料贴封，再用绷带包裹，亦有直接用封包材料包裹者。封包时间不宜过长，一般5小时内即可（由于夏季温度高、湿度大、皮肤出汗较多，因此，通常夏季较少采用封包法治疗皮肤病；或夏季可在PE保鲜膜上扎透气孔，封包时间约为30～60分钟，以皮肤有潮热感为宜)，1~2 次/日，疗程在 15 天以内，期间完全康复者可随时停止治疗。封包时应注意松紧适度，既要达到密封效果，又要保证局部血液循环畅通，使患者无明显不适感。

(四) 临床应用

中药封包法是在患处表面涂敷药物后，进行封闭式的包裹，从而促进药物的吸收及皮肤愈合。该法将中医学传统方法与现代医学的治疗理念相结合，利用中药祛风止痒、活血化瘀、养血润肤的作用，再配合封包加强药物的渗透，提高疗效。患处通过封包形成相对封闭的环境，可以防止汗液和药物的挥发，增加局部皮肤和药物的湿度，使局部皮肤表皮角质软化，提高药物的吸收及持续作用时间；封包使皮肤表面温度升高，促进皮肤微血管扩张、血流增加，亦能提高皮肤对药物的吸收，使炎症浸润易于消散。

在临床实践中，中药封包的药物在渗透过程中，促使皮肤微血管扩张，促进血液循环，直达病灶，使炎症浸润易于消散，提高皮肤的耐受力和自身免疫功能；使局部皮肤表皮角质软化，可以加强营养及药物的吸收，起到消除病灶、防治疾病的作用。

(五) 注意事项

(1) 封包前应询问患者有无塑料薄膜过敏史，同时观察、评估皮损局部是否适合此疗法，如皮损处于急性炎症期，有糜烂、渗出，严禁使用该方法。

(2) 应用封包法治疗皮肤病时，一般一次不超过体表面积的 30%。另外，因面部血管丰富，药物吸收迅速，加之皮肤薄嫩，容易产生面部皮炎，故一般不宜应用于面部。

(3) 保鲜膜的大小要适宜，一般以超过皮损边缘 2cm 为宜，既可让保鲜膜与皮损充分接触，又避免了正常皮肤发生浸渍。

(4) 操作时，尽量将保鲜膜下的空气排空，让保鲜膜与皮损及药物充分接触，保证疗效。

(5) 封包时间不可过长，以 30~60 分钟为宜。首次约 1 小时后揭除药膏和薄膜，观察有无不适，以后可酌情将时间延长至 3~5 小时。

(6) 封包通过加薄膜保湿，可以减少药物干燥后对皮肤刺激而产生的过敏反应，但局部角质层水含量增加也是导致刺激性接触性皮炎发生的一个危险因素，因此，治疗中需要注意封包松紧适度，若发现不适应立即停止。

（六）个人经验

1. 慢性湿疹

症见皮损增厚、浸润，呈棕红色或色素沉着，表面粗糙，覆少量糠秕样鳞屑，或因抓破而结痂，个别有不同程度的苔藓样变，自觉瘙痒剧烈。可用黄连膏：黄连面 10g，凡士林 90g，直接外用或纱布上贴敷。

2. 银屑病静止期

症见皮损较厚，无新皮损出现，炎症较轻，鳞屑较多的静止期银屑病；或各型银屑病皮损干燥脱屑者，或拒绝使用含有糖皮质激素类药膏的患者，可用新普连膏。

3. 跖疣

可用鸦胆子外敷：将医用胶布按照疣体大小剪出空洞，粘在疣体所在位置，暴露出疣体，然后将鸦胆子的果仁稻穗贴于疣体表面，再贴敷医用胶布以固定，每日更换 1 次，1 周为 1 个疗程。

4. 下肢丹毒

采用中药金黄散外敷治疗：天花粉 10 份，姜黄 5 份，陈皮 5 份，天南星 2 份，黄柏 5 份，白芷 5 份，甘草 2 份，大黄 5 份，厚朴 2 份，苍术 2 份。上述药粉碎成细末混合均匀，取 50～100g/次，用蜂蜜或食醋调匀后敷贴于患处，然后用保鲜膜封包患处。1 次/天，每次 5 小时。

三、中药湿敷法

（一）概述

中药湿敷法是采用中草药煎汤或取汁后用纱布直接敷于局部的一种治疗方法。本疗法是在传统的中草药捣烂外敷疗法的基础上发展起来的，属中医外治法的溻渍法范畴。

（二）古籍溯源

齐德之《外科精义》中记载："夫溻法者，宣通行表发散邪气使疮内消也。盖汤水有药涤之功……此谓疏导腠理，通调血脉，使无凝滞也。如药二两用水二升，为则煎取一升半，以净帛或新棉蘸药水稍热溻其患处，渐渐洗溻沐浴之。"皮肤病病位在表，湿敷之法与药浴之方法机制十分相似，均是使药物入腠理而达病所，且腠理开，宣通行气，使邪从表散，以发挥其效。

（三）操作方法

1. 医护人员洗手、备物

煎药锅、中药（无纺布包）、盛放药液的容器、纱布。

2. 湿敷过程

将扎紧的中药无纺布袋放入煎药机或煎药锅内煎煮20分钟，得到中药液约0.5~1L。将煎好的药液倒入容器内，凉至适当的温度，用镊子取6~8层纱布，在药液中浸透，然后取出稍加拧挤至不滴水为度，覆盖于患处，大小宜与病损相当。每日湿敷2~3次，每次20~40分钟，过程中如纱布变干，可用镊子另取纱布浸湿药液淋在敷于皮肤的纱布上，若温度变化，可更换纱布。

3. 操作完毕

用干净纱布轻拭湿敷部位，整理用物，洗手。

（四）临床应用

湿敷是使药物作用于患处，通过提高渗透压吸出多余的组织液，消除组织水肿；通过药液温度调节使皮肤血管收缩或扩张，达到消炎、止痒、抑制渗出或改善血液循环的作用；并经局部皮肤吸收有效成分，发挥治疗作用。在临床实践中，外用药治疗皮肤病，可缩短疗程，提高疗效，要根据皮损的部位、范围、性质以及患者皮肤的耐受情况辨证分型，合理选择有针对性的药物和剂型。

湿敷又分为冷湿敷和热湿敷，冷湿敷以10℃左右为宜，热湿敷可达38℃~40℃。冷湿敷可以消肿止痛，清热解毒，用于急性湿疹、荨麻疹、带状疱疹等热性皮肤病。热湿敷则有温经散寒、活血化瘀的功效，可用于治疗冻疮等寒性皮肤病。

（五）注意事项

（1）注意保暖，避免受寒、吹风。

（2）操作时垫与患处皮肤之间应紧密接触，特别是头面、腋窝、阴囊处。

（3）大面积湿敷时，注意不超过体表面积的1/3。

（4）治疗过程中观察局部皮肤反应，如出现苍白、红斑、水疱、痒痛或破溃等症状，立即停止治疗。

（5）用药期间忌食辛辣、刺激、生发之物。

（6）注意消毒隔离，避免交叉感染。

（六）个人经验

1. 急性湿疹

表现为皮肤潮红，轻度肿胀，粟疹成片或水疱密集，渗液流津，瘙痒无休。用金银花 30g、菊花 30g、大青叶 30g、蒲公英 30g，加水 1500ml，煎煮 20 分钟，冷却后湿敷；或用马齿苋 30g、龙胆草 30g，加水 1500ml，煮沸 20 分钟，冷却后湿敷。

2. 慢性湿疹

皮肤粗糙肥厚，瘙痒明显，可见抓痕、血痂、色素沉着等。用红花 20g、鸡血藤 30g、地肤子 30g、透骨草 30g，加水 3000ml，煮沸 20 分钟，冷却后湿敷。

3. 荨麻疹

风团色红，灼热剧痒，遇热皮损加重，骤然发生，迅速消退。用楮桃叶 100g，加水 1000ml，煮沸 30 分钟，冷却后湿敷。

4. 带状疱疹

局部皮损鲜红，疱壁紧张，灼热刺痛，用蒲公英 30g、金银花 30g，加水 1000ml，煮沸 20 分钟，冷却后湿敷。对于带状疱疹后遗神经痛的，用王不留行 30g、红花 30g，煮沸 20 分钟，冷却后湿敷。

5. 冻疮

局部充血性红斑，自觉痒痛，皮肤苍白或紫暗，严重时可生水疱，继而溃疡。可用冬瓜皮、川椒、艾叶、肉桂等煎水湿敷。

四、中药药浴疗法

（一）概述

中药药浴是以中医学整体观念和辨证论治理论为指导，根据患者的病情选用不同的药物进行洗浴，采用温热作用使药物透过皮肤、穴位等直接进入经络、血脉，分布至全身，具有发汗解表、活血通络、清热解毒、散风祛湿止痒、养血润肤止痒、祛腐生肌等功效。由于药物不经肠胃破坏，直接作用于皮肤，并经过透皮吸收进入血液，故较之内服药液疗效快且舒适，也不会增加肝脏负担。

（二）古籍溯源

中药外治药物通过皮肤孔窍腧穴等部位直接吸收，进入血络经脉，输布全身而发挥治疗作用。皮肤病病位在表，以药浴之方法治疗使药物入肌腠，经经络而达病所，以发挥其效。正如吴尚先《理瀹骈文》所谓："就病以治病，皮肤隔而毛窍通，不见脏腑恰直达脏腑也。"

（三）操作方法

1. 全身药浴

（1）治疗前进行评估：医护人员首先对患者目前的意识状态、体温、脉搏、呼吸、血压的准确数值进行评估，是否可以进行药浴。患者对药浴的认知程度以及是否合作。评估患者皮损部位、皮肤瘙痒的程度、有无感染情况、有无活动受限及生活自理能力等。告知患者药浴的方法及注意事项。

（2）药浴前准备：医护人员洗手、备物，用消毒液刷洗浴盆。物品：煎药机或煎药锅、浴缸（内置浴袋一人一用）、中药（无纺布包装）、热水、毛巾、拖鞋。

（3）药浴过程：将扎紧的中药无纺布袋放入煎药机或煎药锅内煎煮20分钟。浴室开灯，打开排风扇，浴袋放入浴缸内，铺好并放入少量冷水，待药煎好后将药液倒入浴缸内，浴缸加入适量温热水60~70L（水量根据患者体型大小判断，以药液能浸泡全身为度），水温调至40℃左右；患者将躯体及四肢浸泡于药液中，浴时可用软布或毛巾拭洗，禁用肥皂等碱性洗涤剂及化工药品等；避免强力搓洗；患者浸浴时间为20~30分钟；药浴过程中，询问患者有无不适，以便及时调节药浴温度或停止洗浴；药浴完毕后，用温水冲去药液，拭干。

2. 局部药浴（以足浴为例）

患者坐位，将煮好的中药药液倒入木桶中，加温水调节温度至40℃左右，水位至足踝或小腿处，浸泡20~30分钟。

（四）临床应用

药浴是借药物热浴作用于全身肌表、局部、患处，并经皮肤吸收，循行经络血脉，内达脏腑，由表及里，从而对机体发挥治疗效应。借药物的温暖之气，通透润燥，温通经络，畅通气血，祛风散寒，软坚散结，活血化瘀等；热的作用体现在疏启汗孔，使药力得以渗透深入，兴奋神经，促进血液循环，增加皮肤的新陈代谢，改善皮肤的营养状况，改善相应各组织器官的活动以增强机体的抗病和修复能力，而达到治愈疾病的目的。

中药药浴又分为全身药浴和局部药浴两种，局部药浴多选用足部、小腿为浸泡部位。足部乃运行气血、联系脏腑、沟通内外上下经络的重要起止部位，足三阳经与足三阴经均交接于此，而小腿的角质层较薄，且血管、神经、肌肉丰富，更利于药物透皮吸收。全身药浴是浸泡和熏蒸除头颈部外全身其他部位，作用面积更大，药物利用度更高，适用于皮损部位广泛的皮肤病。

（五）注意事项

（1）注意保暖，避免受寒、吹风，药浴完毕后立即拭干皮肤，换穿干净衣服后稍事休息10分钟。

（2）药浴时室温、水温均应适宜，药温保持在40℃左右，应反复向患者交代温度以耐受为宜，不能过烫，以免烫伤；不能过冷，以免产生不良刺激。

（3）药液如需保存，应存放冰箱，以免药汤发生变质，影响治疗效果，发生不良反应。

（4）如药浴无效或者病情反而加重者，则应停止药浴，改用其他治疗方法。

（5）饭前、饭后30分钟内不宜药浴，空腹洗浴易发生低血糖休克，饭后饱腹洗浴影响食物消化吸收。

（6）药浴时间不宜过长，控制在30分钟左右。

（7）药浴过程中如患者发生头晕等不适时，应立即停止药浴，卧床休息。

（8）用药期间忌食辛辣、刺激、腥发之物。

（9）女性经期、孕期不宜进行洗浴。

（10）注意浴室、浴盆的清洁，浴袋一人一用，避免交叉感染。

（11）严重的心脑血管系统疾患、神经精神系统疾患、出血倾向及体质虚弱的患者不宜进行药浴治疗。

（六）个人经验

1. 银屑病

血热证：症见皮疹鲜红，多呈点滴状，鳞屑较多，表层易剥离，基底有点状出血，瘙痒明显。生槐花30g，紫草30g，牡丹皮30g，马齿苋30g，大青叶30g，侧柏叶30g，生地榆30g，土茯苓30g，白英30g，煎水浸浴，1日1次。

血虚风燥证：症见皮疹色淡，鳞屑较多，病程较久。鸡血藤30g，当归30g，楮桃叶50g，生地30g，玄参20g，桃仁10g，伸筋草30g，威灵仙30g，煎水浸浴，1日1次。

当代中医皮肤科临床家丛书（第三辑） 白彦萍

血瘀证：症见皮损呈肥厚性斑块，颜色暗红。鸡血藤 30g，丹参 30g，当归 20g，莪术 15g，红花 12g，紫草 15g，鬼箭羽 20g，桃仁 12g，赤芍 15g，煎水浸浴，1 日 1 次。

2. 湿疹

血虚风燥证：症见皮损肥厚粗糙、脱屑，表面有抓痕、血痂，颜色暗红或有色素沉着，阵发性瘙痒。蛇床子 30g，威灵仙 30g，紫草 30g，当归 30g，楮桃叶 30g，煎汤洗浴，1 日 1 次。

3. 结节性痒疹

湿毒瘀结证：症见皮肤暗褐色结节，表面粗糙，质地坚硬，瘙痒剧烈。皂角 15g，没药 15g，莪术 10g，黄柏 15g，苦参 20g，蛇床子 15g，花椒 15g，艾叶 10g，威灵仙 30g，秦艽 20g，煎汤洗浴，1 日 1 次。

4. 足癣

湿热下注证：症见足部密集水疱，甚至足部红肿，瘙痒难耐，气味腥臭。苦参 30g，白鲜皮 30g，蛇床子 20g，黄柏 30g，百部 15g，地肤子 15g，土槿皮 15g，白矾 10g，枯矾 5g，半枝莲 15g，煎水足浴，1 日 1 次。

血虚风燥证：症见足底皮肤肥厚、干燥、脱屑、皲裂，有不同程度的瘙痒。伸筋草 30g，透骨草 30g，黄精 20g，桃仁 20g，红花 10g，皂角 20g，大枫子 30g，煎水足浴，1 日 1 次。

五、针刺疗法

（一）概述

针刺疗法是在中医理论指导下，将针具刺入人体某一穴位，运用捻转和提插等针刺手法调节神经系统的功能，从而达到治疗疾病的目的。并且针刺手法，如提插的轻重、捻转角度的大小、捻动的快慢、捻转的方向和时间的长短，都会影响到治疗效果。

（二）古籍溯源

《灵枢·海论》记载："十二经脉者，内属于脏腑，外络于肢节。"人体的腧穴是人体脏腑经络之气反映于体表的特殊部位，与经络、脏腑、气血的关系非常密切。《灵枢·九针十二原》说："欲以微针通其经脉，调其血气，营其逆顺出入之会。"通过对人体外部腧穴的刺激，可以通经活络、调理气血、增强脏腑的功能，从而达到治疗疾病的目的。

（三）操作方法

1. 常规针刺疗法

（1）针具和体位选择：针刺时，应根据患者的性别、年龄、形体的肥瘦、体质的强弱、病情的虚实、病变部位的表里深浅和腧穴所在位置，选择长短、粗细适宜的针具和体位。

（2）消毒：进针前做好消毒工作，主要包括：针具器械、医者双手、患者的施术部位等。

（3）进针手法：操作时，应双手协同操作，紧密配合。

（4）行针和得气：进针后，采用提插法和捻转法，也可同时配合辅助手法，使患者产生相应的针刺反应。

2. 皮肤针疗法

将针具与叩刺部位常规消毒，以右手持针，运用腕部力量弹刺，使针尖叩刺皮肤后，立即弹起，如此反复进行叩刺。

3. 耳针疗法

首先定准耳穴，然后进行消毒。进针时，医者左手拇、示指固定耳郭，中指托着针刺部的耳背，然后用右手拇、示指持针，用快速插入的速刺法或慢慢捻入的慢刺法进针均可。

（四）临床应用

针刺治疗分为常规针刺疗法、皮肤针疗法、耳针疗法等，常规针刺疗法是在中医理论尤其是经络学说指导下，辨证选穴，进而确立针刺治疗方法的治疗方案。皮肤针疗法则是运用皮肤针，如"梅花针""七星针"等，叩刺人体一定部位或穴位，激发经络功能，调整脏腑气血，以达到治疗目的的治疗方法。耳针疗法是在相应的耳穴上采用针刺治疗的方法。

（五）注意事项

（1）严格消毒，防止感染。

（2）过度疲劳、精神高度紧张、饥饿者不宜针刺；年老体弱者针刺应尽量采取卧位，取穴宜少，手法宜轻。

（3）怀孕妇女针刺不宜过猛，腹部、腰骶部及能引起子宫收缩的穴位，如合谷、三阴交、昆仑、至阴等禁止针刺。

（4）有出血性疾病的患者，或常有自发性出血，损伤后不易止血者，不宜针刺。

（5）皮肤感染、溃疡、瘢痕和肿瘤部位不宜针刺。

（6）皮肤针操作时，叩击时针尖与皮肤必须垂直，弹刺要准确，强度要均匀，可根据病情选择不同的刺激部位或刺激强度。

（六）个人经验

1. 银屑病

针刺疗法：取穴：风池、风门、三阴交、阳陵泉、曲池、血海、天井、少海。施提插结合捻转补泄。瘙痒部位以皮肤针叩击 10 分钟。

2. 带状疱疹后遗神经痛

针刺疗法：①取相应脊髓节段的夹脊穴。疼痛发于面颊部的取颈 2 至颈 4 夹脊穴，疼痛发于胸背部者取胸 4 至胸 11 夹脊穴；发于腰腹部者取胸 10 至腰 2 夹脊穴；发于上肢者取颈 5 至胸 2 夹脊穴；发于下肢者取腰 1 至腰 5 夹脊穴。以毫针向脊柱方向以 30°进针 1 寸许，行提插泻法。②根据病变范围，对疼痛局部采取围刺法。以毫针于皮损边缘处以 30°夹角进针，向中央斜刺 0.5 寸左右，围刺的针间距 1.5cm 左右，针法以提插泻法为主。得气后留针 30 分钟，日 1 次。

3. 神经性皮炎

针刺疗法：以曲池、大椎、血海为主穴，肝郁化火型加侠溪、行间；风湿蕴型加肺俞、阴陵泉；血虚风燥型加脾俞、外关。留针 30 分钟。

皮肤针疗法：首先督脉自大椎至长强，连叩 3 遍，使之微微充血。然后用皮肤针沿背部膀胱经两条侧线循经叩刺 2~3 遍，再叩刺肺俞、肝俞、脾俞，使局部皮肤潮红、微渗血为度。

耳针疗法：主穴：肺、内分泌、皮质下、三焦。配穴：痒甚者加神门，热甚者加耳尖，因情志不畅者加心，热甚痰痒剧烈者加耳尖放血。

4. 慢性荨麻疹

针刺疗法：主穴：曲池、合谷、血海、足三里、三阴交，均取双侧穴，行提插补泻手法，多补少泻。配穴：兼阳虚畏寒者加肺俞、脾俞、肾俞；兼腹痛者加足三里、天枢；兼烦躁失眠者加神门、印堂。留针 30 分钟，隔日 1 次。

六、火针疗法

（一）概述

火针疗法是将一种特殊质料制成的粗细针在火上烧红后迅速刺入人体一

定穴位和部位的治疗方法。《黄帝内经》称"大针""燔针";《伤寒论》亦称"烧针";《资生经》称"白针"。明清以来，在《针灸聚英》《针灸大成》《针灸集成》中谓"火针"。现代研究认为火针具有祛寒除湿、消瘤散结、益肾壮阳、宣肺定喘、除麻止痒及清热解毒等作用，不仅适用于寒证、痛证的治疗，还认为火针借助温热之力，可引动火毒热邪外出，也适用于热证的治疗。

（二）古籍溯源

火属阳，可助阳制阴、温补机体阳气，故《针灸聚英》云："针假火力，无邪则温补。火不虚人，以壮人为法也。"火针借其温热之性能散寒止痛、祛湿消肿，促进气血运行使血运通畅、气机调和，故《素问·调经论》曰："血气者，喜温而恶寒，寒则涩不能流，温则消而去之。"张景岳云："燔针，烧针也，劫刺，因火气而劫散寒邪也。"火针具有引邪外出的作用，《针灸聚英》云："盖火针大开其孔穴，不塞其门，风邪从此而出""若风寒湿之气在于经络不出者，宜用火针以外发其邪"。同时火性炎上，善升散，故火针可引热、毒之邪外出，有"火郁发之""以热引热"之义。

火针还可以通过刺络放血达到消瘰散结排脓的作用。贺普仁总结火针疗法具有针和灸的双重作用，既有针的刺激又有灸的温热刺激，火针通过温热刺激穴位和部位增强人体阳气、鼓舞正气、调节脏腑、激发经气、温通经脉、活血行气，因此火针具有助阳补虚、升阳举陷、消瘰散结、生肌排脓、除麻止痉、祛痛止痒等作用。刘百生等认为火针治疗疾病是通过借火助阳、开门揖邪、以热引热、开络止血、借火化物来实现。

（三）操作方法

1. 部位选择

根据病证选取皮损部位或皮损周围、腧穴、血络、体表阳性反应点或反应点周围等部位，可在选定针刺部位处加以标记，以确保针刺的准确性。

2. 体位选择

根据患者病情及针刺部位，可选择患者舒适安全，医生便于操作的体位，选穴定位后嘱患者不要更改体位，避免影响取穴的准确性、烫伤正常的组织。

3. 消毒

进针前做好消毒工作，主要包括：针具器械、医者双手、患者的施术部位等。

4. 施术方法

操作者左手持酒精灯（酒精灯内酒精装 1/3 以下即可），使火焰靠近患者皮损部位，并距先前选定的针刺部位约 10 ~ 15cm，烧不同粗细的针，火焰离皮肤的距离应不同。烧针角度宜针体与火焰水平 45°，右手拇、食、中指持针柄，置针于火焰的外焰，先加热针体烧至发红，再加热针尖烧至发白，进行点刺法、密刺法、散刺法、围刺法、刺络法等。针刺深度取决于皮损深度。以针尖透过皮肤病变组织，未接触正常组织为宜，不超过皮损基底部。

（四）临床应用

皮肤科常使用四种火针，即尖头盘龙柄火针、毫火针、平头火针及多头火针。根据不同病证、不同患病部位、患者不同体质，选取不同规格的火针。如：毫火针、细火针多用于面部、额部等皮肤薄嫩的部位及年老体弱、儿童等耐受力差的患者，适用于治疗带状疱疹、痤疮、白癜风等疾病；中粗火针、粗火针多用于四肢躯干部皮肤丰厚、肌肉坚实处或皮肤角化严重的部位，适用于治疗银屑病、神经性皮炎、慢性湿疹等疾病；平头火针多用于皮疹表浅的部位，适用于治疗扁平疣、老年斑等疾病；多头火针多用于皮损面积较大的非面部皮损，适用于治疗带状疱疹及带状疱疹后遗神经痛、银屑病、慢性湿疹、皮肤瘙痒症等疾病。

（五）注意事项

（1）烧针时注意防止火焰或燃烧的酒精滴下灼伤患者。

（2）施术时应注意安全，施术环境远离易燃物，防止烧伤或火灾等事故发生。

（3）施针时应避开大的神经、血管以免引起大出血或损伤神经；避开关节或骨凸部位；避开皮肤严重破溃、糜烂处。

（4）年老体弱者、围产期妇女及婴幼儿慎用。

（5）糖尿病患者或过敏体质者慎用。

（6）精神过于紧张、饥饿、疲劳患者不宜用，避免晕针。

（7）针刺后不宜使用化妆品涂抹。

（8）针孔处当天不宜着水，以防感染。

（9）针孔局部若出现微红、灼热、轻度疼痛、瘙痒等症状属正常现象，不宜搔抓，待其局部结痂后自然脱落。针后结痂处应注意防晒，避免色素沉着。

（10）饮食要清淡合理，少食辛辣、厚腻之品。保持心情舒畅。

（六）个人经验

1. 急性期带状疱疹

皮损特点多为绿豆大小的水疱，簇集成群，疱壁较紧张，基底色红，常排列成带状；严重者，皮损可表现为血性，或可见坏疽性损害。取穴：皮疹区、肝俞、阳陵泉、脾俞、大椎。操作方法：常规皮肤消毒；操作者左手持酒精灯，尽可能接近施术部位，置针于火焰的中焰，先加热针体，再加热针尖，把针烧至发白；快速垂直刺入皮损，然后迅速出针。点刺深度不超过皮损基底部，根据病变范围不同，针间距为 0.5～1cm，稀疏均匀，由病变外缘环向中心点刺，施术完毕干棉球封闭针孔，再次常规消毒。隔日 1 次，5 次为1 疗程。间隔 3 日再继续下一疗程。

2. 斑块型银屑病

皮损为暗红色斑块，增殖较厚、白色鳞屑多，证候属于血瘀者采取局部火针疗法。取穴：局部皮损部。操作基本同上。疗程：7 天治疗 1 次，治疗 8周共 8 次。

3. 寻常痤疮

皮损主要表现为粉刺、丘疹、脓疱、结节、囊肿等，部分遗有瘢痕，好发于面颊、额部，其次是胸背部及肩部，对称分布，常伴皮脂溢出。取穴：阿是穴。取每个皮损顶部中央，较大的结节或囊肿取皮损顶部和基底部。充分暴露皮损部位，选择好进针点。常规消毒后，用左手持酒精灯，右手持火针针柄，将针置于火焰的外焰，将针体前 2/3 烧至发红后，垂直快速刺入皮损顶部。若皮损为粉刺、丘疹、脓疱，常规点刺一下即可，用消毒棉签稍挤压，把皮损中的脂栓、脓栓、脓血清除；若皮损为结节或囊肿，则在其中心和周围多处点刺，稀疏均匀，结节坚硬者切忌挤压，以防炎症扩散；若为囊肿，刺破囊壁时则有落空感，则用消毒棉签轻轻挤出囊内脓血、脓栓。5 天治疗 1 次，共 4 次。

4. 慢性湿疹

症见皮损增厚、浸润，棕红色或色素沉着，表面粗糙，覆少量糠秕样鳞屑，或因抓破而结痂，个别有不同程度的苔藓样变，自觉瘙痒剧烈。取穴：主穴选取阿是穴；配穴选取天枢、曲池、风市、血海。操作方法见上。1 周 2次，1 个月为一个疗程。

当代中医皮肤科临床家丛书（第三辑）　白彦萍

5. 白癜风

症见局部色素减退。取阿是穴（即白斑处），将烧红针尖迅速刺入白斑区，随即出针，频率一般为每秒 2～3 次，点刺间隔 0.2～0.3cm，深度以浅刺、轻刺即可（不超过基底层），可沿皮损边缘向中心点刺，一般点刺整个皮损的 80% 左右，以针点均匀、局部皮肤潮红为度。每 2 周治疗 1 次，1 个月为一个疗程。

七、刺血拔罐法

（一）概述

刺血拔罐疗法，又称刺络拔罐，是以中医基础理论中的经络学说和气血学说为基础，由刺络法和拔罐法相结合而成的。主要是使用三棱针、七星针或其他能刺血的针具等，在相应的穴位上，或者局部病患处叩刺或者点刺出血，同时在出血处加以拔罐治疗。

（二）古籍溯源

刺络拔罐的基础是放血疗法，《内经》就已经有较全面的论述，如《灵枢·九针十二原》提出了"满则泄之，菀陈则除之"的治疗原则，《素问·针解》则释之更详："菀陈则除之，出恶血也"，《素问·血气形志》认为"凡治病必先去其血"。后世在实践过程中将刺络放血法与拔罐法相结合，形成了刺络拔罐法。晋代葛洪《肘后方》有用"针角"治病的记载，把针刺与拔罐（拔罐古代又称为"角法"）结合用于临床。

该疗法可以通过皮肤针叩刺和火罐的吸拔，直接排出血脉中的瘀血，以开窍泻热，温经活血，行气逐瘀，同时还可以激发、调节脏腑经络功能，以疏通经络，调和气血，促使机体恢复正常。

（三）操作方法

1. 治疗前进行评估

医护人员首先应评估患者是否可以进行刺络拔罐治疗，告知患者刺络拔罐治疗的方法及注意事项。

2. 治疗前准备

医护人员洗手、备物，用消毒液刷洗浴盆。物品：75% 酒精或碘伏、无菌棉签（带棉球）、三棱针、玻璃罐。操作前应检查罐口是否平整。

3. 治疗过程

针刺部位或穴位处常规消毒后，用三棱针点刺出血或用皮肤针叩打，以皮肤红润稍有渗血为度，再迅速将火罐吸拔于点刺的部位，使之出血，留置时仔细观察出血多少决定拔罐的时间。一般每次留罐约 10 分钟。

4. 治疗后处理

用无菌纱布擦拭血迹，并再次消毒针刺部位。每次除去火罐后遗留之瘀血斑可外涂活血化瘀药膏促进其消退。

该疗法一般每次取 3 ~ 5 穴为宜，3 天治疗 1 次，10 次为 1 个疗程，连续 2 个疗程后休息 1 周。若效果不理想，可联合其他疗法。

（四）临床应用

现代研究认为刺络拔罐可通过刺血破坏局部血管的完整性，改善局部微循环，并使血管内皮细胞活化，引起复杂的生理病理效应，从而产生细胞内、细胞间及血管局部和整体的调节反应；可通过拔罐的机械性刺激和温热治疗作用，使毛细血管扩张充血、破裂出血，并产生类组胺物质进入血液，增强血管壁的通透性，提高白细胞和网状细胞的吞噬能力，增强组织器官的活力，提高机体免疫力。此外，该疗法还可以通过刺激皮肤及血管的感受器而影响中枢神经系统的信号传入，进而调节兴奋与抑制过程，使患部皮肤相应的组织代谢旺盛，促进机体恢复原有功能，使疾病痊愈。

（五）注意事项

（1）对患者交代病情，解释治疗操作，消除思想顾虑。

（2）过饱过饥、惊吓后、精神紧张者不可刺。

（3）注意保暖，避免受寒、吹风。

（4）严格消毒，防止感染。

（5）点刺手法宜轻、稳、准、快，不可用力过猛，刺入过深。

（6）勿伤及动脉。

（7）医师注意戴手套，避免患者血液碰触到自己，尤其是伤口上。

（8）注意控制出血量，以数滴至 3 ~ 5ml 为宜。

（9）治疗过程中如患者发生头晕及不适时，停止治疗，卧床休息。

（10）用药期间忌食辛辣、刺激、生发之物。

（11）严重的心脑血管系统疾患、神经精神系统疾患、出血性疾患、恶性肿瘤、活动性肺结核、急性传染病、孕妇及体质虚弱的患者不宜进行刺血拔

当代中医皮肤科临床家丛书（第三辑）　白彦萍

罐治疗。

（六）个人经验

1. 寻常型银屑病

（1）血热证：症见皮疹鲜红，多呈点滴状，鳞屑较多，表层易剥离，基底有点状出血，瘙痒明显。选取大椎穴、肺俞穴、膈俞穴、脾俞穴，进行刺血拔罐治疗，其中双侧肺俞穴、膈俞穴、脾俞穴交替进行治疗，3 天治疗一次。

（2）血虚风燥证：症见皮疹色淡，鳞屑较多，病程较久。选取大椎穴、肺俞穴、脾俞穴进行刺血拔罐治疗，其中双侧肺俞穴、脾俞穴可交替进行治疗，3 天治疗一次。

（3）血瘀证：症见皮损呈肥厚性斑块，颜色暗红。选取大椎穴、肺俞穴、肝俞穴、脾俞穴进行刺血拔罐治疗，其中双侧肺俞穴、肝俞穴、脾俞穴交替进行治疗，3 天治疗 1 次。

2. 痤疮

（1）肺经风热证：多以丘疹损害为主，可有脓疱、结节、囊肿，伴口渴喜饮，大便秘结，小便短赤，舌苔薄黄，脉数。选取大椎穴、肺俞穴、膈俞穴进行刺血拔罐治疗，其中双侧肺俞穴、膈俞穴可交替进行治疗，3 天治疗一次。

（2）脾胃湿热证：颜面皮肤油腻不适，皮疹有脓疱、结节、囊肿等，伴口臭、便秘，或有纳呆、腹胀、便溏等，舌苔黄腻，脉滑数。选取大椎穴、肺俞穴、脾俞穴、胃俞穴进行刺血拔罐治疗，其中双侧肺俞穴、脾俞穴、胃俞穴可交替进行治疗，3 天治疗一次。

（3）冲任不调证：病情与月经周期有关，伴月经不调、痛经，舌质黯红，苔薄黄，脉弦细数。选取大椎穴、肝俞穴、脾俞穴、肾俞穴、膈俞穴进行刺血拔罐治疗，其中双侧肝俞穴、脾俞穴、肾俞穴、膈俞穴可交替进行治疗，3 天治疗一次。

3. 带状疱疹后遗神经痛

带状疱疹后遗神经痛是由于亲神经性的带状疱疹病毒侵袭神经末梢，以刺痛、烧灼痛、撕裂痛、紧痛为主，少数患者伴有麻木或奇痒。治疗时可根据西医神经解剖定位，确定支配痛区的神经节段，取患侧相应的夹脊穴及局部穴位进行刺血拔罐治疗，一次取 3~5 穴为宜，隔天治疗一次。

（1）发于前额、面颊及耳部者：取颈 2 ~ 颈 4 夹脊穴。

（2）发于胸胁部：取胸 4 ~ 胸 8 夹脊穴。

（3）发于腰部者：取胸 8 ~ 胸 12 夹脊穴。

（4）发于上肢者：取颈 5 ~ 胸 2 夹脊穴、肩髃穴。

（5）发于下肢者：取腰 1 ~ 腰 5 夹脊穴、委中穴。

（6）病久者取痛处阿是穴。

4. 神经性皮炎

肝郁化火证：症见皮损色红，心烦易怒或精神抑郁，失眠多梦，眩晕、心悸，口苦咽干，舌红，脉弦滑。选取皮损局部并配合大椎穴、肺俞穴、肝俞穴、脾俞穴进行刺血拔罐治疗，其中双侧肺俞穴、肝俞穴、脾俞穴可交替进行治疗，一次取 3 ~ 5 穴为宜，隔天治疗一次。

八、火罐疗法

（一）概述

火罐是以罐为工具，利用燃烧排除罐内空气，形成负压，使罐吸附于施术部位，产生温热刺激并造成瘀血现象的一种疗法，外治皮肤，内调脏腑，达到行气化瘀，祛邪排毒，通痹止痛，清热消肿的功效。

（二）古籍溯源

中医认为，人体是一个有机的整体，五脏六腑、四肢百骸各个部位都不是孤立存在的，而是内外相通、表里相应、彼此协调、相互为用的整体。拔罐疗法通过对皮肤、毛孔、穴位的吸拔作用，鼓舞全身气血运行，温煦皮毛，调整脏腑功能、扶正祛邪、平衡阴阳，达到行气活血、通经活络、消肿止痛、祛风散寒除湿的作用，对机体进行良性的刺激，促使机体恢复正常功能。

火罐疗法分为闪罐法、留罐法和走罐法三种。走罐法一般选取膀胱经，膀胱经肌肉丰厚且平坦，易于走罐，且膀胱经上分布有肺俞、脾俞、胃俞、肾俞、三焦俞、膀胱俞等背俞穴，可以增强拔罐的内脏调理作用。

（三）操作方法

1. 施术前准备

（1）根据病证、操作部位选择不同型号罐具，罐具口应略大于皮损区，罐体应完整无碎裂，罐口内外应光滑无毛糙，罐内壁应擦拭干净。

（2）根据病证选择适当的治疗部位，选择肌肉丰富，富有弹性，无毛发及骨骼凹凸的部位，以防掉罐。

（3）根据患者病情及拔罐部位，可选择患者舒适安全且医生便于操作的体位，一般选择俯卧位、仰卧位或坐位。

（4）治疗环境应清洁卫生，环境温度适宜。

（5）医者双手先用肥皂水清洗干净，再用75%酒精擦拭。拔罐部位一般不需消毒。

2. 施术方法

（1）闪罐法：用镊子或止血钳夹住棉球，蘸取适量95%酒精，点燃棉球，将其伸入罐内，在罐内壁中段绕一圈后，迅速退出，然后迅速将罐罩在施术部位。将罐吸附于应拔部位，随即取下，再吸拔、再取下，反复吸拔至局部皮肤潮红，或罐体底部发热为度。动作要迅速而准确。

（2）留罐法：吸拔方法同闪罐法，将吸拔在皮肤上的罐具留置一定时间，使局部皮肤潮红，甚或皮下瘀血呈紫黑色后再将罐具取下。留罐时间通常为5～10分钟。起罐时一手握住罐体腰骶部向前倾，另一手拇指或食指按压罐口边缘的皮肤，使罐口与皮肤之间产生间隙，空气进入罐内，即可将罐取下。起罐后用酒精棉球或碘伏棉签擦拭拔罐处。

（3）走罐法：用于腰背、大腿等肌肉丰厚部位，可选用口径较大的罐，罐口必须光滑，先在欲拔部位或罐口涂抹适量凡士林或刮痧油等润滑剂，将罐吸拔于皮肤上，握住罐体，向上下或左右往返推动，推动过程中可将移动方向罐口稍向上抬，利于罐体移动。至所拔部位潮红、充血甚至瘀血时，将罐起下。

3. 施术后处理

拔罐后出现点片状紫红色瘀点、瘀斑，或兼微热痛感，或局部发红，片刻后消失，恢复正常肤色，属于拔罐后的正常反应。若由于拔罐时间过长出现水疱，可用毫针或一次性注射器针头等无菌针具，刺破水疱放出液体，再常规消毒，水疱小者无须处理，可自然吸收。

（四）临床应用

火罐疗法分为闪罐法、留罐法和走罐法三种。闪罐法较其他方法温热作用更为显著，且其不需长时间附着于皮肤上、不留罐斑，适用范围更为广泛，更有按摩皮肤的作用。留罐法是临床最常用的罐法，也是最重要的方法，一般用于肌肉较丰厚部位，不用于骨骼凹凸处。走罐法行膀胱经肌肉丰厚且平坦处，且膀胱经上分布有肺俞、脾俞、胃俞、肾俞、三焦俞、膀胱俞等背俞穴，可以增强拔罐的内脏调理作用。本法适用于肥厚浸润型皮肤病，如斑块性银屑病、神经性皮炎等。

（五）注意事项

（1）注意保暖，避免受寒、吹风，拔罐结束后稍事休息10分钟。

（2）留罐时间不宜过长，通常为5~10分钟，可根据拔罐后皮肤状况、拔罐部位、患者年龄段等作出相应调整。

（3）操作中防止烫伤。蘸取酒精量以湿润棉球但不滴落为宜；操作过程中应避免火焰烧灼罐口；拔罐前应检查罐具，罐内不能留有酒精。

（4）然后伸入罐内的位置，以罐口与罐底的外1/3与内2/3交界处为宜。

（5）饭前饭后30分钟内不宜拔罐，空腹拔罐易发生低血糖休克，饭后饱腹拔罐影响食物消化吸收，及取仰卧位拔罐时易引起腹部不适感。

（6）拔罐过程中若出现头晕、胸闷、恶心欲吐，肢体发软，冷汗淋漓，甚至瞬间意识丧失等晕罐现象，应立即取罐，卧床休息，使患者呈头低脚高位，必要时可饮用温开水或温糖水等，密切关注其心率、血压变化，严重时按晕厥处理。

（7）老人、儿童、体质虚弱及初次接受拔罐者，拔罐数量宜少，留罐时间宜短。孕妇、产妇、女性经期及婴幼儿慎用。

（8）急性严重疾病、传染性皮肤病、皮肤肿瘤、严重的心脏病、心力衰竭、精神分裂、抽搐、高度神经质及不合作者、出血倾向及体质虚弱者，及皮肤过敏、破溃部位、急性外伤性骨折、中重度水肿部位不宜进行拔罐治疗。

（六）个人经验

1. 银屑病

①寻常型银屑病：进行期可行闪罐法，取大椎、曲池、委中等穴位以泻热解毒；静止期行闪罐法或留罐法，取肺俞、脾俞、肾俞、三阴交等穴位以补气活血；退行期可选用留罐法，取血海、足三里、脾俞等穴位以加强养血活血、扶正祛邪功效。②斑块型银屑病：通常选用走罐法，于皮损处往返推动40次左右，吸附力以罐内皮肤凸起3~4mm为宜，每周2~3次，2周为一疗程。

2. 慢性湿疹

对于慢性肥厚性皮损者，可选用留罐法，以局部皮损为主，以达到舒筋通络、行气活血的作用，每周2~3次，2周为一疗程。

3. 神经性皮炎

对于皮损浸润肥厚者，可选用留罐法或走罐法，以局部皮损部位为主，每周2~3次，2周为一疗程。

4. 带状疱疹及带状疱疹后遗神经痛

可使用闪罐法、火罐法、走罐法，以皮损部位阿是穴为主，以达到通络行气活血的功效，每日1次，10日为一疗程。

5. 荨麻疹

取神阙穴，用大号玻璃罐拔之，先留罐5分钟，起罐后再拔5分钟，如此反复拔3次；也可用闪罐法反复拔罐至穴位局部充血。2日一次，10日为一疗程。

九、揿针疗法

（一）概述

揿，即按下的意思。揿针，又称"埋针法"，是以特制的小型针具刺入并固定于腧穴部位皮内或皮下，进行较长时间埋藏的一种方法。针埋入皮下后，可产生持续而稳定的刺激，不断地促进经络气血的有序运行，激发人体正气，从而达到祛除病邪的目的。

（二）古籍渊源

《灵枢·官针》中有关"浮刺"针法的记载："浮刺者，傍入而浮之"；《素问·离合真邪论》曰"静以久留"，即进针至穴内一定深度后，可静以留针，以候气至。

揿针是由其发展而来的一种针法。《针灸大成·经络迎随设为问答》云："百病所起，皆趋于荣卫……是以刺法中但举荣卫……则皮骨筋肉之治在其中矣。"即针刺的主要目的应在于调节荣卫之气，荣卫之气主要分布于皮肉，浮刺可达到调节荣卫的目的，使皮骨筋肉之疾患得到治疗。并且浮刺除了具有引邪外出的作用外，还具有补益正气的作用。所以揿针治疗既可补益正气，又不引邪入里，可治疗皮骨筋肉之疾患。《素问·刺要论》中"病有浮沉……有在皮肤者……刺有深浅……病在皮中，针入皮下，无伤肉也。"说明皮部本身疾患，针刺入皮下即可。《素问·皮部论》中"凡十二经络脉者，皮之部也"，皮部针刺亦可调节内在经络、脏腑机能。

（三）操作方法

患者取合适的体位，一般取仰卧位、俯卧位或坐位，根据施术部位决定；严格无菌操作，操作前医者需洗净双手，消毒指尖，消毒患处；用镊子夹持带有揿针的胶布，揿针针尖对准穴位，垂直慢慢按下，揿入皮内，要求圆环平整地贴在皮肤上，并用指腹按压，无刺痛即可。留3～4天，取针时用镊子夹住胶布向外拉出。

（四）临床应用

揿针针体短小，少有刺痛感，作用持久，对患者的活动影响小，且安全可靠，不良反应少，晕针现象较少发生，患者易接受，因此临床适应证广泛，对于带状疱疹后遗神经痛、湿疹、痤疮、荨麻疹、银屑病等皮肤科疾患中效果显著。

（五）注意事项

（1）应根据穴位的形态及贴埋方向选择适当长度的针具。

（2）贴埋时注意避开表浅血管，尽量不要刺到血管。体表毛细血管扩张密布者不宜用此法，因容易造成皮下出血。

（3）贴埋的深度以能到针体在皮下行进但不引起皮肤的凹陷为宜，以患者无痛和不影响活动为原则。

（4）贴埋期间针处不能着水，夏季贴埋不得超过1天，以防感染。

（5）贴埋后适当按压，并活动患处以提高疗效。

（六）个人经验

1. 银屑病

治则：疏风和营，取穴以手阳明、足太阴经穴为主。主穴：曲池、合谷、血海、三阴交、足三里。耳穴：交感、神门。配穴：血热内蕴者加肺俞、膈俞、丰隆、内关；气血瘀滞者加太冲；关节型加用委中、昆仑。

2. 荨麻疹

治则：疏风和营，取穴以手阳明、足太阴经穴为主。主穴：曲池、合谷、血海、膈俞、委中、足三里。耳穴：神门、内分泌、交感。配穴：湿重者加阴陵泉、三阴交、气海；血虚风燥加三阴交；风邪外袭加肺俞、太渊；胃肠积热者加内庭、天枢。

3. 痤疮

治则：肺经湿热者疏风清肺，肠胃湿热者清热除湿，痰湿瘀滞者除湿化

当代中医皮肤科临床家丛书（第三辑） 白彦萍

痰、活血散结。主穴：合谷、太阳。耳穴：内分泌、交感。配穴：肺经风热者加曲池、肺俞、太阳、内关；肠胃湿热者加足三里、丰隆、侠车、地仓；月经不调者加膈俞、三阴交、肝俞。

4. 湿疹

治则：急性湿疹清热利湿，亚急性湿疹健脾利湿止痒，慢性湿疹养血润燥、祛风止痒。主穴：曲池、血海、足三里、三阴交、合谷、丰隆。耳穴：神门、交感。配穴：膈俞、肝俞、太冲、内关、太阳、天枢、阴陵泉。

5. 带状疱疹

治则：初起者泻火解毒、清热利湿，久病者通络止痛。主穴：局部阿是穴。配穴：肝经郁火加行间、侠溪；脾经湿热加阴陵泉、内庭。

十、放血疗法

（一）概述

放血疗法是以经络气血理论为基础，在中医辨证论治指导下，根据患者病情需要，通过毫针、三棱针、梅花针、采血针等针具或者小刀片在病灶、浅表小静脉、特定腧穴或病理反应点等处针刺，放出少量血液以达到治疗效果的一种中医外治方法，具祛邪解表、清热解毒、排脓消肿、活血祛瘀、通络止痛等功效。

（二）古籍溯源

《素问·调经论》中言："人之所有者，血与气耳。"《医宗必读·古今元气不同论》亦云："气血者，人之所赖以生者也。"气血是构成人体的基本物质，同时也是人类生命活动的能量来源，有着难以估量的重要性，正所谓"血气者，人之神也，不可不谨养。"四肢百骸与五脏六腑依赖气血的濡养，若气血不和，则五脏六腑、皮毛、孔窍失养，百病乃变化而生。反之，气血和则百病消矣。

然气血的运行需要通道，所谓"五脏之道，皆出于经隧，以行血气"，《灵枢·本脏》言"经脉者，所以行血气而营阴阳"，气血在脉中运行，方可运达周身，若经络不通，则气血运行不畅，久而成瘀，进一步壅堵经络。此时，当遵"菀陈则除之"之理，用放血疗法除去恶血，新血方能自生。经络除了是气血运行的通道，也是邪气内传脏腑的途径，《素问·皮部论》曰："邪客于皮则腠理开，开则邪入客于络脉，络脉满则注于经脉，经脉满则入舍于脏腑也。"邪气由皮腠入里，壅滞经络，气血难以运行，所谓"久病入络"，邪气在血在气，放血可使邪气随血而出，与发汗祛邪有异曲同工之效。

（三）操作方法

1. 治疗前评估

根据患者病情选择适当的施术部位及对应的操作针具，同时注意治疗环境是否符合无菌条件及配备急救措施。告知患者注意事项及风险，了解患者生命体征，及是否符合放血的条件。

2. 放血前准备

75%乙醇或碘伏，无菌采血针（或三棱针、梅花针、小刀片、毫针等），无菌棉签，医者双手清洗并消毒，必要时戴无菌手套。

3. 操作过程

（1）用75%乙醇或0.5%~1%碘伏棉球或棉签在施术部位常规消毒。

①耳部放血：术者用拇指、食指将患者耳廓、耳背揉捻至发热充血，可取耳尖穴（将耳郭由前向后对折）或根据体表皮损分布情况在耳部选取相应穴位，用采血针或小刀片将耳部皮肤横向划开2mm作用，或迅速点刺1~2次，挤出数滴鲜血。

②其余部位：选取以背部及四肢伸侧为主，在施术部位快进疾出，操作同上，但要注意轻快浅，出血少许，局部有热胀感为佳。若使用梅花针放血，则一手固定在施术部位边，一手持针，利用腕关节针尖朝下迅速叩刺后迅速弹起，反复数十次，以可见轻微血珠为度。

（2）施术后用无菌棉签擦拭，观察有无继续出血，若有则用棉签按压，继之可用75%乙醇或碘伏在清理局部皮肤，不必覆盖敷料，创口2~3天即可愈合，一般1周1次，4周为1个疗程。若1个疗程后有效而没有痊愈，可再进行1疗程。

（四）临床应用

放血疗法根据针刺的方法可以分为点刺法、散刺法、刺络法、叩刺法和挑治法。根据针具的不同可以分为三棱针放血、毫针放血、梅花针放血和采血针放血等。在临床常根据病情需要，结合放血的部位选择相应的针具和针刺方法，如在病灶处（丘疹或结节）使用手术刀片挑治，或在白癜风皮损处用梅花针叩刺。虽然分类方法具体情况常需具体分析，但放血操作大同小异。目前常将放血疗法分为耳部放血和其余部位放血两种。

当代中医皮肤科临床家丛书（第三辑） 白彦萍

放血疗法主要通过去除局部病理产物及代谢废物，改变局部血液成分，改善局部微循环，促使内皮及神经组织释放相应物质，通过复杂的信号转导，调节全身的免疫，使其达到新的平衡，从而治愈疾病。

（五）注意事项

（1）操作前后严格消毒，避免感染，同时医者自身与患者都应该避免接触患者的血液，所出血液做无害化处理，减少交叉感染的机会；使用洁净的一次性用具，操作过程中保持无菌操作。

（2）贫血、大出血、凝血机制障碍的患者禁用，面部三角区处、原因不明的肿物及血管瘤等不得使用本法。若皮损处严重糜烂或者明显感染时避免使用，患有传染性疾病或其他相关疾病的患者应遵医嘱视情况使用，围产期妇女及婴幼儿慎用，精神过度紧张、饥饿、疲劳者不宜用。

（3）育龄期女性避免月经期行放血疗法。

（4）放血前晚应当保证充足的睡眠，放血前半小时可以适当摄入少量的食物。

（5）放血时避免深刺，同时应当避开大动脉。

（6）放血过程中应当注意心率和血压的变化，若出现晕血或晕针的情况，应当立即停止操作，并平躺休息，服用糖块等。

（7）放血后原地适当休息 30 分钟，若无其余不适方可离开医院，同时注意保暖，放血部位应注意避风。

（8）放血 24 小时之内尽量不洗澡不沾水。

（六）个人经验

1. 银屑病

血热证：皮疹颜色鲜红，层层银屑，瘙痒剧烈，抓后点状出血，伴口干舌燥，大便干燥，小便黄赤，舌红苔黄，脉弦滑或数。耳穴：耳尖、肝阳、胸椎、颈椎及内分泌；其余部位：皮损处、大椎、膀胱经两侧穴位、合谷、曲池、井穴。

血瘀证：皮损反复不愈，鳞屑较厚，颜色暗红，舌紫暗，有瘀点、瘀斑，脉涩。局部挑刺有瘀络的部位即肉眼可见的暗紫色迂曲的小血管、大椎、肺俞、血海、脾俞、三阴交。

2. 酒渣鼻

气滞血瘀证：鼻部组织增生，呈结节状，毛孔扩大，舌红脉沉缓。局部挑刺大椎、血海穴。

热毒蕴肤证：红斑基础上出现痤疮样丘疹、脓疱，毛细血管扩张明显，局部灼热，伴口干便秘，舌红苔黄，脉数。局部挑刺红斑丘疹处、耳尖穴、大椎、合谷。

3. 带状疱疹

气滞血瘀证：皮损消退后局部疼痛不止，舌质暗苔白，脉弦细。局部挑刺阿是穴、夹脊穴、肝俞、膈俞。

肝经郁热证：皮损鲜红，疱壁紧张，灼热刺痛，口苦咽干，大便干，小便黄，舌红苔黄厚，脉弦滑数。局部挑刺委中、尺泽、局部皮损、肝俞、胆俞。

十一、淀粉浴疗法

（一）概述

淀粉浴是将淀粉以适量温水调成糊状放浴盆中坐浴，具有缓和、消炎、润肤止痒等功效，在皮肤科主要应用于瘙痒性皮肤病，如银屑病、荨麻疹、结节性痒疹、皮肤瘙痒症、慢性湿疹等疾病的辅助治疗，治疗安全有效。

（二）古籍溯源

中医认为淀粉浴可以通经活络，活血化瘀，润肤止痒，且无明显不良反应，适用于各种干性、瘙痒性皮肤病。

（三）操作方法

淀粉 500～1000g，以适量温水调成糊状放浴盆中作浴。洗浴温度，温浴温度约为 30～35℃，热浴水温约为 40～45℃，全身淀粉浴应注意室内温度，以患者舒适为度。洗浴时间一般为 20～30 分钟。洗浴时可用软布或软毛巾拭洗，禁用肥皂。洗浴时如发生刺激现象立即停止。作全身淀粉浴后应注意着衣，避免受寒感冒。

（四）临床应用

淀粉浴分为局部淀粉浴和全身淀粉浴两种，局部淀粉浴多选用皮损为浸泡部位。全身淀粉浴是浸泡除头颈部外全身其他部位，作用面积更大，适合于皮损部位广泛的皮肤病。临床研究还发现淀粉浴对老年皮肤瘙痒症、斑块型银屑病、婴儿湿疹、玫瑰糠疹、特应性皮炎等均有较好治疗作用。

当代中医皮肤科临床家丛书（第三辑）

白彦萍

（五）注意事项

（1）注意保暖，避免受寒、吹风，洗浴完毕后立即拭干皮肤，换穿干净衣服后稍事休息10分钟。

（2）洗浴时室温、水温均宜适宜，保持在40℃左右，应反复向患者交代温度以耐受为宜，不能过烫，以免烫伤；不使水温太冷，以免产生不良刺激。

（3）如洗浴无效或者病情反而加重者，则应停止洗浴，改用其他治疗方法。

（4）饭前饭后30分钟内不宜洗浴，空腹洗浴易发生低血糖休克，饭后饱腹洗浴影响食物消化吸收。

（5）洗浴时间不宜过长，控制为30分钟。

（6）洗浴过程中如患者发生头晕及不适时，应停止药浴，卧床休息。

（7）女性经期、孕期不宜进行洗浴。

（8）注意浴室、浴盆的清洁，浴袋一人一用，避免交叉感染。

（9）严重的心脑血管系统疾患、神经精神系统疾患、出血倾向及体质虚弱的患者不宜进行淀粉浴治疗。

（六）个人经验

1. 皮肤瘙痒症

症见皮肤干燥粗糙、脱屑伴瘙痒，可伴抓痕、血痂，局部湿疹样变。可用淀粉浴。

2. 银屑病

症见皮疹色淡，鳞屑较多，病程较久的血虚风燥型，可用淀粉浴。

3. 湿疹

症见皮损肥厚粗糙、脱屑，表面有抓痕、血痂，颜色暗红或色素沉着，阵发性瘙痒，血虚燥型湿疹，可用淀粉浴。

4. 结节性痒疹

症见皮肤暗褐色结节，表面粗糙，质地坚硬，瘙痒剧烈。可用淀粉浴。

淀粉浴具体操作：材料为医用淀粉、浴桶、一次性浴桶套，清洁浴桶，套上一次性浴桶套，将医用淀粉250g加入温水（水温37~38℃）约150L，混匀，水位至患者坐浴时的双乳连线水平，每日1次，每次15~20分钟，浴毕不用清水冲洗，仅用清洁干毛巾轻轻擦拭，使部分淀粉附着于皮肤上，疗程4周。

第五章 临床验案

一、热疮

热疮是指发热后或高热过程中在皮肤黏膜交界处所发生的急性疱疹性皮肤病。热疮自古即已存在，见于《圣济总录》："热疮本于热盛，风气因而乘之，故特谓之热疮。"中医文献中又名"热气疮"，俗称"火燎疮"。本病以好发于皮肤黏膜交界处的成群小疱为临床特征，多在 1 周后痊愈，但易于复发。男女老幼均可发病，尤以成年人为多。本病相当于西医学中的单纯疱疹。

白教授在临床中发现，发于臀部的单纯疱疹的发病率逐年上升，此型单纯疱疹好发于成年人，尤其是 25~40 岁之间的成年人，皮疹特点为在红斑的基础上，发生细小的水疱，数量较少，愈后有色素沉着。发病前多无发热，常有疲劳等诱因，并伴有神经痛的症状。这类复发型单纯疱疹患者，因为病情常年反复发作，多有较大的精神压力，同时多在疲劳后复发，反映了本病"本虚标实"的证候特点，故在组方用药上，一方面应注意调节情志，可予柴胡、香附、合欢花、首乌藤等疏肝理气、解郁安神；同时应注意顾护脾胃，扶正祛邪，可予炒白术、扁豆、山药健脾化湿，太子参、黄芪益气健脾。

白教授还强调，女性的单纯疱疹应注意与月经的关系。若单纯疱疹发于经前，多有肝郁气滞化火，同时气滞血瘀的病因病机，在组方用药时应注意疏肝理气，活血化瘀解毒，可适当选用柴胡、香附、枳壳、桃仁、红花等。若单纯疱疹发于经期后，多有气血亏虚的病因病机，在组方用药时，可适当选用养血益气之品，例如黄芪、当归、鸡血藤、太子参、菟丝子等。

临诊验案

【基本情况】窦某某，女，30 岁。初诊日期：2014 年 3 月 24 日。

【主诉】臀部反复起水疱 5 年。

【现病史】患者 5 年前臀部起数个水疱伴疼痛，服用"阿昔洛韦分散片" 1 周后水疱逐渐干涸结痂脱落，5 年来臀部疱疹每于月经、劳累或食辛辣后反复发作，发作频率大概 2 个月 1 次，每次发作都服用阿昔洛韦分散片，病情可于 1 周缓解。现症见左侧臀部红斑、水疱，伴水疱部位灼热疼痛。现正处于月经周期的第 9 天，伴有口干、尿频、乏力，大便偏稀，舌尖红，苔薄，脉沉数。

【皮科情况】左臀部 5 个簇集水疱，基底淡红斑片。

【中医诊断】热疮。

【西医诊断】单纯疱疹。

【辨证】气虚邪犯，湿热下注证。

【治法】益气扶正，清热解毒利湿。

【方药】
黄芪 15g	生白术 15g	茯苓 15g	板蓝根 15g
玄参 15g	大青叶 15g	川牛膝 15g	桑枝 15g
连翘 15g	扁豆 30g	生甘草 10g	通草 15g
黄柏 15g			

每日 1 剂，水煎 200ml，分早晚 2 次，饭后 1 小时温服。

二诊（4 月 1 日）：患者诉疱疹已结痂，皮损处仍有灼热感。平时工作压力较大，睡眠欠佳，多梦，大便时干时稀，舌尖红，苔薄，脉细数。

【方药】
柴胡 15g	黄芩 12g	黄柏 12g	连翘 12g
薏苡仁 30g	生白术 15g	山药 30g	莲子心 12g
太子参 15g	草决明 12g	煅牡蛎 30g	生龙骨 30g
生黄芪 12g			

每日 1 剂，水煎 200ml，分早晚 2 次，饭后 1 小时温服。

三诊（4 月 15 日）：患者诉乏力、口干等症状好转，睡眠改善，正值月经第一天，上方去黄芩，加当归 15g。

四诊（5 月 4 日）：患者诉口干、乏力等症状大为减轻，大便成形，追问病史，病情 3 个月未复发。

【按语】患者平时工作压力较大，单纯疱疹发于月经后，部位为臀部，伴随症状有口干、尿频、乏力，大便偏稀，舌尖红，综合患者发病的时间、部位、伴随症状和舌象，辨证属气血不足，湿热下注，本虚标实。治疗时应标本兼顾，在益气扶正基础上，佐以清热利湿。故方中黄芪、生白术健脾益气，振奋阳气以祛邪外出，扁豆、茯苓健脾化湿，板蓝根、玄参、大青叶、连翘解毒，牛膝、通草、桑枝清热利湿，黄柏清热燥湿。二诊时患者疱疹已结痂，但皮损处仍有灼热感，结合大便干稀不调、多梦，结合舌脉，判断患者证型为肝脾不调，气血不足，余毒未消，故治以调肝理脾、清化湿热，方中黄芩、黄柏、连翘解毒除湿，生白术、薏苡仁、山药、莲子心健脾化湿，黄芪、太子参益气健脾，柴胡、龙骨、牡蛎、莲子心疏肝、清肝、安神。三诊时患者诸症好转，减苦寒之黄芩，加当归养血扶正。四诊时距初诊已一月有余，患者单纯疱疹未复发。随访3月，患者未复发单纯疱疹。

二、水痘

水痘是指感染时行疫毒引起的急性出疹性时行疾病，又名水花。临床以发热，皮肤及黏膜分批出现斑丘疹、水疱、结痂，各类疹型同时存在为主要特征。《小儿卫生总微论方·疮疹论》："其疮皮薄，如水泡，破即易干者，谓之水痘。"明确提出了"水痘"命名及疱疹的特点，其疱疹浆液清亮如水，形状椭圆，状如豆粒，故名。又如《医宗金鉴·痘疹心法要诀》记载："水痘皆因湿热成，外证多与大痘同，形圆顶尖含清水，易胀易靥不脓浆。初起荆防败毒散，加味导赤继相从"。指出了水痘的特点和治疗方法。本病相当于西医学中的水痘。

白教授认为水痘为外感时行疫毒所致，故在用药上重用解毒药，常用的解毒药有银花、连翘、大青叶、板蓝根、野菊花、蒲公英、黄芩、黄连，其中板蓝根、大青叶为必用之药，其一解毒，其二凉营，其三利咽，对于高热烦躁者有疗效。水痘和其他病毒性发疹性皮肤病相比，其邪毒多夹有湿邪，故在治疗上还要注意利湿，常用的利湿药有滑石、薏苡仁、车前草。同时可加白术、茯苓，既健脾顾护正气，又渗湿化湿。

此外，白教授还发现现阶段成人水痘的发病率逐年升高，成人水痘的全身症状较重，在发疹前就出现高热，高热持续数天，容易并发脑炎肺炎等，要引起重视，必要时给予对乙酰氨基酚等退热药，同时足量、尽早的给予抗病毒药。成人水痘患者的头痛症状多随发热的减轻而消失，但临床中发现咽痛、下颌淋巴结肿痛等症状持续时间较长，必要时可同时给予头孢类抗生素联合用药，能收到不错的效果。

临诊验案

【基本情况】李某某，女，25岁。初诊日期：2009年9月18日。

【主诉】发热3日，全身起红斑、水疱1日。

【现病史】患者2周前有带状疱疹患者接触史，3日前自觉乏力、恶寒、周身酸痛，测体温38.8℃，自行服用维C银翘片，发热未缓解，1日前面部出现红斑水疱，逐渐发展至躯干、四肢。现症见：周身起水疱、红斑，轻痒，伴有发热、头痛、咽痛、乏力、纳差、下颌部淋巴结肿痛，肌肉酸痛，小便黄，大便干。舌尖红，苔黄腻，脉浮数。

【皮科情况】头皮、面颊、躯干、四肢多发米粒至黄豆大小的丘疱疹、水疱，基底炎性红晕，以面部及躯干部为重，水疱疱液澄清，部分水疱疱液混浊成脓疱。

【中医诊断】水痘。

【西医诊断】水痘。

【辨证】热毒夹湿，邪犯气营。

【治法】清热凉营解毒，佐以利湿。

【方药】

银花 12g	连翘 20g	板蓝根 15g	大青叶 15g
蒲公英 15g	牛蒡子 15g	栀子 12g	马齿苋 30g
玄参 15g	苏叶 10g	泽泻 15g	生薏仁 30g
竹叶 10g	防风 12g	生白术 30g	茯苓 15g

每日 1 剂，水煎 200ml，分早晚 2 次，饭后 1 小时温服。

二诊（9 月 25 日）：患者发热已退，头痛、全身肌肉酸痛症状消失，精神好转，仍感咽痛，躯干、四肢、头面大部分水疱已结痂，没有新发红斑水疱。上方去防风、苏叶，加锦灯笼 10g、土茯苓 20g。1 周后电话随访，痊愈停药。

【按语】患者为成年水痘，病势多较幼儿水痘为重，全身症状明显，并容易产生并发症，故应快速投以中药清热解毒凉营利湿。方中银花、连翘疏风清热解毒，苏叶、防风祛风透邪，板蓝根、大青叶、蒲公英、马齿苋、栀子、玄参清热解毒并凉营，生白术、茯苓、生薏苡仁健脾渗湿，牛蒡子既解毒利咽又透疹，竹叶、泽泻清热利湿，生甘草和中解毒，药证相应，得以迅速扭转病势，患者 1 周后复诊时全身症状大部分已消失，仍感咽痛，水疱已结痂，故去苏叶、防风，加锦灯笼清利咽喉，土茯苓化湿解毒。

三、蛇串疮

蛇串疮是指皮肤上出现成簇水疱，多呈带状排列，痛如火燎的急性疱疹性皮肤病。因多发生于腰胁部，皮损色红，带状分布，故中医文献中又称"缠腰火丹""火带疮"等。多数患者愈后很少复发，多发于成年人，老年人病情尤重。本病相当于西医学中的带状疱疹。

白教授在治疗过程中，强调以下4个"重视"：①重视引经药：发于头面者加牛蒡子、野菊花，目干目涩者加珍珠母、钩藤、草决明，发于下肢者加木瓜、牛膝、苍术、黄柏。②重视以通为补：带状疱疹初期，邪气实而正气未虚，此期应以攻为治，以通为补，尤其是对于大便较干而疼痛剧烈的患者，可投以大柴胡汤，重用大黄，推陈致新，以通为补。③重视虫类药的使用：蛇串疮最多见于老年人，病程多较长，疼痛经久不愈。老年人本身气血亏虚，久病正气虚弱，正不胜邪，故毒邪不能外达，留于经络之间迁延难愈，故应重视通络药物的使用，如蜈蚣、地龙、全蝎，以通络化瘀，搜风剔邪。同时，虫类药多耗伤阴液，所以可再加单味麦冬以顾护阴液。④重视补益药物的应用：蛇串疮初期在清热解毒药物基础上，适当配伍健脾益气药物如党参、白术、茯苓，可振奋人体阳气，托毒外出，缩短病程；蛇串疮中后期则重用黄芪、党参等，配伍活血化瘀药物，可推动气血运行，减轻患者的疼痛。

对于头面部皮损或者合并自身免疫缺陷的患者，皮疹症状一般较重，红斑、水疱的范围较广，可迅速发展为脓疱，疼痛较为剧烈，甚至出现亨特综合征症状时，在及时应用常规抗病毒、营养神经药物的基础上，可酌情应用小剂量的糖皮质激素（如泼尼松每天30mg，口服1周），亦可收到较好疗效。

临诊验案

病案1

【基本情况】何某某，女，76岁。初诊日期：2015年1月6日。

【主诉】左侧胁肋部起红斑水疱伴疼痛2个月余。

【现病史】患者2个月前因左侧胁肋部发现红斑、水疱伴疼痛就诊于外院，诊断为带状疱疹，予阿昔洛韦静脉滴注，甲钴胺肌注，阿昔洛韦乳膏外用2周后，水疱逐渐干涸结痂，但疼痛一直持续，影响正常生活。现症见：患者左侧胁肋部针扎样疼痛，食欲较差，进食量少，精神萎靡不振，大便偏干，2日1次，舌暗，苔腻，脉沉细。

【皮科情况】左侧胁肋部遗留炎症后淡褐色色素沉着，轻微脱屑。

【中医诊断】蛇串疮。

【西医诊断】带状疱疹。

【辨证】气阴两虚，瘀阻脉络。

【治法】益气养阴，活血通络。

【方药】生黄芪 12g　　太子参 15g　　玄参 15g　　黄芩 12g

白芍 15g	丹参 15g	红花 12g	三七粉 3g
全虫 10g	桔梗 12g	没药 12g	百合 15g
炒麦芽 12g	熟军 10g	生甘草 20g	

每日 1 剂，水煎 200ml，分早晚 2 次，饭后 1 小时温服。

二诊（2015 年 1 月 13 日）：患者诉疼痛减轻五成，精神好转，食欲好转，可安静入睡。上方加蜈蚣 1 条、青皮 12g。

三诊（2015 年 1 月 27 日）：患者诉前诊后因与家人争吵患处疼痛加重，且服中药后胃疼，大便干稀不调，乏力。舌淡暗，苔白，脉沉细。处方调整如下。

【方药】
生黄芪 12g	太子参 12g	柴胡 12g	郁金 12g
丹参 20g	生白术 15g	没药 12g	三七粉 3g
陈皮 12g	红花 12g	砂仁 6g	桔梗 12g
丝瓜络 10g	川芎 12g	干姜 6g	

每日 1 剂，水煎 200ml，分早晚 2 次，饭后 1 小时温服。

四诊（2 月 10 日）：患者诉药后无不适症状，疼痛较前大为减轻，可睡整宿觉，每日时有阵痛约 5~6 次，约半分钟可自行缓解。上方加白芍 15g 继服 14 剂。1 月后电话随诊诉疼痛消失，未再复诊。

【按语】患者蛇串疮发于胁肋部，因损伤周围神经脉络而疼痛。患者为老年女性，素体体弱，且精神萎靡不振，大便偏干，均为气阴不足之象，气阴不足，故疼痛经久不愈。白教授以益气养阴，活血通络立法。首诊方中生黄芪振奋阳气，太子参益气养阴，玄参滋阴，黄芩清解余热，白芍缓急止痛，丹参、红花、没药、三七、熟大黄活血化瘀，全虫、桔梗通络，百合安神，炒麦芽顾护脾胃，生甘草调和诸药，全方共收益气养阴，活血通络的作用。二诊时患者疼痛减轻一半，加青皮 12g 理气止痛，蜈蚣 1 条加强活血通络的作用。但三诊时患者因情绪波动疼痛有所反复，白教授立法以疏肝理气，活血通络。方中生黄芪振奋阳气，太子参益气养阴，柴胡配郁金、陈皮疏肝理气止痛，丹参、红花、没药、三七、川芎活血通络，桔梗配丝瓜络通络，白术、砂仁、干姜顾护脾胃。四诊时患者疼痛大为减轻，加白芍养血柔肝止痛。

病案 2

【基本情况】闫某某，女，53 岁。初诊日期：2016 年 4 月 14 日。

【主诉】左侧胸腹部水疱伴疼痛半月余。

【现病史】患者半月前生气及劳累后出现左侧胸腹部水疱，伴烧灼样疼痛，未予处理。此后水疱逐渐加重，疼痛甚，夜间不能安睡，遂就诊于我科。刻下症见：患者胸腹部起红斑水疱，伴剧烈疼痛，心烦，急躁欲哭，口苦，饮食及睡眠欠佳，大便尚可。舌暗红苔黄腻，脉弦数。

【皮科情况】左侧乳房下、胸背部潮红水肿性斑片，其上簇集水疱、脓疱，呈单侧带状分布；部分水疱破溃，形成脓痂，浅表溃疡。

【中医诊断】蛇串疮。

【西医诊断】带状疱疹。

【辨证】肝郁气滞证。

【治法】疏肝解郁，清热解毒。

【方药】柴胡疏肝散加减。

柴胡 15g	白芍 15g	郁金 15g	黄芩 12g
炒枳壳 15g	丹参 15g	红花 15g	三七粉 3g
赤芍 15g	青皮 15g	香附 12g	生甘草 15g
牡丹皮 15g	黄连 12g	蒲公英 15g	生黄芪 12g
远志 15g			

每日 1 剂，水煎 200ml，分早晚 2 次，饭后 1 小时温服。

【外治】皮疹局部予生理盐水清疮，配合半导体激光治疗。

二诊（2016 年 4 月 20 日）：患者自诉皮疹疼痛较前减轻三成，情绪改善，睡眠及饮食较前改善，舌暗红苔白。查体见原有皮疹处水疱干涸、结痂，无明显浅表溃疡。调整方药如下。

【方药】
柴胡 15g	郁金 15g	白芍 30g	香附 12g
丝瓜络 12g	丹参 30g	三七粉 3g	全蝎 12g
生白术 15g	红花 12g	陈皮 12g	生黄芪 15g
桑寄生 15g	川芎 15g	首乌藤 30g	

每日 1 剂，水煎 200ml，分早晚 2 次，饭后 1 小时温服。

三诊（2016 年 4 月 27 日）：患者自诉皮疹疼痛较前显减轻约五成，皮疹处触痛明显，睡眠及饮食可，二便调，舌暗红苔白。

【方药】前方减生白术、陈皮、桑寄生，加香附 20g、桃仁 12g、全蝎 15g、煅牡蛎 30g、地龙 15g，水煎服，日 1 剂，分 2 次饭后服。

后因患者自行外出旅游，未再来诊。

当代中医皮肤科临床家丛书（第三辑）

白彦萍

【按语】该患者情志内伤，过度劳累为本病的诱发因素。情志内伤，肝气郁结，久而化火，肝经火毒壅聚；形劳伤脾，脾失健运，蕴湿化热，湿热蕴毒；或内有湿热兼感毒邪，致使湿热火毒循经外发肌肤而发病。故治宜疏肝解郁，解肝经火毒，清脾胃湿热。方拟柴胡疏肝散加减。方中以柴胡功善疏肝解郁；香附理气疏肝而止痛；红花、丹参、三七、赤芍活血行气以止痛；青皮、炒枳壳理气行滞；白芍、生甘草养血柔肝，缓急止痛；生甘草、蒲公英、黄芩、黄连清热燥湿解毒；郁金疏肝解郁，行气止痛；生黄芪扶正驱邪，托毒外出；远志养心安神，消肿疗疮。二诊患者疼痛减轻，皮疹好转，情绪、睡眠均较前改善，皮疹触痛明显，证属湿热蕴脾，气滞血瘀，不通则痛，故治宜健脾除湿，活血化瘀，行气止痛，加以滋养肝肾。方中较前加生白术健脾除湿，桑寄生补益肝肾，川芎行气活血止痛，全蝎通络祛风止痛。三诊患者自诉疼痛明显减轻，但仍有轻微疼痛，故证属气滞血瘀，较二诊方中减生白术、陈皮等燥湿之品，加香附，全蝎加量，加强行气通络止痛之功，地龙通经活络，丹参、桃仁活血化瘀，煅牡蛎重镇安神。

四、扁瘊

扁瘊是一种多发于手背、面部，形状扁平的皮肤良性赘生物，多发于中青年妇女。皮损表现为针头至芝麻大的扁平丘疹，一般无自觉症状，有时有轻度瘙痒感，皮疹逐渐增加，病程缓慢，自身传染。在古代文献中属于"疣"的范围。本病相当于西医学中的扁平疣。

白教授认为面部的扁瘊，原则上不做冷冻治疗，以免局部出现水疱从而继发感染，遗留色素沉着。中医药治疗扁平疣在疗效和预防复发上都是有优势的。临床多采用紫蓝方（张志礼老先生验方）化裁应用，紫蓝方组方为紫草、板蓝根、大青叶、马齿苋、红花、赤芍、生薏仁，其中板蓝根、大青叶、马齿苋清热解毒，红花、赤芍、紫草活血凉血，生薏仁清热解毒的同时健脾化湿，已达到消疣目的。在临床实践中，香附、木贼也是治疣的验药，内服外用均可。

白教授在临床中重视黄芪在治疗扁瘊上的应用，认为扁瘊的发生，多是人体本身正气不足，气血失和，邪毒乘虚结聚而成，尤其是泛发型扁平疣，更是有正气亏虚的病机存在，故在治疗中要适当应用黄芪，一方面益气扶正，一方面托毒外出，对于虚象明显者，可用到 30~50g。

临诊验案

【基本情况】黄某某，女，38 岁。初诊日期：2015 年 1 月 29 日。

【主诉】右侧颜面部起褐色皮疹半年。

【现病史】患者半年前无明显诱因，右侧颜面部散发 3 个淡褐红色皮疹，无痛痒，就诊于某医院，诊断为粉刺，予环丙沙星凝胶外用，后丘疹逐渐增多、密集发于右侧颜面。现症见：右侧面颊褐色皮疹，无症状。平素自觉口干口渴，常感疲惫，因工作压力较大入睡困难，面色较晦暗，食欲尚可，二便正常。舌淡红，苔薄黄，脉沉弦。

【皮科情况】右侧颜面多发数十个针尖至小米粒大小淡褐色丘疹，表面光滑。

【中医诊断】扁瘊。

【西医诊断】扁平疣。

【辨证】邪毒蕴肤，气血不足。

【治法】疏风清热，解毒散结，佐以益气。

【方药】紫蓝方加减。

黄芩 12g	马齿苋 30g	板蓝根 12g	紫草 12g
生薏苡仁 30g	炒白术 15g	防风 12g	香附 12g
木贼 12g	煅牡蛎 30g	牛蒡子 15g	生黄芪 20g
升麻 12g			

每日 1 剂，水煎 200ml，分早晚 2 次，饭后 1 小时温服。

【外治】皮疹处外用 0.025% 维 A 酸乳膏。

二诊（2 月 12 日）：患者面色渐润，扁瘊已见稀疏，上方中黄芪增至 30g 加大益气扶正的力度。

三诊（3 月 5 日）：患者扁瘊显著减少，面色红润，睡眠质量提高。上方加当归 12g，养血活血。

【按语】本案中患者证属邪毒蕴肤，此为标；但又见患者形体消瘦，乏力等气血亏虚之象；以及中阳不足，阳气不能上荣而面色晦暗，此为本。故本案病机为气血不足，邪气乘虚结聚，扁瘊发于颜面，治当清热疏风解毒基础上，佐以益气扶正，标本同治。全方以张志礼验方紫蓝方为基础，方中马齿苋、板蓝根、紫草、薏苡仁和黄芩解毒，香附、木贼为治疣验药，防风驱散外邪，白术佐黄芪益气固本，扶正解毒，煅牡蛎平肝潜阳、安神助眠，牛蒡

当代中医皮肤科临床家丛书（第三辑）　白彦萍

子、升麻既清热解毒，又引药上达于颜面。全方共奏扶正祛邪的功效，达到消疣的目的。

五、风痧

风痧是一种皮肤细疹如痧的急性发疹性传染病。又名风疹。《医门补要·小儿叠发风疹》："小儿乃脆嫩弱质，淫风疬气。每能侵犯而发风疹，壮热咳嗽，鼻塞作呕，眼如含泪，烦躁易啼，身现似针尖红点，此名风疹。"指出了风疹的病因和发病特点。本病以发热、全身发疹、耳后枕骨下淋巴结肿大为临床特征，易发于冬春季节。本病为传染病，可在学校等公共场所传染流行。本病相当于西医学中的风疹。

白教授认为该病治疗需注意辨别病位在卫分、气分还是营分，如果发热轻，疹点淡红、稀疏说明邪毒较浅，仅犯于肺卫；若发热重，疹点密集，颜色鲜红或紫暗，说明邪毒较深，已入气营。风疹早期，注重以清热解毒凉血，在组方中重视应用银花、连翘、黄芩、玄参、北豆根、牛蒡子、桔梗等清热解毒之品，同时要注意应用生地、牡丹皮、赤芍、生槐花、大青叶等入血分凉血的药物。后期应注意益气养阴，风疹后期，热退疹消，机体耗伤气阴，可出现咽干、乏力等症状，此时应注意益气养阴之品的应用，在方中加入沙参、麦冬、石斛等养阴之品。

临诊验案

【基本情况】王某某，男，35岁。初诊日期：2015年3月7日。

【主诉】发热2日，全身起红色斑疹1日。

【现病史】患者2日前自觉乏力、疲倦、发热、头痛、食欲减退，测体温38℃，自行服用感冒清热颗粒，症状没有明显缓解，1日前面部颈部出现针尖大小的红色皮疹，逐渐扩展至躯干、四肢。现症见：周身红疹，轻痒，伴有高热、头痛、咽痛、乏力、食欲减退、肌肉酸痛、小便黄、大便干。舌红，苔黄，脉数。

【皮科情况】患者周身密集针尖大小的红色皮疹，躯干部皮疹尤为密集，疹色鲜红，融合成片，眼结膜充血明显，颊黏膜未见异常，耳后淋巴结肿大，

实验室检查：查血常规示白细胞总数降低，淋巴细胞减少，嘱患者至地坛医院检测血液特异性IgM抗体，结果示风疹病毒感染。

【中医诊断】风痧。

【西医诊断】风疹。

【辨证】毒炽气营证。

【治法】清气凉营解毒。

【方药】

水牛角 20g	生石膏 20g	生地 15g	牡丹皮 15g
连翘 20g	银花 15g	大青叶 15g	板蓝根 15g
蒲公英 15g	升麻 12g	黄芩 12g	黄连 12g
牛蒡子 15g	生麦芽 12g	生甘草 10g	

每日 1 剂，水煎 200ml，分早晚 2 次，饭后 1 小时温服。

5 日后追访患者已热退疹消。

【按语】患者属成人风疹，疹色鲜红，皮疹密集，全身症状又比较明显，高热持续，舌红苔黄脉数，辨证属于风疹重症，毒炽气营，故宜投以清热解毒凉血之品，避免并发症的产生。方中水牛角、石膏、生地、牡丹皮、清热凉血，清气分热；银花、连翘疏风解表、清热解毒，使营分热邪向外透达；升麻、牛蒡子解毒透疹；黄芩、黄连、大青叶、板蓝根、蒲公英清热解毒；生麦芽生发胃气，避免寒凉药物过伐胃气；生甘草调和诸药。全方共收清气凉营解毒的功效。

六、黄水疮

黄水疮是一种常见的化脓球菌浅表感染引起的传染性皮肤病。其皮损为丘疹、水疱或脓疱，易破溃而结成脓痂。能够通过接触传染，蔓延迅速，可在儿童中流行。黄水疮自古即已存在，又称滴脓疮，出自《洞天奥旨》，书中指出："黄水疮又名滴脓疮。其言脓水流到之处，即便生疮，故名之。"后世医籍还称本病为香瓣疮、天疱、烂皮野疱等。《疮疡经验全书》称："此疮之发不分老幼，皆由受酷暑热毒之气，蒸入肌肉，初生一疱，渐至遍体，浸烂无休，合家相染。"本病相当于西医的脓疱疮。

白教授强调治疗该病需辨清急缓。黄水疮急性期，多数患者以湿热为主证，治病求本，临床注意清热利湿解毒，应用通草、滑石、车前草、栀子、茵陈、泽泻、绵萆薢等药物。病程迁延或反复发作者，多属正虚邪恋，治疗应扶正祛邪。《外科精义》指出"治诸疮溃后，脓多内虚"，注意托里法在治疗黄水疮中的应用，在临床中可予托里黄芪汤加减，运用茯苓、人参、官桂、黄芪、五味子等补益药物。

此外，白教授强调治疗中需顾护脾胃。治疗黄水疮避免不了重用清热药物，而清热药物多伤脾胃，脾胃为后天之本，应注意顾护脾胃，尤其是小儿脾常不足，治疗用药不宜过于苦寒，要兼顾调理脾胃，可加以山药、鸡内金等调护脾胃之品。

临诊验案

【基本情况】李某某，女，8 岁。初诊日期：2015 年 1 月 23 日。

【主诉】颜面部、双手泛发脓疱 3 天。

【现病史】患者 3 天前颜面部、双手泛发粟粒大小黄色脓疱，1 天前脓疱增大至黄豆大小，疱内黄色清澈内容物。舌红，苔黄，脉滑数。

专科检查：颜面部、双手泛发黄豆大小黄色脓疱，内容物色黄、清澈，疱底部有半月形黄色沉淀，疱周有红晕。

【中医诊断】黄水疮。

【西医诊断】脓疱疮。

【辨证】风湿相搏证。

【治法】祛风除湿解毒。

【方药】升麻解毒汤加减。

升麻 10g 　　白芷 10g 　　黄芩 10g 　　连翘 12g

当归 12g 　　牛蒡子 10g 　　黄芪 12g

7 剂，每日 1 剂，水煎 400ml，分早晚 2 次，饭后 1 小时温服。

【外治】马齿苋 30g，蒲公英 30g，野菊花 30g，蜂房 9g。

每日 1 剂，水煎 2000ml，外洗。

多黏菌素 B 软膏外用。

二诊（1 月 30 日）：患者皮损结痂，部分痂皮脱落，无新发皮损。舌红，苔薄黄，脉滑数。

上方 7 剂，继服。后患者未再复诊。

【按语】患者为幼童，为稚阳之本，肌肤娇嫩，热毒、风邪易于乘隙而入，客于肌表，肌热与脾湿互结而发黄水疮。治应祛风除湿解毒为主，兼以扶正，方显功效。方中升麻、连翘、牛蒡子清热解毒，白芷化胃肠湿浊，黄芩清上焦热邪，黄芪益气扶正、托毒外出，当归养血，全方共收祛风除湿，扶正解毒的功效。大便燥结伴有食滞者加焦槟榔、枳壳或焦三仙；心烦、口舌生疮者加黄连、栀子；小便短赤者加灯心草、竹叶。

七、疖、有头疽

疖是一种生于肌肤浅表部位，以局部红、肿、热、痛，突起根浅，肿势局限，脓出即愈为主要表现的急性化脓性疾病。有头疽是发生在肌肤间的急性化脓性疾病，其特点是初起皮肤上即有粟粒样脓头，焮热红肿疼痛，迅速向深部及周围扩散，脓头相继增多，溃后状如蜂窝，好发于项、背等皮肤厚韧之处。疖相当于西医学中的毛囊炎或者疖，有头疽相当于西医学中的痈。

白教授认为"邪之所凑，其气必虚"，在治疗本病时，除了应用清热解毒除湿之药，还要注意益气固表，部分阴虚患者注意养阴清热。而正虚之中又以气虚多见，易反复发作，治病求本，当扶正祛邪，以扶正为本，重用黄芪、党参、山药、麦冬、五味子等益气养阴药物。其中黄芪可用到30~60g以扶正固本，人参功能开阖，可助表药领外邪从内而解，现多用党参或太子参代替，可用到15~30g。

对多发性疖病久治不愈者，注意活血化瘀。多发性疖病以内郁湿火，外感风邪者居多，治疗上以祛风清热利湿为法，但风湿已去，久治不愈者，必有瘀证，须细察舌脉，寻找佐证，若舌质暗红或边有瘀点，可投以大剂活血化瘀之品，使血行毒散，瘀祛毒尽。

白教授注重引经药使用，不同部位加入不同的引经药，以求药力可直达病所。如发于上部者，加升麻、银花、牛蒡子；发于中部者，加龙胆草、黄芩、栀子；发于下部者，加牛膝、车前子、黄柏。

此外对于疖病的皮外科换药，要根据疖病的发展转化过程，初期箍毒消肿，中期提脓祛腐，后期扶正生肌。

临诊验案

【基本情况】韩某某，男，19岁。初诊日期：2013年12月23日。

【主诉】头面反复生疖肿3个月余。

【现病史】患者3月前开始无明显诱因头面部反复发生疖肿，头部、颈部、面部游走不定，微红，压痛，口服连翘败毒散可以缓解。患者自诉平素喜食肥甘厚味。现症见：头面部多发疖肿，微疼痛，口渴，大便干，小便短赤，舌质红，苔黄，脉数。

【皮科情况】颈部、面部散在红色、暗红色炎性丘疹、脓头。

【中医诊断】疖。

【西医诊断】毛囊炎。

【辨证】热毒湿蕴证。

【治法】清热解毒除湿。

【方药】五味消毒饮加减。

<table>
<tr><td>金银花 20g</td><td>野菊花 12g</td><td>地丁 12g</td><td>蒲公英 12g</td></tr>
<tr><td>天花粉 12g</td><td>连翘 12g</td><td>马齿苋 15g</td><td>防风 12g</td></tr>
<tr><td>白术 15g</td><td>生甘草 10g</td><td></td><td></td></tr>
</table>

每日 1 剂，水煎 200ml，分早晚 2 次，饭后 1 小时温服。

【外治】多黏菌素 B 软膏，日 2 次。

二诊（2013 年 12 月 30 日）：患者皮损好转，新发皮损减少，破溃处结痂。上方加黄芪 15g，五味子 12g，继服。

【按语】患者青年男性，平素喜食肥甘厚味，结合舌脉应属热毒湿蕴证，治应清热解毒除湿，可辅以健脾药物，并嘱其清淡饮食。七情六淫，饮食起居皆可为致病原因，临床上要注意问诊详尽，方可引导患者避风寒，节饮食，调节情绪，去除病因。组方以五味消毒饮为基本方清热解毒，加天花粉清热泻火，连翘、马齿苋清热解毒，防风祛风胜湿，生白术健脾渗湿，生甘草和中解毒。二诊加黄芪托毒外出，久病及阴，五味子滋阴。

八、流火

流火是一种皮肤突发片状红肿，色如丹涂脂染的皮肤病。好发于下肢、颜面。我国隋代医家巢元方在《诸病源候论》首先提出丹毒病名，书中记载："丹者，人身忽然燉赤，如丹涂之状。"指出其发病部位"或发于手足，或发于腹上"。本病相当于西医学的丹毒。

白教授认为丹毒急性期要从火毒论治，兼顾湿热。丹毒起病以局部红肿热痛为主要表现，加之发病急骤，具有火毒的性质，须以泻火解毒为法。临床上如果表证不明显，主要用犀角地黄汤、黄连解毒汤清解气血之热毒。如果表证兼见较为明显，则用普济消毒饮、牛蒡解肌汤等在清热解毒的基础上配合疏散卫分之温热。以上处方均可选择配伍紫花地丁、败酱草、板蓝根、忍冬藤、虎杖、白花蛇舌草、蜂房、土茯苓等具有清热泄火解毒的药物。同时，下肢丹毒湿热多兼见，因有湿邪从而缠绵难愈或反复发作，故清热利湿为常配之法，可选用甘露消毒丹、龙胆泻肝丸、三妙丸、三仁汤等。

而慢性丹毒症状多不明显，常反复发作，病情进展缓慢，患肢肿胀不甚，局部皮肤色素沉着较明显，疼痛；或肿胀明显，甚至出现象皮腿，此外可见舌红或紫暗，苔黄，脉弦等。慢性丹毒反复发作，多因患者素体虚弱，正气不足则气虚邪恋，是故慢性丹毒的治疗当以益气利湿、化瘀通脉为主，主要用黄芪、川芎、桃仁、红花、当归等，因丹毒患者多素体血热，故还应当配伍清热凉血之品，如赤芍、牡丹皮之类；久病多入络，故重用虫类药如山甲、水蛭、地龙、土鳖虫等以加强通络作用。部分患者下肢肿胀明显，治以温经通络、益气活血、健脾利湿，方用：肉桂、桂枝、牛膝、桃仁、红花、鸡血藤、当归、赤芍、黄芪、党参、茯苓皮、白术、甘草。必要时加防己、车前子、薏苡仁、冬瓜皮等利水除湿退肿。

白教授还强调，对于丹毒患者，临床教育很关键。很多患者下肢患丹毒后仍喜用热水烫洗，这就增加了进一步感染的风险，应嘱患者避免此类行为。

临诊验案

【基本情况】严某某，男，27 岁。初诊日期：2014 年 9 月 6 日。

【现病史】患者 2 周前无明显诱因于右小腿外侧出现手掌大水肿性红斑，疼痛明显。发热 38.5℃，予头孢等抗炎药治疗后疼痛减轻，但红斑不消，水肿不退。现症见：右小腿皮疹，红肿热痛，伴小便短赤，大便黏腻不爽，舌红，苔黄腻，脉滑数。

【皮科情况】右小腿外侧手掌大水肿性红斑，边界清晰，皮温高，触之疼痛。

【中医诊断】流火。

【西医诊断】丹毒。

【辨证】湿热蕴结，瘀阻经络证。

【治法】清热祛湿，化瘀通络。

【方药】四妙散加减。

苍术 30g	黄柏 15g	牛膝 15g	忍冬藤 30g
赤芍 15g	泽泻 15g	车前草 15g	牡丹皮 30g
当归 15g	生甘草 15g	茅根 15g	龟甲 30g
鸡血藤 30g	莪术 15g	地龙 15g	桑枝 15g

每日 1 剂，水煎 200ml，分早晚 2 次，饭后 1 小时温服。

【外治】芙蓉膏每日 1 次。

二诊（9 月 13 日）：患者皮损面积未扩大，皮损颜色变暗，水肿稍减，疼痛缓解四成。上方加冬瓜皮30g，乳香12g。

【按语】患者青年男性，形体较胖，平素喜食肥甘厚味，助湿生热，湿热下行，与瘀互结，发为丹毒。故治以清热祛湿，化瘀通络。方中苍术、黄柏、牛膝清热利湿，泽泻、车前草、桑枝利湿通络，金银藤清热通络，鸡血藤、当归、莪术、地龙养血活血通络，牡丹皮、赤芍、茅根清热凉血，龟甲软坚散结，全方共收清热祛湿，化瘀通络之效。二诊时患者症状减轻，加冬瓜皮清热祛湿消肿，乳香逐瘀止痛。

九、脚湿气、鹅掌风

脚湿气是指真菌侵犯足部表皮所引起的皮肤癣菌感染。俗称脚气，与中医文献中的臭田螺、田螺疱类似。《医宗金鉴·外科心法》臭田螺记载："此证由胃经湿热下注而生。脚丫破烂，其患甚小，其痒搓之不能解，必搓至皮烂，津腥臭水觉疼时，其痒方止，次日仍痒，经年不愈，极其缠绵。"鹅掌风是指真菌侵犯手掌所引起的皮肤癣菌感染。二者相当于西医学中的手足癣。

白教授认为手足癣，通常以外用药治疗为主，然有时单用外洗药物往往难以根治，原因是用外洗药只能一时性控制症状，而真菌并未杀死，容易复发。中医治疗多以祛风燥湿、杀虫止痒为主，虽有较好的临床疗效，但也易复发。必要时配合内服中药，辨证施治，可取得显效。

白教授还强调该病应注意皮损的主要表现再用药。若渗液明显可在外用药物之后扑煅石膏粉以加强燥湿之功；若指（趾）间糜烂可使用棉球隔开，使得通风透气以防止继发感染。若病情严重必要时也可配合口服抗真菌药物；若继发细菌感染时应采用抗菌药物治疗；若继发癣菌疹时应在积极治疗活动病灶的同时进行抗过敏治疗。

此外参考部分中药的现代药理研究，如白头翁、黄柏、丁香、乌梅、知母、地肤子、苦参、黄连、丹参、蛇床子、茵陈、牡丹皮、土槿皮都是经过现代研究证明对真菌有杀灭或抑制作用的中药，在外洗药中可酌情应用。

临诊验案

【基本情况】范某，女，59岁。初诊日期：2015年1月2日。

【主诉】双足部皮肤反复水疱伴瘙痒1年，加重2周。

【现病史】患者1年前于公共澡堂洗澡后双足底出现散在小水疱，后右足4～5趾间浸渍发白，瘙痒难忍，曾于外院就诊，诊断为足癣，外用达克宁、华佗膏、皮炎平及中药外洗有效，但病情反复。现症见双足底水疱，部分足趾间流水，伴瘙痒难忍。纳可，眠安，二便调。舌质红，苔薄黄，脉细数。

【皮科情况】双足跖可见多处成片米粒大小水疱，疱液清，壁厚发亮，基底潮红，右足 4～5 趾间皮肤糜烂渗出、浸渍发白，趾间散发臭味。

【中医诊断】脚湿气。

【西医诊断】足癣。

【辨证】风湿毒聚证。

【治法】清热利湿，祛风杀虫。

【方药】三妙丸加味。

黄柏 12g	苍术 15g	牛膝 10g	防风 15g
银花 15g	紫花地丁 15g	土茯苓 20g	甘草 10g
苦参 12g	白鲜皮 12g		

每日 1 剂，水煎 200ml，分早晚 2 次，饭后 1 小时温服。

【外治】土槿皮 40g，地肤子 40g，苦参 40g，丁香 40g，马齿苋 40g，日 1 剂，水煎 2000ml，泡洗。

嘱不混穿鞋袜，临睡前洗脚，袜子煮沸消毒。

二诊（1 月 9 日）：患者诉瘙痒减轻，足跖水疱数目减少，足趾间浸渍流水减轻，舌质淡红，薄黄苔，脉细数。继续上方内服及外用。

三诊（1 月 16 日）：患者诉瘙痒不明显，双足皮损干燥，足底脱屑，趾间部分皲裂。改为湿毒清片内服养血祛风，外洗方去掉马齿苋，加用紫草 30g 取其杀菌之效。

【按语】患者因风、湿、热浸淫于肌肤，加之虫毒沾染，发为此病，属风湿毒聚证。以三妙丸加味，方中苍术、黄柏、土茯苓健脾利湿解毒，苦参、白鲜皮清热燥湿，金银花、紫花地丁解毒消肿，防风祛风胜湿止痒，牛膝活血化瘀，甘草调和诸药，全方治以清热利湿，祛风杀虫。加之中药外洗，地肤子、土槿皮、苦参、马齿苋清热燥湿、杀虫止痒，丁香亦具有杀菌作用。二诊皮损及伴随症状均好转。三诊养血润燥，祛风止痒，内服湿毒清片，外洗方中加用紫草杀菌，巩固疗效。

十、紫白癜风

紫白癜风是指由球形糠秕马拉色菌引起的浅表皮肤感染。《医宗金鉴·外科心法》记载："此证俗名汗斑，有紫白二种，紫因血滞，白因气滞。总由热体风邪、湿气侵入毛孔，与气血凝滞，毛窍闭塞而成。多生面项，斑点游走，延蔓成片，初无痛痒，久之微痒。"本病相当于西医学中的花斑癣。

白教授认为本病可使用梅花针治疗。花斑癣是由花斑癣菌所致，由于花斑癣菌只寄生繁殖于皮肤角质层内，所以不引起皮肤深层炎性反应。梅花针反复重度叩刺皮部可以疏通经络脏腑之气，从而起到调整恢复皮部功能的作用，叩刺深度达角质层之下使皮肤角质层组织破坏，促使局部组织去陈更新，重刺出血又兼有放血疗法之清热解毒改善局部血液循环的功能，可恢复皮损区的供血及代谢，增强局部皮肤对花斑癣菌的抵抗力。

临诊验案

【基本情况】谢某某，男，39 岁。初诊日期：2014 年 8 月 3 日。

【主诉】躯干部反复斑片 3 年余。

【现病史】患者 3 年前无意中发现后颈部一豆粒大小的褐色皮疹，皮疹数目逐渐增多，因无自觉症状，未予治疗，每年夏季时节复发。

【皮科情况】背部大面积褐色斑片，边界清楚，部分融合成片，部分表面有细小鳞屑，部分色素减退。真菌镜检（＋）。

【中医诊断】紫白癜风。

【西医诊断】花斑癣。

【辨证】风湿热证。

【治法】祛风化湿，杀虫止痒。

【方药】　苦参 30g　　　百部 30g　　　土槿皮 30g　　白鲜皮 30g
　　　　蛇床子 30g　　黄柏 30g　　　地肤子 30g

每日 1 剂，水煎 2000ml，淋洗。

【外治】梅花针叩刺。酮康唑乳膏外涂。

嘱勤洗澡，衣物消毒。

二诊（8 月 10 日）：见皮疹颜色变淡，斑片数目减少，未见鳞屑。治疗方案同上。

【按语】中医认为花斑癣主要由湿热、虫、毒三邪所致，故治宜除湿热、燥湿杀虫。外洗中药方中苦参清热燥湿，杀虫止痒，配伍白鲜皮、土槿皮，使得其作用增强。加上黄柏清热解毒利湿，且燥湿力增强；地肤子苦寒，清热利湿，祛风止痒；蛇床子辛、苦、温，燥湿杀虫，可散寒燥湿，杀虫止痒；百部苦，能解毒、杀虫。全方共奏清热解毒，杀虫止痒之功效。先使用中药外洗,不仅及时清洗了患处,而且使皮肤渗透性增强,有利于酮康唑乳膏的进一步吸收,同时增强了其抗菌疗效。梅花针叩刺,疏通经络脏腑之气,增强了局部皮肤对花斑癣菌的抵抗力。

十一、疥疮

疥疮是由疥螨在人体皮肤表皮层内引起的接触性传染性皮肤病。可在家庭及接触者之间传播流行。临床表现以皮肤柔嫩之处有丘疹、水疱及隧道,阴囊瘙痒性结节,夜间瘙痒加剧为特点。中医文献早有记载,如《诸病源候论·疥候》《外科启玄》《外科正宗》称本病为"疥疮",《医宗金鉴》称"虫疥",其继发感染者,称为"脓窝疥"。本病相当于西医学的疥疮。

白彦萍教授在治疗本病时强调外治法的重要性,认为中药外洗加硫磺软膏外涂治疗效果较好。中药组方:百部30g,苦参30g,苦楝皮10g,蛇床子15g,白鲜皮20g,水煎外洗;颈部以下全身涂抹10%硫磺软膏,儿童注意避免刺激,可用白凡士林软膏稀释成5%浓度,每晚1次。连用3天后洗澡,被褥衣服等污染的物品开水烫煮或暴晒。如果出现全身丘疹、水疱、渗液、糜烂、溃疡、结痂等湿疹样表现时,先予上述中药溶液湿敷,待无渗液时方可外涂药膏。若皮损迁延,可内服除湿胃苓汤加减(炒苍术、厚朴、陈皮、猪苓、泽泻、茯苓、炒白术、滑石、防风、山栀子、木通各9g,肉桂、甘草各3g)。

白教授认为疥多发生在免疫力低下的患者,在治疗方面可根据患者的具体病情配合内服药物,如伴有神疲乏力、声低气短、面色苍白等属气血两虚者可同时予八珍汤内服,如果继发感染出现发热体寒,或伴皮肤脓疱等,可加黄连、黄芩、栀子等清热解毒药。

疥疮传染性强,容易在家族中及密切接触者之间相互传染,因此疥疮要早诊断、早治疗,防止疥疮传染他人;患者所用衣物、所接触衣物等注意烫煮或暴晒。

部分患者会出现疥疮结节,与机体的免疫反应有关,可以通过冷冻结合局部激素药物封闭治疗。

临诊验案

【基本情况】方某某,男,38岁。初诊日期:2014年9月10日。
【主诉】全身发疹伴瘙痒1个月。

当代中医皮肤科临床家丛书(第三辑) 白彦萍

【现病史】患者诉 1 个月前无诱因出现胸腹部丘疹伴瘙痒，渐发展至四肢，就诊于某医院，诊为皮炎，予抗过敏治疗，瘙痒稍减，皮疹仍增多、扩大，瘙痒夜甚。追问病史，此前曾有到外地旅游史，家人近日也出现同样症状。

【皮科情况】躯干、四肢弥漫性分布大小一致的红色丘疹，大量抓痕、血痂，双手指缝可见窦道，可见阴囊结节。疥虫镜检（＋）。

【中医诊断】疥疮。

【西医诊断】疥疮。

【辨证】虫毒郁肤证。

【治疗】祛风杀虫，燥湿止痒。

【方药】百部 30g　　苦参 30g　　苦楝皮 10g　　蛇床子 15g
　　　　白鲜皮 20g

晚上水煎外洗，颈部以下全身涂抹 10% 硫磺软膏，每晚 1 次。连用 3 天后洗澡，家人同治。被褥衣服等污染的物品开水烫煮或暴晒。

二诊（9 月 20 日）：患者诉已无瘙痒，皮疹消退，留色素沉着斑。

【按语】患者中年男性，起因与其到外地旅游，接触被疥虫污染的被褥用具等有关，虫行于皮肤则奇痒难忍，与家人接触后引起家人皆相染易，治疗以杀虫止痒外用药物为主，百部、苦楝皮等外擦洗浴以清除皮肤上的疥虫及虫卵，再予硫磺外涂皮肤并在皮肤及衣物上保留 3 天，所接触衣物等也需消毒烫煮等以彻底杀灭疥虫及虫卵。百部为皮肤科常用中药，有止咳杀虫之功，而研究报道已证实百部良好的杀虫活性，物质基础主要是一些特定结构类型的百部生物碱，其中以百部叶碱类为代表。另外，百部煎液或浸液对多种致病菌及皮肤真菌有抑制作用。苦参为豆科植物苦参的干燥根，是中医临床比较常用的中药之一，味苦、性寒，具有清热燥湿、杀虫、利尿等功效，用于热痢，便血，黄疸，尿闭，赤白带下，阴肿阴痒，湿疹等病，近年研究表明，苦参含有生物碱类、黄酮类、脂肪酸类、挥发油类、氨基酸类等多种化学成分，其中主要化学活性成分为苦参碱、氧化苦参碱、黄酮类等化学成分。苦参的主要药理作用有抗心律失常、抗肿瘤、抗炎、抗病原微生物、抗肝损伤以及对免疫系统和神经系统的调节作用等。

十二、日晒疮

日晒疮是由于强烈日光照射后，暴晒处皮肤发生的急性光毒性反应。中医学最早有类似日光性皮炎的记载，如《外科启玄》曰："三伏炎天，勤苦之人，劳于任务，不惜身命，受酷日晒曝，先疼后破，而成疮者，非血气所生也。"其特点是皮肤暴晒部位焮红漫肿，甚至燎浆起疱，灼热疼痛。多发于盛夏及春末夏初。本病相当于西医的日光性皮炎、多形性日光疹、植物日光性皮炎等。

白教授认为该病在辨证时注意是否夹杂湿邪，如患者素体湿热，即使皮肤表现无渗液、糜烂，也需要加用清热利湿健脾之剂。日晒疮和太阳暴晒有关，阳光属于阳热之毒，临床用药以苦寒清热为主，可以多用生地、黄芩、黄柏、连翘、牡丹皮、金银花、野菊花、青蒿等药内服或外用。患者受太阳暴晒后，出现发热无汗头痛，口渴面赤，舌苔白腻等，面颈部等暴露部位红斑疼痛肿胀，可以口服新加香薷饮（组成：香薷6g、银花9g、鲜扁豆花9g、连翘6g、厚朴6g），红斑肿胀未破者可以外用金黄散绿茶水调后外敷。有研究显示黄芩、绿茶可修复UVA引起的损伤，尤以黄芩的效果更好。在现代药理研究中，青蒿对皮肤光损伤的保护机制逐渐得到证实，青蒿的主要成分青蒿素能够抑制经UVB反复照射后的小鼠表皮中干细胞因子受体（c-KIT）和蛋白酶激活受体-2（PAR-2）的表达，对小鼠皮肤具有光保护作用。

白教授亦强调本病尤需注意防晒，光敏感体质者，即使不是夏季，也需要采取防晒措施，如涂抹防晒霜、戴帽子、打遮阳伞等。轻度日晒伤，外用湿润烧伤膏或六一散，疗效较好。渗液、糜烂处皮损可外用复方黄柏液冷湿敷，收敛止痒效果较好。

临诊验案

【基本情况】胡某，女，30岁。初诊日期：2013年8月8日。

【主诉】面颈部红斑伴瘙痒3年，加重3周。

【现病史】患者3年前到外地旅游出现面颈部红斑丘疹，伴瘙痒，就诊于某医院，诊为日光性皮炎，予抗过敏治疗，外用炉甘石洗剂，症状缓解。时有复发，每年夏季加重。3周前到外地旅游后皮疹加重，面颈部红肿。现症见：局部皮肤灼热，纳可，寐可，大便干，2~3天一行，尿黄，舌红苔黄腻，脉细。

【专科检查】面颈部弥漫水肿性红斑，部分红斑基础上有少量丘疱疹，少量渗液、浆痂；散在结痂、抓痕。

【中医诊断】日晒疮。

【西医诊断】日光性皮炎。

【辨证】湿毒搏结证。

【治法】凉血解毒，清热除湿。

【方药】清热除湿汤加减。

白茅根 30g	生石膏 15g	生地 15g	牡丹皮 10g
龙胆草 10g	连翘 15g	大青叶 15g	车前子(包)15g
薏苡仁 30g	甘草 10g	生大黄 6g	

每日 1 剂，水煎 200ml，分早晚 2 次，饭后 1 小时温服。

【外治】复方黄柏液冷湿敷。每日 2 次，每次 15 分钟。

注意防晒，日中时分尽量不出去，饮食睡眠规律。

二诊（8 月 15 日）：患者瘙痒减轻，面颈部红肿明显减轻，无渗液，大便 1 天一解，上方减去生大黄和白茅根继续服用。外用湿润烧伤膏。

三诊（8 月 25 日）：面颈部红肿消退，有少量脱屑。皮损已痊愈。

【按语】患者素体对光热之毒敏感，病情反复发作 3 年，3 周前因复受光热毒侵袭，致病情加重，出现面颈部红肿、丘疱疹、渗液等湿热之象，伴有大便干、小便黄，当属湿毒搏结证，热重于湿，给予清热除湿汤凉血解毒，清热除湿。方中生石膏、生地、牡丹皮、龙胆草、连翘、大青叶等清热凉血解毒，大黄清热通便，白茅根、车前子、薏苡仁清热利湿。全方共奏清热凉血、解毒除湿之效。加上外用复方黄柏液收敛止痒。二诊，渗液已无，红肿明显减轻，大便已通畅，减去大黄和白茅根。三诊已愈。

十三、席疮

席疮是由于患者身体局部长期受压，影响血液循环，导致皮肤和皮下组织营养缺乏而引起的组织坏死。其特点是好发于易受压和摩擦的部位，如骶尾部、髋部、足跟部、脊背部。轻者经治疗护理可以痊愈，重者局部溃烂，渗流脓水，经久不愈。《外科启玄》说"席疮乃久病着床之人挨擦摩破而成"，《疡医大全·席疮门主论》："席疮乃久病着床之人，挨擦摩破而成，上而背脊，下而尾间，当用马勃软垫……"本病相当于西医学中的褥疮。

白教授在临诊中经常强调，《外科正宗》提到的治疮理论适用于褥疮。提出疮疡发病，责之气血虚弱；疮疡病机，总归气血凝滞；疮疡辨治，注重调理气血，顾护脾胃元气。强调疮赖脾土，要时时兼顾脾胃。褥疮多为"不高不赤，平塌漫者"，"此乃正气本虚，急宜投托里温中健脾之药"，故以四君子汤、人参健脾汤、八珍汤等加减。

白教授考虑到褥疮多发生在年老体弱、久病卧床者，久卧伤气，气虚则无以生血，日久则气血两虚，临床治疗宜配合补益气血之剂如八珍汤等内服，以助疮面愈合。褥疮之疮面可外撒消毒后的马勃末或云南白药粉，敷料封包。（常选用封包性敷料：如薄膜和水胶体）。褥疮在早期局部热敷可促进局部血液循环，减轻病变，也可用2%碘伏涂擦，每日1~2次，再涂以甘油或凡士林。在溃腐期可内服中药以清热解毒化腐为主，佐以少量补益药物，清补兼施。收口期内服以补益气血为主，兼清余毒，清补结合，补而不滞。小溃疡：外用0.5%硝酸银溶液湿敷；大溃疡：需外科清创手术治疗。难治性褥疮可用电刺激疗法或其他辅助性治疗，如激光、紫外线、生长因子等。

临诊验案

【基本情况】张某某，女，48岁。初诊日期：2014年3月2日。

【主诉】骶尾部皮肤溃烂3个月伴疼痛。

【现病史】2年前因中风导致瘫痪，长期卧床，于2013年12月下旬骶尾部皮肤出现溃烂，自行在家用药处理，无明显疗效，溃烂面不断扩大，伴神疲乏力，纳差食少。舌淡苔少，脉沉细。

【皮科情况】骶尾部皮肤可见一4cm×4cm溃疡，深约2cm，腐肉流脓有恶臭，脓液质稀；患部周围皮肤弹性差，皮温略高。

【中医诊断】席疮。

【西医诊断】褥疮。

【辨证】气血两虚证。

【治法】气血双补，托毒生肌。

【方药】八珍汤加减。

人参6g	白术9g	茯苓10g	当归10g
川芎6g	白芍10g	熟地黄9g	甘草6g
生姜6g	车前子15g	薏苡仁30g	黄芪30g
大枣3枚			

每日1剂，水煎200ml，早晚2次，饭后1小时温服。

【外治】复方黄柏液熏洗，然后用0.1%雷夫奴尔液纱布覆盖创面。

二诊（3月16日）：皮损处好转，渗液脓液减少，疼痛减轻，创面有淡红色肉芽生长，全身情况好转，继续用药。

三诊（4月6日）：局部已无脓液及渗液，创口缩小，1cm左右，减去车前子、薏苡仁，停外用药。继续用药。

四诊（4月20日）：创面已大部分愈合。上药继用14剂以善后。

【按语】患者中年女性，久卧伤气，气虚而血行不畅；久病必瘀，久病必虚，血亏精少，肌肤失养，加之躯体局部连续长期受到压迫及摩擦，导致气虚血瘀，局部肌肤失养，皮肉坏死而成。故本证属气血两虚。治疗宜气血双补，托毒生肌。八珍汤组成为当归、川芎、熟地黄、白芍药、人参、炙甘草、茯苓（去皮）、白术、生姜、大枣、熟地、白芍、川芎、当归补血和血。人参、炙甘草、茯苓、白术补气健脾，生姜、大枣调和营卫，和中益脾，合用共奏气血双补、托毒生肌之功。外用复方黄柏液收敛渗液，消肿祛腐，直接作用于洁净创面，能改善局部的血液循环，增强体表组织的濡养，使肉芽组织生长迅速，加速疮面愈合，故疗效显著。三诊复诊，因渗液减少，减去车前子、薏苡仁清利之品。

十四、皲裂疮

皲裂疮是冬季常见的一种皮肤病，由于经常受机械性或化学性刺激，致使皮肤弹性降低而发生皲裂，伴有疼痛，严重者可影响患者的日常生活和工作。本病与中医学文献中记载的"手足皲裂""皲裂疮口"相类似。如《诸病源候论·手足皲裂候》记载："皲裂者，肌肉破也。言冬时触冒风寒，手足破故谓之皲裂。"又如《外科启玄》皲裂疮口记载："冬月间手足皲裂成疮，裂口出血，肿痛难忍。"

本病相当于西医的手足皲裂。

白教授认识到本病治疗需注重养血活血，补益肝肾。手足皲裂是因为气血不和，外受风邪，血脉凝滞，致使肌肤失养而发病。所以在临证时，要特别注重益气养血，补益肝肾，方药可选八珍汤和左归丸加减。八珍汤补益气血，左归丸补益肝肾，使气血和，肌肤润养充分，疗效甚好。针对血脉凝滞较甚者，亦可选用血府逐瘀汤加减使用，内服外用均可。

白教授很重视本病中药外治，参考《洞天奥旨》中记载："皲裂疮，皆营工手艺之辈，赤手空拳，犯风弄水而成者也，不止行船、推车、打鱼、染匠始生此疮。皮破者痛犹轻，纹裂者疼必甚。论理亦可内治，然而辛苦劳动之人，气血未有不旺者，亦无借于内治。或带疾病而勉强行工者，即宜内治，又恐无力买药，不若外治之便矣。先用地骨皮、白矾煎汤洗之至软，次用蜡、羊油炼熟，入轻粉一钱，搽之为神。"推演到现代，手足皲裂患者多从事体力劳动，双手经常接触冷热水、肥皂或化学用品，可参考上文所述治之。

白教授的经验方——养血润肤汤局部泡洗，疗效也比较显著。方药组成：当归30g、红花12g、生地20g、透骨草30g、伸筋草30g、鳖甲30g、白及20g。其中当归、红花养血活血，生地滋阴润燥，鳖甲软坚，白及敛疮生肌，全方共收养血活血润燥生肌之效。

注意预防调护。凡病三分治，七分养。手足皲裂患者，常在秋冬季节反复发作。所以，治疗时应注意叮嘱患者在日常生活中要注意保养肌肤，加强个人防护，平时少用洗衣肥皂、药皂或碱粉洗手，入冬应用温水浸泡手脚，及时外涂防裂油之类，有预防之效。因职业而引起皲裂，应加强劳动保护，严格遵守操作规程，尽可能避免手足直接接触有毒物品。

临诊验案

【基本情况】李某某，女，44岁。初诊日期：2014年12月11日。

【主诉】双侧足跟皮肤干燥、皲裂伴疼痛5年。

【现病史】患者5年前无明显诱因，就诊于某医院，予润肤膏治疗后好转。后每年秋冬季节常反复发作。现症见双侧足跟皮肤干燥、裂痕伴疼痛。平素经常乏力、气短，头晕心慌，进食量少，二便正常。月经量少，质稀，舌质淡，苔薄白，脉细弱。

【皮科情况】双侧足跟皮肤干燥、皲裂。

【中医诊断】皲裂疮。

【西医诊断】手足皲裂。

【辨证】气血虚弱证。

【治法】益气养血，润燥除湿。

【方药】和血润燥汤加减。

黄芪15g	熟地30g	赤芍20g	当归15g
川芎10g	甘草6g	桂枝9g	紫草15g
白鲜皮15g	北沙参20g	薏苡仁30g	

每日1剂，水煎200ml，分早晚2次，饭后1小时温服。

【外治】上方药渣加水煎煮后泡洗，每日1次。

二诊（2014年12月18日）：患者皮损处干燥、裂缝均减轻，但仍诉疼痛明显，乏力心慌好转，易惊醒，大便干，舌脉同上。上方去桂枝加丹参15g、莪术10g活血止痛，酸枣仁、茯苓养血安神，火麻仁30g润肠通便。继续泡洗。

三诊（2014 年 12 月 25 日）：患者皮损处干燥、裂缝、疼痛均减轻，眠好，大便可，舌淡红，脉沉细。

继用上方。继续泡洗。

四诊（2015 年 1 月 1 日）：患者皮损处干燥、裂缝、疼痛均明显减轻，眠好，大便可。上方加麦冬 15g、白蒺藜 15g 滋阴养血，祛风润燥。继续泡洗。

【按语】患者为中老年女性，肝肾亏虚，气血不足，气虚不能推动血液运行，血脉凝滞，致使肌肤失养而发病，致使双侧足跟皮肤干燥、裂痕；肝肾不足，精血不充，所以月经量少、质稀。"不通则痛"，血脉凝滞所以患者感到疼痛。脾气不足，清阳不升，所以时感头晕、心慌、乏力、气短。舌质淡、苔薄白、脉细弱，亦是肝肾不足，气血亏虚之征象。治以补气养血，祛风润燥。方中黄芪以补脾益气，"气为血之帅"，气生则血成；熟地、赤芍、当归、川芎用于补养血活血；桂枝以去除束表之风寒，又引药入体表；白鲜皮、北沙参、薏苡仁祛风除湿润燥，润养肌肤筋脉。诸药共奏补气养血，活血润燥之效。患者二诊皮损有所减轻，但诉疼痛明显，易醒，大便干，遂加丹参 15g、莪术 10g 活血止痛，酸枣仁、茯苓养血安神，火麻仁 30g 润肠通便。四诊患者皮损处干燥、裂缝、疼痛均明显减轻，眠好，大便可。手足皲裂愈合较慢，方加麦冬 15g、白蒺藜 15g，加大滋阴养血、祛风润燥之效。

十五、湿疮、浸淫疮

湿疮是由多种内外因素引起的一种具有明显渗出倾向的皮肤炎症反应，其特点是对称分布，多形损害，剧烈瘙痒，渗出明显，反复发作，易成慢性等。祖国医学文献中记载的"浸淫疮""旋耳疮""绣球风""四弯风""奶癣"等类似急性湿疹、耳周湿疹、阴囊湿疹、肘膝部湿疹及婴儿湿疹等。清代《医宗金鉴·外科心法要诀》中记载浸淫疮："此证初生如疥，瘙痒无时，蔓延不止，抓津黄水，浸淫成片，由心火脾湿受风而成。"相当于西医学的湿疹。

白教授对该病认识总结如下。

1. 病有湿盛与热重

本病虽形于外而实发于内，多由于饮食伤脾，外受湿热之邪而致，饮食入胃，由脾所运化，如过食炙煿厚味、烟酒、浓茶、辛辣，腥发动风，以致脾为湿热所困，运化失职，更兼腠理不密，经常涉水浸湿，外受湿热之邪，充于腠理，发为本病，所以内在的湿热与湿热外邪相搏结，是本病的实质，从其临床特点来看，若与风邪兼夹则游行善变，瘙痒明显，弥散泛发；若湿热从火化则皮损红赤伴津水。又因湿为重浊有质之邪，湿性黏腻故缠绵不愈，经常复发。成人湿疹分为热盛型和湿盛型两大类型。但这两型又不能截然分开。热重于湿，方用龙胆泻肝汤加减，方中栀子10g、黄芩10g、黄连10g清热除湿，车前草10g、泽泻10g利湿，当归15g、生地15g凉血解毒。对于湿重于热者，善用甘露消毒丹加减治疗。用药可选用白豆蔻、薏苡仁、半夏、藿香、菖蒲、黄芩、黄连、车前草、泽泻、通草、茯苓、生白术、黄芪以除湿解毒。

2. 急性期必治血分

湿疹在急性期，不管是热重于湿还是湿重于热，都要想到血分论治，用凉血之品如生地、牡丹皮、茅根等以截热入血分；在慢性湿疹中，常见到皮损为暗紫色皮疹，常有鳞屑瘙痒，舌紫暗，脉沉弦，多为血虚风燥或血瘀之象，当加些活血养血、润燥止痒之品，如当归、熟地、白芍、红花、莪术、丹参、郁金、乳香、没药、鸡血藤以养血活血；麦冬、枸杞子、黄精、何首乌、北沙参、龟甲、鳖甲以滋阴润燥；防风、荆芥、白蒺藜、白鲜皮、地肤子、秦艽、防己、威灵仙等祛风止痒。

3. 用药勿忘体质

体质类型决定对病邪的易感性和病变过程中的倾向性；体质因素参与并影响不同证候与病机的形成；体质特性影响着病程与转归。胖人多痰湿，瘦人多虚火。体胖之人的湿疹，多缠绵难愈，在临床中，胖人的大便多不成形，这些都指向体胖之人的治疗应倾向于健脾化湿，在组方中适当运用苍术、草蔻、陈皮、山药、茯苓等运脾健脾化湿之品。瘦人多虚火，临床所见体瘦之人，湿疮症状多表现为夜间痒甚，皮损颜色较红，口干、眼干等，在组方中重用生地40～50g，并配地骨皮、青蒿等可凉血清虚热。

4. 根据病变部位用药

耳部、乳房部、阴囊部，为肝胆经循行所过，这些部位发生湿疹时，辨证为湿热内盛者，可用龙胆泻肝汤加减或加味逍遥丸加减治疗。头面部也是湿疹的好发部位，对于头面部湿疹可用消风止痒颗粒加减治疗。小腿及足部湿疹，多辨证为下焦湿热，可用二妙丸、四妙丸清利下焦湿热。

5. 年龄不同，治法不同

儿童或青壮年因心火扰神，湿热蕴结肌肤而致，治法多以清热祛湿为主，

当代中医皮肤科临床家丛书（第三辑）

白彦萍

兼以凉血解毒，方可用龙胆泻肝汤加减。可酌加牡丹皮、赤芍、银花、连翘等。成人尤其是老年人，可因脾虚气血生化乏源，加之心火耗伤元气，导致血虚风燥，肌肤失养，治法多以养血祛风，润燥止痒为主，方药可用当归饮子加白鲜皮、秦艽、地骨皮等；若疾病迁延日久或后天情志内伤，致脏腑功能紊乱，气血阴阳失调，肌肤脉络瘀阻，气血瘀滞而发病，多以活血化瘀为主，方药可用血府逐瘀汤加减治疗。

6. 积极寻找发病原因

湿疹是变态反应性皮肤病的代表性疾病，是内外因相互作用的结果。影响因素是多方面的，外界因素如日光、紫外线、寒冷、炎热、干燥、多汗、搔抓、摩擦以及各种动物皮毛、植物、化学物质。内界因素如慢性消化道系统疾病，如胃肠功能障碍，精神紧张、失眠、过劳、情绪变化等精神改变，感染病灶等，均可加重湿疹，故积极寻找发病原因及加重因素，并加之避免，对于湿疹的防治可以有事半功倍的效果。

临诊验案

病案1

【基本情况】刘某某，男，58岁。初诊日期：2018年3月8日。

【主诉】全身反复起红疹、瘙痒伴流水5年。

初诊查体：全身散在钱币状红斑，部分互相融合，手足部皮肤红斑、糜烂、增厚、瘙痒明显。口干、口苦，胃脘不适，长期大便不成形，舌红苔薄黄腻，脉弦滑。

【中医诊断】湿疮。

【西医诊断】湿疹。

【辨证】湿热中阻，蕴于肌肤证。

【治法】辛开苦降，利湿清热。

【方药】半夏泻心汤加减。

黄连15g	黄芩15g	半夏10g	茵陈12g
泽泻12g	马齿苋15g	防风15g	牡丹皮15g
生地15g	苦参15g	白蒺藜12g	生甘草6g

7剂，水煎服，日1剂，早晚饭后温服200ml。

二诊（2018年3月14日）：皮疹明显减轻，红斑变暗，渗出减少，瘙痒减轻，口苦，胃脘不适减轻。继续原方。

三诊（2018年3月21日）：诸证继续减轻，大便基本正常，皮肤肥厚减轻、变薄。仍时时瘙痒，加威灵仙12g、秦艽12g。

四诊（2018年4月7日）：皮肤损害和症状均基本消失。

【按语】患者老年男性，反复发作红斑、糜烂伴瘙痒，致手足皮损增厚，就皮疹特点属湿热俱胜。中医对皮肤病的认识本就有形于外而实发于内之说，内外合邪是该病的实质。本例患者口苦、口干，胃脘部不适，长期大便不成形均为湿阻中焦，中焦气机斡旋失司造成的，故对该病例的治疗从中焦入手，以辛开苦降，清热利湿为法，选用半夏泻心汤加减。方中半夏、黄芩、黄连为主药，半夏和胃降逆，消痞散结，黄芩、黄连清泄里热，马齿苋助芩连泄热；茵陈、泽泻、苦参利湿；防风、白蒺藜辛散，既可祛风止痒，又可祛风胜湿；生地、牡丹皮入血分，白教授认为湿疹在急性期均需从血分论治，故两药合用以截热入血分；生甘草以调和药性。二诊有效，继续守方。三诊时中焦气机通畅，但仍有瘙痒，提示湿热蕴于肌肤，故加威灵仙、秦艽祛风除湿。

病案2

【基本情况】张某某，女，44岁。初诊日期：2014年1月5日。

【主诉】双手足掌跖部红疹脱屑伴瘙痒6年。

【现病史】患者6年前无明显诱因双手足掌跖部起红疹、脱屑，轻度瘙痒，未予重视。此后病情时有反复，每于接触热水、洗涤剂等后症状加重。纳眠可，平时月经周期正常，量少色淡。舌淡、苔薄，脉沉。

【皮科情况】双手双足掌跖部淡暗红斑块、肥厚、皲裂，轻微脱屑；皮肤干燥、粗糙。

【中医诊断】湿疮。

【西医诊断】湿疹。

【辨证】血虚风燥证。

【治法】滋阴养血通络，软坚散结止痒。

【方药】桃红四物汤加减。

当归15g	白芍15g	熟地12g	鸡血藤15g
红花12g	玄参15g	地肤子15g	桑枝15g
知母15g	姜黄12g	鳖甲30g	龟甲30g
莪术12g	生甘草10g	路路通12g	伸筋草12g

【外治】药渣煎煮泡洗患处。

苯海拉明霜外用。

二诊（2月12日）：双手瘙痒减轻，裂纹变浅，上方加麦冬10g，继服7剂，症状改善明显，因外出游玩而停药。

【按语】患者中年女性，平时卫生习惯较好，洗手较频繁，手部皮肤常受到外部刺激，同时患者月经量少色淡，舌淡苔薄，均为血虚风燥的表现。血虚不能濡养皮肤，故皮肤干燥、皲裂，皮疹色淡。故立法为滋阴养血通络，软坚散结止痒。方中当归、白芍、熟地养血，鸡血藤养血活血，玄参、知母滋阴润燥，莪术、红花活血，姜黄、桑枝、路路通、伸筋草通络、实四肢，鳖甲、龟甲软坚散结，地肤子祛风止痒，生甘草调和诸药。二诊时患者症状明显减轻，考虑久用活血之品恐耗伤气阴，加麦冬顾护正气。

附：颜面再发性皮炎

颜面再发性皮炎为在颜面发生的一种轻度红斑鳞屑性皮炎，多发于女性。颜面再发性皮炎为现代疾病，目前认为本病属于中医"桃花癣""吹风癣"等范畴。如《外科证治全书·癣》曰："吹花癣，生面上如钱，瘙痒抓之如白屑，发于春月，故俗名桃花癣，妇女多有之。"

白教授认为颜面潮红、瘙痒脱屑为本病的主要临床症状，病因病机多为感受湿热毒邪，郁于血分，血热生风，搏结于面部所致；治疗法则以清热凉血、祛风止痒为主；可应用经验方凉血消风散为主方治疗本病。凉血消风散由生地黄、牡丹皮、僵蚕、龙骨、防风、水牛角组成。方中水牛角清热凉血、解毒化斑，生地黄清热凉血、养阴生津，牡丹皮清热凉血、活血散瘀，体现了"治风先治血，血行风自灭"之意（明·李中梓《医宗必读》）；僵蚕清热祛风止痒，防风祛风止痒，龙骨重镇安神、平肝潜阳。

白教授重视花类药物的应用。花类药轻清上浮，直达头面，对再发性皮炎疗效较好。如赵炳南老先生经验方凉血五花汤，红花、鸡冠花、凌霄花、玫瑰花、野菊花，可凉血活血，疏风解毒。

临诊验案

【基本情况】顾某某，女，33岁。初诊日期：2015年2月23日。

【主诉】面部起红斑、脱屑伴瘙痒1年，加重1周。

【现病史】患者1年前无明显诱因，面部潮红，皮肤变薄、发亮，伴脱屑瘙痒。就诊于某医院，诊断为面部皮炎，予抗过敏药物口服，经治疗后症状略缓解。1 周前，患者无明显诱因，自觉皮疹增多，瘙痒明显。为求进一步治疗来诊。现症见：患者面部红斑、脱屑伴瘙痒。纳差，睡眠不佳，月经常提前 1 周左右，小便黄，大便时溏，色红苔黄厚，脉弦。

【皮科情况】面部潮红，皮肤变薄、发亮，伴脱屑、少量抓痕及色素沉着斑。

【中医诊断】桃花癣。

【西医诊断】颜面再发性皮炎。

【辨证】血热生风兼脾虚夹湿证。

【治法】凉血消风，健脾化湿。

【方药】凉血消风散合四君子汤化裁。

生地黄 15g	牡丹皮 10g	僵蚕 10g	龙骨 20g
紫荆皮 15g	水牛角粉 30g	南沙参 15g	白术 10g
茯苓 10g	地肤子 30g	蛇舌草 20g	重楼 20g
益母草 15g	蚕砂 30g	生甘草 6g	

7 剂，水煎服，日 1 剂，早晚饭后温服 200ml。

【医嘱】（1）避风寒，调摄情志，规律饮食起居；（2）停用一切化妆品及外擦药膏，用清水洗脸；（3）中药药渣水，每日冷敷面部患处 2~3 次，再擦初榨食用橄榄油；（4）忌食辛辣、油腻、番茄、蘑菇、花生、豆类、芒果等食物。

二诊（2015 年 3 月 31 日）：患者面部潮红颜色明显变淡，皮损减轻，自感舒适，痒减，尿略黄，便不干，舌红苔薄黄，脉弦。继续前法，以上方口服。

三诊（2015 年 4 月 8 日）：患者面部潮红部分消退，皮损进一步减轻，瘙痒减轻，仍纳差，眠不佳，二便调，舌红苔薄黄，脉弦。上方减重楼，加炒白术 20g 加强健脾功效，加酸枣仁 30g 安眠。

四诊（2015 年 4 月 17 日）：患者面部潮红完全消退，皮损大部分消退，不痒，纳可、眠可，二便调，舌淡红苔薄白，脉弦。

【按语】本例患者为年轻女性，以典型皮损伴一派血热征象为主要表现，属素体心肝热郁，营血有热，受风热外袭而引发该病，兼以因平素脾胃功能差。感受湿热毒邪，郁于血分，血热生风，搏结于面部，故颜面潮红，瘙痒脱屑；脾虚失于健运故纳差、便溏、苔厚。加之平素工作压力较大，气机不畅，肝阳偏亢，故本病证属血热生风兼脾虚夹湿。治以凉血消风止痒、健脾运湿。病属患者感受热邪，血热化燥生风，外泛皮肤所致。肌肤失于濡养则瘙痒，结合纳眠差，舌脉、二便，提示血热生风兼脾虚夹湿。方药以凉血消风散合四君子汤化裁。组方为：生地黄15g，牡丹皮10g，僵蚕10g，龙骨20g，紫荆皮15g，水牛角粉30g，南沙参15g，白术10g，茯苓10g，地肤子30g，蛇舌草20g，重楼20g，益母草15g，蚕砂30g，甘草6g。功效为凉血消风，健脾化湿。方中生地黄、牡丹皮清解血热，凉血解毒，水牛角粉清热凉血，龙骨重镇安神；茯苓健脾利湿；地肤子祛风止痒；白花蛇舌草、重楼解毒除湿；益母草利湿解毒；甘草调和诸药。全方以凉血消风，健脾化湿为主。二诊皮疹好转，说明前方有效，故继续上方口服，三诊时皮疹已经明显好转，患者纳差、睡眠不佳，前方加炒白术20g加强健脾功效，加酸枣仁30g助安眠，经口服后，四诊复诊时皮疹及脾虚症状基本消除。以凉血消风散合四君子汤化裁治疗1月余，颜面部肤色正常，无瘙痒，未复发，达到基本治愈。

附：激素依赖性皮炎

激素依赖性皮炎是因长期反复不当的外用糖皮质激素后原发疾患消失，但停用后又出现炎性皮损，需反复使用糖皮质激素以控制症状并逐渐加重的一种皮炎。严格说来也属于长期外用糖皮质激素后发生的一种副作用。以红斑、丘疹、脓疱、毛细血管扩张、皮肤萎缩、色素沉着等为主要表现，以反复发作为特征。本病可发于任何部位，以面部为多见。本病在祖国医学中曾有记载，散见于"中药毒、面游风毒、粉花疮、风毒、黧黑斑等"论述中。

本病机制复杂，主要是由于患者长期使用皮质类固醇激素不当引起患者皮肤，如面部等出现毁容性表现。这种疾病近年来，在临床上越来越常见，治疗颇为棘手。给患者带来很大痛苦。从中医角度来说，激素依赖性皮炎在传统书籍中并没有明确记载，依据临床表现，应归属"药毒"等范畴，很多中医学者认为，激素属于阳毒药物，患者用药后药物造成风热毒邪沉积在患者皮肤，长期使用造成血脉等发生损伤，使得毒不能及时排出体外，从而造成本症。因此，白彦萍教授认为对于这种疾病的治疗应以疏风清热、凉血解毒为主，同时还应重视热毒伤阴的问题，在内治过程中加百合、麦冬等养阴之品，在外治过程中面膜以蜂蜜或牛奶调和等。

白教授治疗该病强调：①内服中药汤剂配合中药湿敷、外涂法效果颇佳。根据中医辨证，将激素依赖性皮炎分成相应的时期，根据证型选择不同中药组成的中药湿敷及外涂药物，避免不良刺激，对于激素依赖性皮炎的治疗非常有益。②重视疏风、凉血。风为阳邪，其性轻扬，火（热）亦为阳邪其性炎上，故风热之邪伤人，多易侵犯人体的上部和肌表，使颜面部皮肤出现红斑、丘疹、灼热、毛细血管扩张等。热毒郁久，耗伤阴血，阴伤血燥，肌肤失养而见皮肤干燥、脱屑、瘙痒、疼痛、肌肤紧绷感，甚至皮肤萎缩等。故治疗上以祛风清热、凉血解毒、润燥止痒等为治法。③注意心理疏导。患者因一种疾病用药而产生的另外一种疾病，给患者造成了极大的心理伤害。情志抑郁，产生心火，心火亢盛则致血热，内外合邪而病情逐渐加重，出现风热或热毒之证。所以，在用药物治疗的同时，要注意对患者进行心理疏导。

临诊验案

【基本情况】丁某，女，37岁。初诊日期：2015年1月18日。

【主诉】面部反复起红斑、丘疹、脱屑伴瘙痒1年，加重3周。

【现病史】患者1年前无诱因面部起红斑，自行购买"氟轻松软膏"外用后症状好转。此后面部出现皮疹即使用氟轻松，或"皮炎平、艾洛松"之类药物使用，用药后症状缓解，停药数天后皮疹复发，且渐加重。3周前，患者面部皮疹较前次增多，外用上述药膏后症状无明显缓解，为求进一步治疗，前来就诊。现症见：颜面部红疹，皮肤瘙痒、灼热、紧绷感，遇热、风冷加重，舌红、苔薄黄，脉弦数。

【皮科情况】颜面部弥漫性潮红斑片，其上细碎鳞屑，轻度肿胀，散在粟粒大小红色丘疹，毛细血管扩张明显。

【中医诊断】药毒病。

【西医诊断】激素依赖性皮炎。

【辨证】外感风热，毒热入络证。

【治法】祛风清热、凉血解毒为主。

【方药】防风10g　　浮萍10g　　蝉蜕10g　　黄芩10g
　　　　白茅根30g　赤芍15g　　生地黄15g　连翘10g
　　　　蒲公英15g　薏苡仁30g　生甘草10g

7剂，水煎服，日1剂，早晚饭后温服。

【外治】上方第三煎，煮水1000ml，放置温凉，局部湿敷。

二诊（2015年1月29日）：患者面部肿胀好转，灼热、紧绷感缓解，瘙痒减轻，面部潮红、干燥、脱屑较前变化不明显，舌红、苔薄黄，脉弦数。

皮疹好转，提示治疗有效，继续以前方治疗，医嘱同前。

三诊（2015年2月6日）：患者面部肿胀基本消退，灼热、紧绷感缓解明显，瘙痒明显减轻，面部潮红、干燥、脱屑较前好转，口干、舌红、苔薄黄，脉弦数。上方去除蝉蜕、蒲公英，酌加知母10g，地骨皮10g，玉竹10g，加强养阴清热作用。

四诊（2015年2月15日）：患者面部肿胀完全消退，灼热、紧绷感明显缓解，不痒，面部潮红、干燥、脱屑症状基本消退，无其他不适，舌淡红、苔薄黄，脉弦。继续服上方7剂后，上述不适症状基本消失，面部皮肤基本恢复正常。

【按语】患者中青年女性家庭主妇，爱美之心较重，长期外用激素类药膏，皮肤屏障功能被破坏，导致卫气不足，卫外失固，腠理不密，则外风易袭，挟其药毒而入营血，药毒之邪日久滞留皮肤，风邪、毒邪郁而化热，浸淫血脉。热毒郁久，耗伤阴血，阴伤血燥，肌肤失养而见皮肤干燥、脱屑、瘙痒、疼痛、肌肤紧绷感，甚至皮肤萎缩等。故治疗上以祛风清热、凉血解毒、润燥止痒等为治法。方中防风为风中之润药，防风、浮萍、蝉蜕疏风解表、祛风止痒；黄芩、蒲公英味苦性寒，有清热解毒，泻火解毒之功，入肺经而有清肺泻火之效；生地、白茅根、赤芍为清热凉血之品，凉血而不留瘀，清血中伏热而起到凉血消斑的作用；薏苡仁健脾和胃，防止长期服用寒凉药物伤胃；甘草清热解毒，调和诸药。热毒郁久，耗伤阴血，阴伤血燥，肌肤失养而见皮肤干燥、脱屑，故后期给予玉竹、知母、地骨皮滋阴清热而润燥之药物以固之。

附：自身敏感性皮炎

自身敏感性皮炎，是指患者对原有的湿疹或皮炎经刺激后产生的某种物质发生过敏所引起的全身性炎症反应。临床表现以散在丘疹、丘疱疹及小水疱，呈群集性，常相互融合，泛发或对称分布为主，与中医记载的"浸淫疮"相似。《诸病源候论·浸淫疮候》记载："浸淫疮，是心家有风热，发于肌肤，初生甚小，先痒后痛而成疮，汁出浸渍肌肉浸淫渐阔遍体"；《医宗金鉴·外科心法要诀》中有关"浸淫疮"的记载："此证初生如疥，瘙痒无时，蔓延不止，抓津黄水，浸淫成片。由心火、脾湿受风而成。"

白教授强调治疗本病总以祛湿为先。浸淫疮是由于禀性不耐，加之湿热内蕴，外感风邪，风湿热浸淫肌肤而成。"湿"是主要因素，故该病多迁延，形态不定，临床治则有清热祛湿、燥湿健脾、健脾化湿、活血除湿、养阴除湿等，急性期以实证为主，治当以清热利湿祛邪为主，后期虚实夹杂，要辨清扶正与祛邪的关系。故应用治疗时需辨证准确，才能收到预期效果。

此外，白教授在临床中擅用现代药理研究的成果治疗本病。研究表明清热利湿药如马齿苋、苦参等具有降低毛细血管通透性的作用，用于治疗湿疹可以提高疗效。

临诊验案

【基本情况】周某，男，18岁。初诊日期：2014年6月13日。

【主诉】左前臂烫伤后躯干、四肢出现红斑、丘疹伴瘙痒1周。

【现病史】患者1周前左前臂皮肤被开水烫伤，烫伤部位起红斑、水疱，水疱约鸡蛋大小，后水疱破溃渗出清凉液体，自行涂抹烫伤膏治疗，伤口未做任何处理。3天前，在烫伤处周围出现多个粟粒大小的丘疱疹，伴明显渗出及瘙痒。继之躯干、四肢出现类似皮疹，伴剧烈瘙痒。否认口服其他药物史、否认药物食物过敏史。既往体健。现患者诉剧烈瘙痒，心烦，口渴，失眠，大便干结，小便赤，舌尖边红，苔薄白，脉弦数。

专科检查：左前臂伸侧可见一鸡蛋大小的糜烂面，表面潮红湿润，渗出液较多。疮面外周散在多个针尖大小的红色丘疹或丘疱疹，部分破溃，边界欠清楚。躯干、四肢可见粟粒至钱币大小的红斑及密集分布的丘疹及丘疱疹，部分可见有渗出，可见线状抓痕、血痂，边缘界限欠清楚。

【中医诊断】浸淫疮。

【西医诊断】自身敏感性皮炎。

【辨证】血热风毒证。

【治法】凉血解毒，疏风祛湿。

【方药】犀角地黄汤合消风散加减。

生地15g	赤芍10g	牡丹皮15g	生石膏30g
知母15g	牛蒡子10g	通草15g	酒大黄(后下)15g
荆芥10g	防风10g	当归10g	生甘草10g
黄芩10g	马齿苋15g	金银花10g	连翘10g
白茅根30g	蝉蜕6g	薏苡仁30g	白鲜皮15g

每日1剂，水煎200ml，分早晚2次，饭后1小时温服。

【外治】黄柏15g，苍术15g，苦参15g，地肤子10g，马齿苋30g，白鲜皮15g。

加水 2000ml，水煎煮，晾凉后擦洗皮疹处，每日 1 次。保持疮面干燥、清洁。

二诊（2014 年 6 月 17 日）：左前臂疮面渗出明显减轻，皮损疮面略有收敛，周围红斑、丘疹较前轻微好转，躯干四肢无新发皮疹，原有皮疹好所好转，瘙痒亦减轻。睡眠可，大便日一行，略偏干，小便微黄。舌尖边红，脉数。守上方继服 7 剂，随诊。

三诊（2014 年 6 月 23 日）：左前臂创面结痂，其周围红斑、丘疹及躯干四肢红斑、丘疹消退，轻微瘙痒。自觉口干，喜饮水，睡眠可，二便正常，舌见微红，脉微数。上方减生石膏、酒大黄、当归、马齿苋，加天花粉 10g。继服 7 剂。

后皮疹消退，左前臂疮面逐渐恢复正常。

【按语】本例患者周身皮肤上下因左前臂皮疹出现散在红斑、丘疹，左前臂因外感热毒侵袭肌表，火毒炽盛，又加之护理不当，至热入血分，导致火毒炽盛、血热外燔之象。火势生风，风随火动，故瘙痒甚；热毒兼夹湿邪，故见水疱、渗出；火热毒盛，窜走四肢，故躯干、四肢可见皮疹；热盛伤津故见口渴。方中生地、牡丹皮、赤芍清血分之热、解血分之毒、散血分之瘀，养血分之阴；生石膏、知母清热泻火，养阴生津，泻火不伤阴；黄芩、金银花、连翘清热泻火解毒，而方中金银花、连翘既可清暑解毒，又可透营转气；白茅根、通草导血分之热从小便而走；牛蒡子发散气分热邪，疏散风热邪气；荆芥、防风、蝉蜕祛风止痒胜湿；酒大黄邪热通便，是热邪从大便而走；薏苡仁清化湿热，白鲜皮祛除湿热夹裹之风，并寓有"以皮治皮"之意，除在表之湿热邪气。故而本方通过前阴之水道、后阴之谷道、肌表之汗路，导邪外出，故可以提高疗效，缩短病程。

十六、瘾疹

瘾疹是由于皮肤黏膜小血管扩张及渗透性增加而出现的一种局限性水肿反应，通常在 24 小时内消退，但反复发生新的皮疹，迁延数日至数月。有 15%～20% 的人中至少发作过一次荨麻疹。如《医宗金鉴·外科心法》记载："此证俗名鬼饭疙瘩，由汗出受风，或露卧乘凉，风邪多中表虚之人，初起皮肤作痒，次发扁疙瘩，形如豆瓣，堆累成片。"本病相当于西医学的荨麻疹。

白教授认为该病需重视预防调护：鉴于本病病因复杂，一时很难确定准确的诱发因素，不过，要尽量找出发病的诱因。包括外感六淫，肠胃不和，冲任失调，七情过伤及过食鱼虾海味、辛辣刺激，或花粉、羽毛过敏等。因药物所致者，应禁服用。有寄生虫者应驱虫治疗。

在诊治中必须注意三个问题：一是急性荨麻疹多为实证、热证；慢性荨麻疹多为虚证、寒证。二是辨证选方，要辨证准确，因证施治。三是掌握专病专药，有利于疗效的提高，如因用药、食物过敏所致者加紫苏、蝉蜕、蛇蜕、苦参、地龙、僵蚕、乌梢蛇等；因虫积所致者加使君子、雷丸、南瓜子、槟榔等；瘙痒剧烈加龙骨、牡蛎、百合、小麦、枣仁、柏子仁等。此外，过敏所致者加生地、路路通、蝉衣、荆芥等，有脱敏的作用。

急性期多实证、热证：荨麻疹急性期多为风热客于肌表，引起营卫失调所致。方药可选用银翘散辛凉透表，清热解毒。其中，银花、连翘气味芳香，既能疏散风热，清热解毒，又可辟秽化浊，在透散卫分表邪的同时，兼顾了温热病邪易蕴结成毒及多夹秽浊之气的特点，故重用为君药；薄荷、牛蒡子辛凉，疏散风热，清利头目；荆芥穗、淡豆豉辛而微温，解表散邪，此二者虽属辛温，但辛而不烈，温而不燥，配入辛凉解表方中，增强辛散透表能力，是为去性取用之法，以上四药均为臣药；芦根、竹叶清热生津；桔梗开宣肺气而止咳利咽，同为佐药。本方所用药物均系清轻之品，加之用法强调"香气大出，即取服，勿过煎"，体现了吴氏"治上焦如羽，非轻莫举"的用药原则。

"正气存内，邪不可干"，荨麻疹患者多素体虚弱，气血不足，风热或风寒之邪客于肌表，引起营卫失调所致；或久病气血耗伤，或血虚生风，气虚卫外不固，风邪乘虚侵袭所致。所以临证时当注意益气固表，方药可选玉屏风散一类。其中，黄芪甘温，内可大补脾肺之气，外可固表止汗，为君药；白术健脾益气，助黄芪以加强益气固表之力，为臣药，两药合用，使气旺表实，则汗不外泄，外邪亦难内侵。

另外，治疗本病应重视健脾清热祛湿。有些荨麻疹患者是因贪食生冷或辛辣或油腻而诱发，多责饮食失节，肠胃湿热，复感风邪，内不得疏泄，外不得透达，郁于皮毛腠理之间而发；以致湿热内生，逗留肌肤，亦可发生本病。治疗应注意健脾清热祛湿，方药可选枳实导滞丸一类。以苦寒大黄为君，攻积泻热，使积热从大便而下；以苦辛微寒之枳实为臣，行气消积，除脘腹之胀满；佐以苦寒之黄连、黄芩清热燥湿，茯苓、泽泻甘淡，渗利水湿而止泻；白术甘苦性温，健脾燥湿，使攻积而不伤正；神曲甘辛性温，消食化滞，使食消则脾胃和。可加些白鲜皮、蛇床子祛湿止痒。

当代中医皮肤科临床家丛书（第三辑）

白彦萍

临诊验案

病案1

【基本情况】马某，女，21岁。初诊日期：2013年5月4日。

【主诉】周身起风团伴瘙痒1天。

【现病史】患者1天前因出汗受风后突然出现周身皮肤瘙痒难忍，后起红色风团，无发热、喘憋，无腹痛腹泻等不适。纳眠可，大小便可，舌红苔薄黄，脉浮数。

【皮科情况】周身泛发大小不一潮红风团。

【中医诊断】瘾疹。

【西医诊断】荨麻疹。

【辨证】风热蕴肤证。

【治法】疏风清热，散邪止痒。

【方药】银翘散合消风散加减。

银花10g	连翘10g	荆芥10g	牛蒡子10g
淡豆豉6g	薄荷6g	芦根10g	防风10g
蝉蜕10g	当归10g	知母10g	白鲜皮10g

每日1剂，水煎200ml，分早晚2次，饭后1小时温服。

二诊（2013年5月7日）：自述皮损基本消失，无新发，不痒，怕风。纳眠可，大小便可，舌淡红苔薄黄，脉弦细。改用玉屏风散加减。

【方药】
黄芪15g	防风12g	生白术15g	荆芥12g
当归15g	党参15g	麦冬10g	黄芩10g
葛根12g	白芍10g		

每日1剂，水煎400ml，分早晚2次，饭后1小时温服。

【按语】患者处于荨麻疹急性期，为风热客于肌表，引起营卫失调所致。方药选用银翘散合消风散加减。既能辛凉透表，清热解毒又能祛风止痒。银花、连翘气味芳香，既能疏散风热，清热解毒，又可辟秽化浊，在透散卫分表邪的同时，兼顾了温热病邪易蕴结成毒及多夹秽浊之气的特点，故重用为君药。薄荷、牛蒡子辛凉，疏散风热，清利头目；荆芥穗、淡豆豉辛而微温，解表散邪，此二者虽属辛温，但辛而不烈，温而不燥，配入辛凉解表方中，增强辛散透表能力，是为去性取用之法，以上四药均为臣药。芦根清热生津为佐药。防风、蝉蜕祛风止痒，蝉蜕可搜络之邪风，用于急性期荨麻疹，止痒效果甚好。风热之邪易伤阴血，故在急性期可适当加些当归、知母等，既能养血活血，又能清肺热生津。白鲜皮入皮，且能祛湿解毒止痒。加之药渣煎煮泡脚，药力可直达病灶，增强疗效，内外同治，所以见效甚快。

复诊时，皮损已基本痊愈，主要矛盾又转至病人体质。患者自述怕风，舌脉也较前不同，变为舌淡红苔薄黄，脉弦细。辨证已不再同前，应当灵活辨证，及时调方。患者平素身体虚弱，气血不足，导致外邪易侵袭并客于肌表，引起营卫失调而起病。所以在荨麻疹后期，皮损消退后，当注意益气养血固表，方药可选玉屏风散加减。方中黄芪甘温，内可大补脾肺之气，外可固表止汗，为君药；白术健脾益气，助黄芪以加强益气固表之力，为臣药；两药合用，使气旺表实，则汗不外泄，外邪亦难内侵；荆芥加强防风祛风能力，彻底驱散风邪；当归、白芍、党参益气养血；麦冬滋养肺阴；黄芩、葛根清肺热生津。

病案 2

【基本情况】李某某，女，51 岁。初诊日期：2014 年 9 月 16 日。

【主诉】周身起风团伴瘙痒 1 年。

【现病史】患者 1 年前无明显诱因，周身泛发红色风团伴瘙痒，数小时后能自行消退，于外院诊为荨麻疹，予抗组胺药口服，葡萄糖酸钙加维 C 静点后症状消失，在 1 年间患者荨麻疹反复发作，症状严重时风团数小时仍未消退。现症：风团频起，瘙痒明显，夜间尤甚，风团需数小时后才能消退，胃不时泛酸烧心，常自觉烘热、汗出，大便不成形，睡眠欠佳。舌胖、有齿痕，苔腻，脉沉。

【中医诊断】瘾疹。

【西医诊断】荨麻疹。

【辨证】寒热错杂，风湿阻络证。

【治法】平调阴阳，祛风除湿止痒。

【方药】

黄芩 12g	黄连 12g	清半夏 10g	草蔻 12g
海螵蛸 30g	干姜 10g	防风 15g	佛手 12g
桑枝 30g	地龙 12g	葛根 30g	升麻 12g
丹参 30g	浮萍 12g	浮小麦 30g	生甘草 10g

每日 1 剂，水煎 200ml，分早晚 2 次，饭后 1 小时温服。

二诊（9 月 30 日）：患者瘙痒明显减轻，出汗大为减少，仍觉眠差、多梦，胃时有反酸、嗳气。

【方药】柴胡 12g　　　黄芩 12g　　　清半夏 10g　　　白芍 15g

　　　　干姜 6g　　　　海螵蛸 30g　　旋覆花 12g　　　地龙 12g

　　　　当归 15g　　　百合 12g　　　桑枝 30g　　　　砂仁 6g

　　　　防风 15g　　　浮萍 12g　　　藿梗 12g　　　　生甘草 10g

每日 1 剂，水煎 200ml，分早晚 2 次，饭后 1 小时温服。

三诊（10 月 14 日）：患者荨麻疹已 20 日未发作，患者要求改善偏胖体形。

【方药】猪苓 15g　　　桑枝 15g　　　怀牛膝 15g　　　山药 15g

　　　　泽泻 15g　　　藿梗 12g　　　生甘草 10g　　　生黄芪 10g

　　　　柴胡 12g　　　黄芩 12g　　　清半夏 10g　　　白芍 15g

　　　　旋覆花 12g　　百合 15g　　　浮萍 12g　　　　生白术 15g

每日 1 剂，水煎 200ml，分早晚 2 次，饭后 1 小时温服。

【按语】患者中年女性，素体禀赋不耐，后天饮食失节，脾虚湿蕴，营卫失调，发为瘾疹。患者正值七七，肾精渐亏，阴不敛阳，故时有烘热汗出。患者风团数小时才能消退，正是湿性黏滞的表现。患者证属寒热错杂，风湿阻络。患者慢性瘾疹，风邪挟湿缠绵难去，湿邪蕴阻脉络，同时肾阴精渐亏，阴虚阳亢，血虚失养。故立法以平调寒热阴阳，祛风除湿，养血止痒。

方中以半夏泻心汤化裁。半夏泻心汤寒热平调，既清热除烦止痒，又化湿消痞散结，草蔻、佛手化脾湿，海螵蛸收湿制酸，防风、桑枝、地龙祛风止痒除湿通络，升麻、葛根解毒透热，浮萍疏风并利湿止痒，丹参养血，浮小麦敛汗。二诊时患者瘙痒明显减轻，主诉欲改善睡眠欠佳、泛酸症状，故组方以小柴胡汤为基础方和解阴阳、疏肝理气、解郁清热，再加白芍养血柔肝，旋覆花降呃逆，桑枝、地龙祛湿通络，干姜、砂仁和胃，防风祛风止痒，浮萍祛风解毒、利湿，藿梗化湿，当归、百合养血安神。三诊时患者荨麻疹症状大为减轻，主诉为改善偏胖体形，故在上方基础上化裁，去海螵蛸、地龙、当归、干姜、砂仁、防风，加入生白术、生黄芪、猪苓、怀牛膝、山药、泽泻加大健脾利湿消肿的功效。

十七、漆疮

漆疮是皮肤或黏膜单次或多次接触外源性物质后，在接触部位甚至以外的部位发生的炎症性反应，表现为水肿性红斑、水疱，甚至大疱。《诸病源候记载:"漆有毒,人有禀性畏漆,但见漆便中其毒,喜面痒,然后胸臂胫腨皆悉瘙痒,面为起肿,绕眼微赤。"《外科启玄》中说:"凡人感生漆之毒气,则令浑身上下俱肿,起疮如痱子,如火刺,刺而痛,皮肤燥裂。"发病前均有明显的某物质接触病史。本病相当于西医学的接触性皮炎。

白教授治疗本病强调内外同治,认为接触性皮炎多由外受辛热之毒或接触某物质,因禀赋不耐,皮毛腠理不密,毒热蕴于肌肤而发病。所以在治疗时要兼顾风、热、湿三种外淫,并注意调整内在脏腑功能。在外要疏风清热祛湿,在内要清肝健脾。方药可选银翘散、消风散、龙胆泻肝汤、参苓白术散、清胃散等。

《外科大成》中有:"漆疮初时发痒,形如瘾疹,次则头面虚肿,遍体破烂,流水作痛似癞,甚则寒热交作。由新漆辛热有毒,人之禀质有偏,腠理不密,感其气而生也,宜服化斑解毒汤,再杵生蟹冲酒,滤去渣饮之。已溃成疮流水处,用生柳叶三斤水煎洗之,或干荷叶一斤煎汤洗之,或白矾四五两水化浸洗之。其未破处发红斑作痒者,用二味消毒散揸之。"指出了漆疮的治疗原则,皮疹色红用散剂调涂,糜烂者煎汤外洗,口服方以凉血解毒为法。

临诊验案

【基本情况】韩某,女,26 岁。初诊日期:2014 年 11 月 3 日。

【主诉】颈部水肿性红斑伴瘙痒 1 天。

【现病史】1 天前因佩戴金属项链后颈部突发一环状水肿性红斑,边界清楚,瘙痒剧烈。平时烦躁易怒,纳眠可,大便黏腻,小便可,舌红、舌体胖大边有齿痕,苔白厚腻,脉弦滑。

【皮科情况】颈部一环状水肿性红斑,边界清楚,周围红晕。

【中医诊断】漆疮。

【西医诊断】接触性皮炎。

【辨证】湿毒蕴肤证。

【治法】疏风止痒,解毒祛湿。

【方药】龙胆泻肝汤合消风散加减。

龙胆草 10g	栀子 10g	黄芩 15g	生地 10g
车前草 10g	泽泻 10g	当归 10g	荆芥 12g
防风 12g	蝉蜕 10g	苦参 10g	白鲜皮 15g
蛇床子 20g	牡丹皮 15g	酒大黄 10g	枳实 10g

　　　　黄连 10g　　　　炒白术 20g　　　　茯苓 15g　　　　醋柴胡 10g

　　每日 1 剂，水煎 200ml，分早晚 2 次，饭后 1 小时温服。

　　二诊（11 月 6 日）：患者诉瘙痒感消失，现皮损处遗留色素沉着。嘱患者避免再次佩戴金属项链。

　　【按语】患者素体禀赋不足，加之烦躁易怒，肝郁化火，肝旺乘脾，致脾失健运，脾不能运化水湿，则湿气内生，肝火与湿气相搏，湿热内伤脏腑，外蕴肌肤。在接触金属项链制品的情况下，外毒引发内在湿热火毒，蕴于肌肤而发病。治以龙胆泻肝汤合消风散加减治疗，清肝泻火，除湿解毒，祛风止痒。龙胆草、苦参大苦大寒，既能泻肝胆实火，又能利肝经湿热，泻火除湿，两擅其功，切中病机；防风、蝉蜕之辛散透达，疏风散邪，使风去则痒止。黄芩、栀子苦寒泻火、燥湿清热，加强君药泻火除湿之力。湿热的主要出路，是利导下行，从膀胱渗泄，故又用渗湿泄热之泽泻、车前子，导湿热从水道而去；肝乃藏血之脏，若为实火所伤，阴血亦随之消耗；肝体阴用阳，性喜疏泄条达而恶抑郁，火邪内郁，肝胆之气不舒，骤用大剂苦寒降泄之品，既恐肝胆之气被抑，又虑折伤肝胆生发之机，故柴胡疏畅肝胆之气，并能引诸药归于肝胆之经。白鲜皮、蛇床子清热燥湿，祛湿解毒止痒；然风热内郁，易耗伤阴血；湿热浸淫，易瘀阻血脉，故以当归、生地、牡丹皮养血凉血活血，并寓"治风先治血，血行风自灭"之意为佐。茯苓、炒白术、黄芪、党参健脾祛湿；诸药合用，配伍清热祛湿、祛风解毒止痒养血之品，祛邪之中，兼顾扶正，使风邪得散，湿热得清、血脉调和，则痒止疹消。

十八、蚂蚁窝

　　蚂蚁窝是指对称性的发生于掌跖、指（趾）的水疱性皮肤病。又名"田螺泡"。本病的特点是掌跖、指（趾）对称性小水疱，脱皮，与季节及精神因素有关。《外科正宗·田螺泡》："田螺泡，多生手足，忽如火燃，随生紫白黄泡，此脾经风热攻注，不久渐大，胀痛不安。"《疡医大全·蚂蚁窝》记载："蚂蚁窝，多生手足，形如蚁窝，俨如针眼，奇痒入心，破流脂水，宜用穿山甲外敷。"本病相当于西医学中的汗疱疹。

　　白彦萍教授认为减少掌跖出汗有利于症状的缓解；其他如精神因素、癣菌感染、接触物刺激、食物、药物、个体体质等亦与该病的发生有关。随着社会的发展，生活压力和化学品的使用范围日益加大，汗疱疹的发病率逐年上升，各年龄段均可发病，不仅影响患者手足的美观，还影响了正常生活，甚至因此导致严重的心理障碍。应教育患者正确对待此病，减轻心理负担。

（1）早期以干燥止痒为主，可用黄芩、黄柏煎水浸泡或湿敷。

（2）对于干燥脱屑者，如局部反复脱皮，干燥疼痛，可外用黄芩软膏，每天 1 次，润肤止痒。

（3）临证所见，汗疱疹虚证较多，患者多因先天或后天原因，脾气较弱，故在用药中适当运用白术、茯苓、佩兰、草蔻等健脾化湿之品。

临诊验案

【基本情况】王某，男，24 岁。初诊日期：2014 年 7 月 6 日。

【主诉】双手反复起水疱伴瘙痒 3 年余，复发 1 个月。

【现病史】患者诉 3 年前无明显诱因每于夏季，双手反复起水疱，瘙痒难忍，自行抠破后稍缓。夏季反复，秋冬季自行好转。1 个月前双手掌跖再次复发水疱，今为求进一步诊治来诊。现症见：患者双手掌小水疱，瘙痒明显，睡眠不佳，饮食尚可，小便正常，大便干燥。舌红，苔黄腻，脉弦滑。

【皮科情况】双手掌大鱼际处散在米粒大小丘疱疹、水疱，双手掌轻度脱屑。对称分布。

【中医诊断】蚂蚁窝。

【西医诊断】汗疱疹。

【辨证】湿热浸淫证。

【治法】清热解毒，利湿止痒。

【方药】龙胆泻肝汤加减。

龙胆草 6g	茵陈 10g	黄柏 10g	生薏苡仁 30g
茯苓 15g	陈皮 10g	白扁豆 15g	牛膝 10g
泽泻 10g	玄参 10g	防风 10g	黄芩 6g
柴胡 6g	炒白术 10g	蒲公英 10g	地肤子 15g

每日 1 剂，水煎 200ml，分早晚 2 次，饭后 1 小时温服。

【外治】尿素乳膏 BID。

饮食清淡，精神放松，保持足部干燥卫生。

二诊（7 月 14 日）：患者诉原有水疱部分干燥结痂，但仍有少量新发水疱，饮食睡眠可，二便正常。舌红，苔薄白，诊其脉弦涩。

三诊（7 月 22 日）：服用上方 7 剂后，患者水疱干涸无新发，出汗减少，原有红斑、水疱颜色变暗，大部分消退。纳差，睡眠可，二便正常。舌红，苔薄白，脉弦滑。考虑皮疹明显好转，但因病程日久，脾气亏虚，不能生血，血行不畅，故前方减蒲公英，加当归12g、生地黄12g，养血滋阴。

四诊（8月3日）：服用上方7剂后，患者诉饮食睡眠可，二便正常。察其患者双手皮疹消退，疾病临床痊愈。

【按语】本病例患者为蚂蚁窝之湿热浸淫证，经常规治疗后效果不佳。此谓湿热久蕴，气血亏虚，湿热浸淫经络，导致双手掌跖处角化、皲裂，指间浸渍、糜烂、渗出。脾虚不能运化水谷，则生湿，湿热互结郁于肌肤则有渗出；脾虚失其健运，阴血失其化源，以致肌肤失于濡养，血虚生风化燥，风邪逗留肌肤，引起皮肤干燥、脱屑瘙痒。故初始予以龙胆草、茵陈为君药清热利湿，黄柏、生薏苡仁、茯苓为臣药利湿健脾止痒，佐以金银花、泽泻、玄参、防风、黄芩祛风利湿，牛膝引药下行。因湿性黏滞，缠绵难愈，故以大量健脾利湿之品，祛邪外出。疾病后期，渗出减少，以血瘀为重，故后期予以大量活血化瘀及益气之品，助邪外出而不伤正。在治疗过程中随症加减，但柴胡用量一直未变，需要重视精神因素的作用，调畅情志。共治疗近1个月，疾病乃愈。

十九、四弯风

四弯风是指一种与遗传过敏体质有关的慢性炎症性皮肤病。因皮损好发于四肢弯曲部位而得名。以好发于肘窝、腘窝，形如风癣，自觉瘙痒和反复发作为临床特征。四弯风见于《医宗金鉴》卷七十一："四弯风生腿脚弯，每月一发最缠绵，形如风癣风邪袭，搔破成疮痒难堪。"《外科大成》曰："四弯风，生于腿弯脚弯，一月一发，痒不可忍，形如风癣，搔破成疮。"本病相当于西医的异位性皮炎。

白彦萍教授治疗本病重视益气活血。四弯风是由于气滞血瘀、气血不足、肝肾亏虚等导致肌肤失荣失养而致。气能生血、行血、摄血，生血则能濡养肌肤，行血则有"血行风自灭"之效，摄血才不致血溢于脉外而造成瘀血，只有气机充盈调畅，药力才能到达病所，所以在用药上，在辨证论治的基础上适当地加以黄芪、党参等充盈气机之品，方能达到理想的疗效。

对于儿童患者，白教授重视小儿脾虚，由于禀性不耐，脾胃运化失职，内有胎火湿热，外受风湿热邪，两者蕴阻肌肤而成。且常因小儿皮肤稚嫩，破损而继发感染，引起发热、食欲减退、烦躁、哭闹不安、便干溲赤等全身症状。

对于青年期的特应性皮炎以皮肤干燥为特点，要做到充分基础润肤，提高皮肤的屏障功能。此外针灸治疗四弯风疗效较好。

临诊验案

【基本情况】张某，女，31岁。初诊日期：2014年12月23日。

【主诉】双肘膝起红斑、丘疹伴痒2年余，加重10个月。

【现病史】患者2年前无明确诱因，四肢肘膝出现红疹伴剧烈瘙痒，就诊于当地医院，诊断为"特应性皮炎"，经治疗后症状好转出院。10个月前因劳累后皮疹复发，仍间断到当地医院门诊就诊，效不显，为求进一步诊治来门诊就诊。现症见：患者四肢起红疹，脱屑，瘙痒明显。舌红，苔薄黄，脉沉细。

专科检查：双肘窝、腘窝对称可见暗红斑片，伴肥厚苔藓化，可见抓痕，伴脱屑及少量渗出。

【中医诊断】四弯风。

【西医诊断】特应性皮炎。

【辨证】血虚风燥证。

【治法】养血润肤，祛风止痒。

【方药】当归饮子加减。

生地15g	首乌藤30g	白芍15g	炒栀子12g
当归12g	白蒺藜15g	川芎12g	珍珠母(先煎)30g
荆芥12g	炒皂刺15g	白术15g	赤芍15g
防风12g	蜂房15g	白花蛇舌草30g	

14剂，每日1剂，水煎200ml，分早、晚2次，饭后1小时温服。

二诊（2015年1月6日）：服用上方14剂后，患者诉瘙痒较前减轻，夜间尤重，仍影响睡眠，自觉皮损处干燥，饮食尚可，睡眠不佳，二便正常。察其皮损较前变化不明显，此乃病程日久，非一日之功，故前方基础上加减。

【方药】	生地15g	首乌藤30g	白芍15g	炒栀子12g
	当归12g	白蒺藜15g	川芎12g	珍珠母(先煎)30g
	荆芥12g	炒皂刺15g	白术15g	赤芍15g
	黄芪15g	防风12g	蜂房15g	白花蛇舌草30g
	酸枣仁30g	黄连6g	生甘草10g	

7剂，每日1剂，水煎200ml，分早、晚2次，饭后1小时温服。

三诊（1月14日）：服用上方7剂后，诉瘙痒减轻，不影响睡眠，饮食、睡眠可，晨起口干，余无不适。察其躯干、四肢暗红斑肥厚变薄，舌红，苔薄白，诊其脉沉细。此乃患者病程日久，气血亏虚，阴液不能润泽肌肤而致干燥，肾阴不足则咽干，故加强益气滋阴之力，方药如下。

【方药】
当归12g	熟地黄15g	川芎12g	丹参30g
莪术12g	三棱12g	皂角刺30g	防风15g
白芍20g	鸡血藤30g	赤芍15g	生白术15g
甘草10g	珍珠母30g	牡丹皮15g	生黄芪30g

7剂，每日1剂，水煎200ml，分早、晚2次，饭后1小时温服。

四诊（1月22日）：服用上方7剂后，患者自觉皮损处瘙痒基本消失，口不干，皮损处变薄，饮食、睡眠佳，二便正常。察其四肢暗红斑肥厚变薄，皮损部分消退，留有色素沉着斑，舌红，苔薄白，诊其脉沉细。此乃药力已达病所，原方继服7剂。

五诊（2月2日）：继续服用上方7剂后，患者自觉皮损处瘙痒消失，饮食、睡眠佳，二便正常。察其原有皮损大部分消失，遗留色素沉着斑。疾病临床痊愈。

【按语】本案系四弯风之血虚风燥证，曾于多家医院治疗效果不佳。此谓病久耗伤阴液，营血不足，血虚生风，皮肤失去濡养所致。患者为女性，病程2年余，脾为气血生化之源，脾虚失其健运，阴液生成不足，营血不足则不能滋养肌肤，以致肌肤失于濡养，血虚生风化燥，风邪逗留肌肤，引起皮肤肥厚、干燥及瘙痒。故初始予以生地、首乌藤为君药滋阴养血；白芍、当归、川芎为臣药养血润燥；佐以防风、蜂房祛风止痒；后加以酸枣仁、黄连等品清心火，养心安神，改善患者睡眠。经治疗2个月后，患者基本治愈。

二十、水疥

水疥是一种以皮肤起栗疹、顶有水疱、瘙痒如疥为特征的皮肤病。多发夏秋闷热之季，婴幼儿多发，愈后常反复。水疥病名出自《诸病源候论》卷三十五。该书分疥为大疥、马疥、水疥、干疥、湿疥。巢氏谓："水疥者，瘰如小瘭浆，摘破有水出，此一种小轻。"本病相当于西医的丘疹性荨麻疹。

丘疹性荨麻疹夏季最为多发，这一时期，由于暑湿下迫，地湿上蒸，人处气交之中，常易感受暑湿之邪而发病。临床上可选择三仁汤加减治疗发于这个季节的丘疹性荨麻疹，其中杏仁宣气化湿，白豆蔻芳香化湿，薏苡仁甘淡渗利，三仁合而为君药，共奏宣通气机而化湿之功。竹叶、通草、滑石甘寒淡渗，增强利湿清热之功；厚朴、半夏行气化湿；防风、荆芥疏风止痒，共为佐药。诸药相合，宣上畅中通下，使脾气健旺，气畅湿行，暑解热清。方证相合，与发病季节相合，临床用来治疗丘疹性荨麻疹效果较佳。

丘疹性荨麻疹属季节性疾病，大部分患者只要避免再次被蚊虫叮咬，经过1周的口服药物及外用药物治疗可以痊愈，但临床可见到少数患丘疹性荨麻疹的患者，虽避免再次被蚊虫叮咬，但已有皮损日久不愈，有的因瘙痒剧烈反复搔抓导致破溃感染甚至化脓，有的发展为痒疹，病程可持续数年甚至数十年，此类患者多为糖尿病患者，或者素体脾气不足，湿邪泛滥之体胖之人。糖尿病患者应注意控制血糖，在中药应用上，适当加上黄连、桑叶、牛蒡子、葛根等已被证实对降血糖有明显帮助的中药验药。对于日久不愈发展为痒疹的患者，在治疗上除了注意健脾除湿，还要施以活血软坚散结，同时还可局部施以火针治疗。

白彦萍教授经验，临床中若不方便配置三黄洗剂，可将大黄、黄柏、黄连各15g的颗粒剂型兑入炉甘石洗剂中，摇匀后涂刷患处，起到清热祛湿的作用。

临诊验案

【基本情况】王某某，女，35岁。初诊日期：2015年2月28日。

【主诉】躯干、四肢起红斑、丘疹伴痒2个月，部分皮损加重并化脓1周。

【现病史】患者2个月前于海南度假时被蚊虫叮咬，双侧下肢起红斑、丘疹，后皮损扩展至躯干，表现为全身多发数个孤立的椭圆形黄豆至蚕豆大小的斑丘疹，瘙痒明显。患者自行口服氯雷他定、外用炉甘石洗剂，症状未有缓解，回京后就诊于外院，诊为丘疹性荨麻疹，予氯雷他定、西替利嗪、复方甘草酸苷片口服，艾洛松外用，瘙痒没有明显减轻，且因反复搔抓，部分丘疹破溃、化脓。现症见：患者自觉皮损处瘙痒，部分化脓皮损处略有疼痛，平时乏力、食欲不佳，大便不成形，夜间多梦。舌淡、苔白腻，脉沉。

既往史：患者于2014年3月被诊断为乳腺癌并手术切除病灶，2014年5月、9月分别行2次化疗。

【皮科情况】躯干、四肢见多发圆形或椭圆形斑疹、斑丘疹，丘疹色暗，部分丘疹破溃、结痂，部分丘疹顶端有脓疱。

【中医诊断】水疥。

【西医诊断】丘疹性荨麻疹。

【辨证】气虚邪恋，湿毒蕴结证。

【治法】益气解毒，除湿止痒。

【方药】
生黄芪 30g	白花蛇舌草 30g	半枝莲 15g	金银藤 30g
炒白术 15g	麦冬 12g	防风 10g	陈皮 12g
佩兰 15g	茵陈 15g	马齿苋 30g	生甘草 10g
茯苓 15g	桔梗 10g	苦参 10g	连翘 15g
山药 20g	木瓜 15g		

7剂，每日1剂，水煎200ml，分早、晚2次，饭后1小时温服。

【外治】
| 黄连 30g | 黄柏 30g | 野菊花 30g | 马齿苋 30g |

水煎2000ml，外洗患处，每日2次。

二诊（3月7日）：患者诉瘙痒较前减轻，查见皮损处颜色较前变淡，首诊时的脓疱均已干涸结痂，夜间仍多梦，舌淡，苔薄，脉沉。上方加茯神15g。

三诊（3月14日）：患者诉瘙痒基本消失，睡眠可，饮食尚可。察其皮损消退约60%，留有色素沉着斑，大部分脓痂已脱落。上方去苦参、茵陈，加玄参15g、煅牡蛎30g。

后追访患者，痊愈无复发。

【按语】患者为肿瘤术后化疗患者，素体气血不足，脾气亏虚，湿邪泛滥，外受虫毒，湿毒交阻，发于肌肤。故治疗上应扶正与祛邪并重，益助正气与解毒化湿并举。方中以黄芪为君药，起到益气解毒的作用，白花蛇舌草、半枝莲为臣药，清热解毒，配以金银藤、马齿苋、桔梗、连翘解毒散结，白术、陈皮、山药、佩兰、茯苓健脾除湿，苦参、茵陈、木瓜清热祛湿，防风祛风止痒，佐以麦冬益胃阴，生甘草调和诸药。外洗药以黄连、黄柏燥湿止痒，马齿苋、野菊花清热解毒。二诊时加茯神以养心安神。三诊因患者大部分皮损已好转，脓疱均干涸，大部分脓痂已脱落，故去苦参、茵陈，减轻清热祛湿的力量，加玄参、煅牡蛎既养阴又散结。

二十一、药毒

中药毒是指药物通过内服、注射、吸入等途径进入人体引起皮肤、黏膜的反应。包括药剂过量所致的中毒反应和药剂虽未过量而引起的变态反应。中国古代就早有记载，隋代《诸病源候论》云："凡药物云，有毒及有大毒者，皆能变乱，于人为害，亦能杀人……因食得者易愈，言食与药俱入胃，胃能容杂毒，又遂大便泻毒气，毒气未流入血脉，故易治。"本病相当于西医的药疹。

白教授对该病的认识有以下 5 个方面。

1. 中草药引起的药疹近年来有增长的趋势

中草药多为自然界动物、植物、矿物，临床上应用的中药汤剂、中成药也多为复方，加之患者对于中草药无毒无副作用的观念亦根深蒂固，中草药引起的药疹往往被忽视。除了在中成药中配有的汞剂（红升丹、轻粉、朱砂）及砒剂（如雄黄、信石）等成分外，常见的动植物药（因长期或过量应用）有木通、防己、柴胡、苦参、雷公藤、益母草、苍耳子、大青叶、山慈菇、千里光、土贝母、威灵仙、斑蝥、蜈蚣等均有报道可引起药疹。近年来，由于科学水平的提高，中药注射剂的种类不断增多（喜炎平注射液、肾康注射液、血栓通注射液等），临床应用也日益广泛，但作为新的剂型仍然具有中医特色，临床需贯彻辨证论治的原则，因此其造成的不良反应也是目前相对突出的问题。据研究统计，中药主要引起的药疹以发疹型和荨麻疹型为主，重型多形红斑型、中毒性表皮坏死松解症型次之。

2. 中医药辨证配合清开灵注射液效果更佳

药疹发展至中重度时，中医常辨证为热入营血或气血两燔证。在临床上常根据患者严重程度使用清开灵注射液 30 ~ 60ml 加入 5% 葡萄糖盐水 500ml 中，静脉滴注，可以起到泻火解毒、凉血、安神、护脑养心的功效。甚至临床中我们也扩大了清开灵的适应证，对皮肤弥漫性炎症红斑、鳞屑性疾病均在清热解毒中药的基础上，静脉滴注清开灵注射液，常起到抑制表皮剥脱、清热退红、消炎的确切疗效。

3. 以温毒论认识本病，重视卫气营血辨证

温毒，即所谓"诸温夹毒"，是感受温热时毒而引起的急性感染性疾病。临床以高热、头面或咽喉肿痛、出血性斑疹为特征，与中药毒的特征相吻合，故而临床中以温毒学说对本病的发生、发展、辨证治疗、转归均可作为指导。早期可见发热、微恶风寒、咳嗽等类似上呼吸道感染的症状即卫分证，很快出现发热或高热、大渴、皮疹、斑疹隐隐的气营同病证，随之病邪很快入营入血，症见斑疹密布、舌红绛，此时最易逆传心包，出现神志病症，此亦属于温病极期阶段。在早期卫分证以银翘散加减，气营同病时以化斑汤加减，气血同病以清瘟败毒饮加减，其他药有山栀子、桔梗、黄芩、知母、赤芍、牡丹皮、玄参、连翘、甘草、竹叶、茅根等，皆是感染性皮肤病或其他皮肤病急性期治疗的常用药。在中药毒的后期，多为余毒未尽，阴血已伤，正气难复的表现，观其舌辨津液情况，正所谓"存一分津液，便有一分生机"，用大剂甘寒之品滋养胃阴、除余热，切忌咸寒、苦寒之品，以防伤伐脾胃，更损正气，以麦门冬汤、沙参麦冬汤加减，同时酌加活血凉血之品，如丹参、赤芍、牡丹皮，目的在于活血化瘀兼清余热，正所谓"恐炉烟虽熄，灰中有火也"。

4. 重视疏利肝胆、通利二便

肝胆经络相属，互为表里，主气机升降出入，主五脏六腑的疏泄。在生理学上，肝脏是人体代谢的场所，具有生物转化的作用。故疏利肝胆可以加快代谢，加快药物排泄，减轻蓄积药毒对脏器组织的损害及对皮肤的损害。常用的药物有金钱草、茵陈、栀子、生大黄、柴胡、青皮等，配合解毒、利湿、利尿的中药有半边莲、鱼腥草、白茅根、车前草、海金沙、萆薢、苦参、滑石、生地、淡竹叶、琥珀、生甘草。

5. 加强中药洗渍疗法

《理瀹骈文》："外治之理，即内治之理，外治之药，亦即内治之药。所异者，法尔。"《黄帝内经》："内者内治，外者治外，内治外治并列。"洗渍疗法，以中医理论为指导，在辨证论治的基础上运用中草药，以不同的方式将药物施于体表皮肤、黏膜或患部，达到疏通经络、调和气血、治病祛病目的的一种治疗方式。中药毒多急性发病，外洗药方多以清热解毒除湿为主，临床根据皮损红斑、丘疹、浸润、渗出的具体情况选择用药，常用的外洗中药有苦参、黄柏、苍术、白鲜皮、马齿苋、黄连、蒲公英、金银花、紫花地丁、大青叶、地肤子、蛇床子、当归、野菊花等。

临诊验案

【基本情况】陈某，女，28岁。初诊日期：2012年9月7日。

【主诉】全身水疱、糜烂3天。

【现病史】患者10天前因泌尿系统感染而滴注氨苄西林，每日2次，共3次。用药5天后皮肤弥漫性潮红，随后形成水疱、渗出、糜烂，部分表皮出现剥脱，遂就诊于附近医院，诊断为"药疹"，静脉滴注氢化可的松300mgQD，病情及皮疹有所好转，现为进一步诊治。患者自诉发热，烦躁口渴，大便秘结，小便黄。

系统查体：T 38℃，BP 135/80mmHg，双肺呼吸音清，心率86次/分，律齐，未闻及异常杂音。腹部及四肢查体正常，神经系统检查：病理反射未引出。

【皮科情况】全身弥漫性红斑、水疱及血疱、糜烂、渗出，境界不清，部分表皮剥脱。

【中医诊断】中药毒。

【西医诊断】大疱性表皮松解型药疹。

【中医证型】气血两燔证。

【治法】清营凉血解毒。

【方药】清营汤合清瘟败毒饮加减。

水牛角30g	生地黄20g	知母10g	生石膏(先煎)30g
北沙参15g	麦冬10g	天冬10g	竹叶15g
牡丹皮10g	黄连10g	金银花10g	大青叶10g
连翘10g	马齿苋30g	生甘草10g	

每日1剂，水煎200ml，分早、晚2次，饭后1小时温服。

【系统治疗】醋酸泼尼松20mg，每日3次，口服。

清开灵注射液40ml静脉滴注，每日1次。

二诊（9月14日）：躯干、四肢已无新发皮疹，渗出减少。T 37.5℃，二便通畅。上方继服，醋酸泼尼松逐渐减量。

三诊（9月21日）：躯干、四肢水疱、渗出已明显减轻，大部分吸收，表皮无明显剥脱。T 36.8℃，病情平稳，二便通畅。上方减水牛角、石膏，继续口服。醋酸泼尼松减量至20mg，每日1次，并逐渐减量。停用清开灵注射液静脉滴注。

四诊（9月28日）：躯干、四肢无明显的红斑、水疱、糜烂及渗出，表皮正常。患者一般情况可，二便正常。上方减黄连，加白术10g、陈皮10g，续服7剂。停用激素。

【按语】本例患者为火毒炽盛，致气营两燔的大疱性表皮松解型药疹，系药疹的危重证候，临床治疗需中西医结合。而在中医治疗方面，侧重清热解毒、凉血和营。方中水牛角苦寒，归心、肝经，能够清热解毒、凉血、定惊，是临床治疗温病高热、神昏谵语、发斑发疹、吐血衄血、惊风、癫狂的要药之一。生石膏、知母相配，清热泻火，除烦止渴；生地黄，甘寒，清热凉血，养阴，生津。若有条件，可用鲜生地，性味甘苦寒，清热生津，凉血，止血，

当代中医皮肤科临床家丛书（第三辑）

白彦萍

作用更侧重于清热生津。北沙参、麦冬、天冬，清肺益胃，养阴生津；金银花、连翘、大青叶、马齿苋清热解毒、凉血消斑，而金银花、连翘更有透营转气的作用，使毒热邪气发散。牡丹皮清热凉血，散瘀；竹叶清心泻火，生津除烦；黄连清热燥湿，泻火解毒；生甘草调和诸药，共奏泻火解毒，凉血清营之功。当皮疹好转后，加用白术、陈皮，有固护脾胃之用。

二十二、口吻疮

口吻疮是发生在上唇、颏部、鼻唇沟、鼻等处的炎症性皮肤病。中医古籍中亦称为"燕口""燕窝疮""潘唇"。《诸病源候论·唇口病诸候·口吻疮候》记载："其脏腑虚，为风邪湿热所乘，气发于脉，与津液相搏则生疮"。《医宗金鉴·外科心法要诀》："燕窝疮，……由脾胃湿热而成。"

白彦萍教授认为本病的发生与幽门螺杆菌（Hp）感染相关，抗 Hp 治疗可以有效提高治愈率。近年来，诸多临床观察发现者患者的皮损处、唾液中培养出 Hp，且患者常伴有消化道感染。临床治疗口周皮炎的同时联合抗 Hp 治疗，疗效显著提高。首选盐酸米诺环素（美满霉素），100mg Qd。同时配合中药内服。

白教授在中医治疗中重视清热利湿祛风，日久重视养阴。口吻疮早期多是因偏食辛辣或油腻之品，致使脾胃湿热内蕴，循经上扰而成，或肺脾内郁热邪，复感风邪外袭，郁于肌肤所致。日久则导致脾胃虚弱或是脾失运化，口周皮肤失于濡养而成。故本病的发生于肺脾胃肝肾均有关，临证辨证需辨识仔细。

外用药物方面，白教授强调局部禁用糖皮质激素，外用激素虽能很快好转，但停用后很快复发病恶化。既往有临床观察发现口周皮炎的患者蠕型螨检出的阳性率为12%，推测虫体繁殖的增多、腺体肿大、虫体代谢产物和死虫崩解物很容易使局部毛囊产生炎症反应，同时可以继发细菌感染。故临床可以局部皮损外用抗菌药物，如复方甲硝唑霜、红霉素眼膏、硫黄霜等。

临诊验案

【基本情况】刘某某，女，25 岁。初诊日期：2014 年 10 月 10 日。

【主诉】口周红斑、丘疹、鳞屑伴瘙痒 2 周。

【现病史】患者 2 周前无明显诱因，口周起粟粒大小红色丘疹，其上可见有脓疱，伴有轻微瘙痒，未予重视及治疗。后皮损逐渐增多，同时可见黄白色脱屑，口角干裂。现患者自觉口干、伴有牙龈红肿，平素嗜食辛辣，大便干，2日1行，小便黄数。舌红苔黄，脉数。

【皮科情况】口唇周围皮肤宽约2cm的弥漫性的红斑，其上针尖大小的丘疹、脓疱，并伴有黄白色脱屑，双侧口角干裂。

【中医诊断】口吻疮。

【西医诊断】口周皮炎。

【辨证】脾胃实火证。

【治法】清脾泻火，化湿清热。

【方药】泻黄散加减

藿香12g	佩兰12g	黄芩12g	生地15g
生石膏20g	知母10g	黄连6g	升麻6g
焦山栀10g	玄参10g	淡竹叶10g	白茅根30g
酒大黄6g	生甘草10g	防风6g	

每日1剂，水煎200ml，分早晚2次，饭后1小时温服。

【系统治疗】盐酸米诺环素（美满霉素），100mg Qd。

【外治】甲硝唑乳膏外用BID。

二诊（10月17日）：红斑变淡，丘疹及脓疱减少，脱屑增多，瘙痒明显，牙龈红肿较前明显减轻，仍觉口干，大便日一行。舌质稍红苔薄黄。上方加蝉蜕10g，僵蚕10g，石斛10g。

三诊（10月28日）：皮损基本消退，留有色素沉着伴轻微瘙痒。上方减酒大黄、僵蚕、生石膏，加当归20g。

【按语】本案患者初诊为脾胃湿热化火，且有阴伤之象。故清脾泻火，化湿清热。方中藿香、佩兰清泻脾之湿热；黄芩、黄连、焦山栀清实火，其中黄芩清热燥湿长于清上焦肺之实火，黄连清中焦实火，《本草正义》载："黄连大苦、大寒，苦燥湿，寒胜热，能泄降一切有余之湿火。"黄连的主要成分是小檗碱黄连素，药理学研究表明其有显著的抗炎作用，局部外用可直达病灶，增强疗效。山栀子清三焦之火；知母、生石膏相须为用清肺胃实火达清热敛疮；生地黄、玄参清热凉血、养阴生津；淡竹叶、茅根清热生津，同时可以清热凉血利尿，使热从小便出；升麻引诸药上行。二诊在一诊基础上加用蝉蜕、僵蚕祛风止痒，石斛养阴润燥，三诊加用当归活血以改善色素沉着，升降并用，标本兼顾，以上诸药合用内外兼治使口周皮炎疗效得到显著提高。

病案 2

【基本情况】高某某，女，48 岁。初诊日期：2016 年 5 月 18 日。

【主诉】口唇周围皮疹伴瘙痒 3 年余。

【现病史】患者 3 年前无明显诱因出现口周皮肤瘙痒、脱屑，未予特殊治疗，后逐渐加重，皮疹面积逐渐增大，自行外购药物涂抹，涂药后缓解，停药即复发，间断发作。现症见：口周皮屑，自觉痒，饮食可，眠欠佳，二便调，口干，舌红苔白，脉沉细数。

【皮科情况】口唇周围弥漫性淡红斑，表面有麸皮样脱屑，无丘疹、脓疱，皮损境界不清。

【中医诊断】口吻疮。

【西医诊断】口周皮炎。

【辨证】阴虚血热证。

【治法】滋阴清热。

【方药】百合地黄汤合清胃散加减。

百合 15g	生地 20g	生石膏 30g	升麻 15g
当归 15g	知母 15g	黄连 15g	白芍 15g
牛蒡子 12g	陈皮 15g	苍术 15g	鳖甲 30g
远志 15g	生甘草 10g	葛根 15g	

每日 1 剂，水煎 200ml，分早、晚 2 次，饭后 1 小时温服。

二诊（2016 年 6 月 1 日）：患者诉口周不适感较前减轻，大便调，口干好转，舌质红，脉细数，查体见口唇周围红斑减轻，仅覆少量脱屑，境界较前缩小。

【方药】
知母 15g	玄参 15g	生地 20g	升麻 15g
牡丹皮 15g	鳖甲 30g	黄连 12g	白芍 15g
百合 20g	远志 12g	生甘草 10g	

每日 1 剂，水煎 200ml，分早、晚 2 次，饭后 1 小时温服。

三诊（2016 年 6 月 15 日）：患者诉口周不适大部分好转，大便调，舌质红，脉沉细。皮科查体：无皮疹。

【方药】
知母 15g	玄参 15g	生地黄 15g	黄柏 15g
女贞子 15g	升麻 15g	生石膏 20g	当归 15g
旱莲草 15g	地骨皮 15g	百合 30g	白芍 15g
鳖甲 20g	生甘草 10g	牡丹皮 15g	

每日 1 剂，水煎 200ml，分早、晚 2 次，饭后 1 小时温服。

【按语】 患者正值气血不足之始年龄，加之工作辛苦，日久燥伤阴血，阴血不足则生风，风燥热邪蕴阻肌肤，肌肤失养，故而皮肤干燥，以干性脱屑为主。故证属阴虚血热，治宜滋阴清热。方拟百合地黄汤合清胃散加减，方中百合色白入肺，养肺阴而清气热；生地黄色黑入肾，益心营而清血热；苦寒之黄连直泻胃腑之火，升麻清热解毒，升而能散，可宣达郁遏之伏火，有"火郁发之"之意；当归养血和血；生石膏、牛蒡子、黄连清肺胃热；鳖甲、知母清虚热，养阴液；葛根清热生津；陈皮、苍术健脾燥湿；远志消肿解毒；生甘草清热解毒，调和诸药。二诊患者口周皮疹好转，口干较前好转，舌红，脉细数，故辨证仍为阴虚血热证，故较前方更加黄柏、地骨皮清虚热，钩藤清热平肝，玄参滋阴凉血，泽泻利水渗湿。三诊患者口周皮疹大部分好转，辨证属阴虚血热轻证，且肝肾气血不足，故较前方加女贞子、旱莲草补益肝肾。

二十三、猫眼疮

猫眼疮是因其疮形如猫之眼，光彩闪烁而无脓血而得名，为一种急性皮肤炎症性疾病。本病有自限性，可表现为红斑、丘疹、风团、水疱等，特征性皮疹为靶形损害即虹膜状皮疹，有不同程度的黏膜损害，少数有内脏损害。我国早在隋朝对本病已有认识，并据其发病在大雁往来之际，称为雁疮。《医宗金鉴·外科心法要诀》首先提出"猫眼疮"病名，亦载："猫眼疮多取象形，痛痒不常，无脓血，光芒闪烁如猫眼……"《外科大成》始把本病称为"寒疮"，对其病因病机、辨证论治、饮食禁忌均有论述。本病相当于西医的多形红斑，寒疮相当于寒冷性多形性红斑。

白彦萍教授重视从血分化瘀论治。多形红斑，属红斑类皮肤病，均属于中医血瘀证的范畴。所谓瘀证，就是指血液不循常道，流溢于脉外，而其病因可以有外伤、寒、热之邪等，而血瘀既可以作为一种病理产物，又可以是一个致病因素。在辨证的基础上，以活血化瘀为主，分别与疏风、散寒、清热、解毒、利湿等法配合应用。对于风寒血瘀型，治以疏风散寒、和营散瘀；湿热蕴结型，治以清热利湿散瘀；毒热炽盛型，治以清热凉血、解毒利湿。从现代理论研究发现，活血化瘀法可以改善微循环，增加外周血流量，以恢复病损处的代谢，此外还可以通过增加毛细血管张力，减低毛细血管通透性，从而减少或防止血液外渗。

白教授亦强调辨明阴阳寒热。多型红斑的病因病机为素体阳气不足，卫外不固，风寒湿外袭，以致营卫不和或湿热内蕴，风热外感，郁于皮肤；或热毒炽盛，蕴阻肌肤。临证时辨明阴阳寒热，掌握临证加减变通。风寒型用当归四逆汤，湿热型用当归拈痛汤，无瘙痒者用三妙散；毒热炽盛用清瘟败毒饮，同时不忘血分论治，加用桃仁、红花、三七、茜草等活血之品，以散瘀消斑，达到治疗效果。

临诊验案

【基本情况】周某，女，22岁。初诊日期：2015年3月10日。

【主诉】手足红斑反复1年，加重1周。

【现病史】患者1年前无明显诱因双手出现散在鲜红色或紫红色斑片，圆形或不规则形，边缘轻微肿胀，皮疹中心有水疱，瘙痒、疼痛，冬季较重，1年间反复发作，并于足部出现类似皮损，并有发展趋势。现症见患者畏寒、手足凉，痛经，月经不规则，有延期，量少，有血块，大便2~3日一行，不干。舌质淡红，苔薄白，脉沉细。

【皮科情况】双手背、足背可见散在类圆形暗红色水肿性斑片，粟粒至钱币状大小不等，境界清楚，略隆起，中央可见水疱，水疱内容物清亮。

【中医诊断】猫眼疮。

【西医诊断】多形红斑。

【辨证】风寒血瘀证。

【治法】疏风散寒，和营散瘀。

【方药】当归四逆汤加吴茱萸生姜汤加减。

当归15g	桂枝15g	白芍15g	细辛3g
吴茱萸10g	鸡血藤30g	炙甘草10g	路路通15g
通草15g	徐长卿30g	薏苡仁20g	

每日1剂，水煎200ml，分早、晚2次，饭后1小时温服。

嘱避风寒、保暖，调摄情志，规律饮食起居。

二诊（3月17日）：手足背部红斑较前减轻，但仍有新疹不断长出，自觉恶寒，舌质淡红，苔薄白，脉沉细。上方加黄芪30g，制附子10g（先煎），陈皮10g，忍冬藤30g。7剂，水煎服。

三诊（3月26日）：手足背红斑、水疱消退，颜色减淡，未有新发皮疹。自觉恶寒减轻，手足有温热感，舌质仍淡红。守上方，服7剂巩固。

【按语】 患者因素体阳虚，卫阳不足，腠理不密，风寒湿之邪乘虚而入，侵袭肌肤，以致营卫不和，寒凝血滞而发，阳虚损四肢失其温煦，则形寒肢冷，复值风寒外来，阳气不能达于四末，内外交浸，肌肤失养所致。方用当归四逆汤加吴茱萸生姜汤加减治疗，以经方加减，意在温卫阳、散风寒湿、化瘀滞。方中当归苦辛、甘温，有补血行血活血之功，温行经脉之滞，补营血之虚，活离经之血。桂枝辛温，温通经脉，解肌散寒，祛散经络中客寒而畅行血脉；白芍养血和营，与桂枝相配调和营卫，与当归相配养血活血。细辛辛温，祛风散寒，外温经脉，内温脏腑，通达表里，以散寒邪，助桂枝温通散寒；吴茱萸辛热，温中散寒，祛风除湿；徐长卿辛温，祛风止痛活血；鸡血藤养血活血，助当归补益营血；路路通，舒经活血通络。二诊加黄芪以补气固卫，与桂枝相配益气温阳、和血通络，黄芪得桂枝固表而不留邪，桂枝得黄芪益气而振奋卫阳；附子温肾助阳，陈皮行气。诸药合用，共奏温经散寒、活血通络化瘀之法。

二十四、白疕

白疕，是一种常见并易复发的以红斑、鳞屑为主要表现的慢性炎症性皮肤病。其临床特点是在红斑基础上覆以多层银白色鳞屑，刮去鳞屑有薄膜及点状出血点。属中医"白疕"范畴。《外科大成》记载："皮肤燥痒起如疹疥而色白，搔之屑起，渐至肢体枯燥坼裂血出痛楚。"古代文献记载有"蛇虱""白壳疮""银钱疯""疕风""干癣"等病名。本病相当于西医的银屑病。

白彦萍教授多年以银屑病为中心开展多项临床、科研方面的研究，临证心得如下。

1. 从银屑病冬重夏轻所想到的适当培补肾精

银屑病与先天肾精亏损，阴寒毒邪侵肤有着密切关系。肾之元阴元阳能对肌肤起着滋润、温煦作用，肾亏则皮肤腠理失固，气血失和，阴阳失调。前人有"气血得寒则凝，得温则行"之说，故至冬阴寒凛冽时，阴寒毒邪侵肤，腠理气血凝滞，脉络受阻，血行不畅，寒闭热伏，阳气不得升达，蕴久化热，出现一派血热、血虚、风燥、血瘀之征，此乃本病之起动病机。因此概而言之，引起银屑病之因，在外当推阴寒毒邪内侵，为病之标；在内则责肾精亏损，属病之本也。血热、血虚、血瘀、风燥，只是上述所致病机的不同阶段而已。因银屑病多季节性加重，故在疾病缓解时，可适当加以培补肾经之品，如黄精、肉苁蓉等。

2. 重视辨证分型论治

辨证论治是中医治疗的灵魂，临证时需根据具体情况采用不同的病证方法，将宏观辨证与微观辨证、整体辨证与局部辨证、经络辨证与脏腑辨证相结合，并结合患者的症状与体质、皮损与舌脉等辨证要素，准确判断出辨证分型。临床辨证分型多种多样，但以血热、血燥及血瘀证最为多见，分别采用犀角地黄汤、当归饮子、活血逐瘀汤为主方加减治疗，效果颇佳；对于伴有大便干燥、面黄汗出、皮损沿肝经分布者，可酌情选用大承气汤、三仁汤、龙胆泻肝汤等加减。研究发现，对于证型分布最广的血热型银屑病，生地、紫草、牡丹皮3味中药效果甚佳，且3味中药无明显疗效差别，故临证时可以随机选用。此外，血热型银屑病皮损多色鲜红，多用生石膏清热凉血，可以明显改善患者皮损色红的情况。皮损瘙痒严重者可加白鲜皮、白蒺藜清血分热。斑块型银屑病皮损呈蛎壳状者，可加煅牡蛎，效果颇佳。临证需根据患者的临床表现及皮损情况具体分析患者属于何种证型，并在此基础上准确用药。

3. 银屑病定位在血分

重视从血分论治，治疗方面当以清热凉血贯穿始终，在调血分的同时还应兼顾脾胃、肝肾及情志调节，可达到整体治疗的效果。若平素脾胃虚弱，大便常年不成形者（此类患者多见），可适当加山药、草蔻、砂仁等顾护脾胃。老年患者多肝肾不足，适当加肉苁蓉、女贞子、枸杞子等调补肝肾、标本兼顾。很多患者睡眠欠佳，适当予百合、莲子、合欢皮、首乌藤、生龙骨、远志等安神。

4. 火针治疗配合中药内服治疗斑块型银屑病效果颇佳

火针疗法是将火针在火上烧红后快速刺向皮损处，然后迅速出针的方法，火针疗法可以温经散寒、补益阳气，激发经气，以热引热，故可疏通经络、调和气血阴阳脏腑、扶正驱邪；同时火针又能刺激局部，促进局部气血顺畅。对患者施以火针并配合口服活血解毒汤治疗，经临床实践显示，患者经治疗1周后皮损浸润及鳞屑状态即可明显改善，治疗4周后症状明显好转。

5. 注重洗浴疗法的应用

洗浴疗法是将中草药煎汤后，外洗皮损处从而治疗疾病的方法。临证应用简便廉效，深得患者好评。斑块型银屑病患者，斑块较厚，不易消退。在内服药物的同时采用自拟平疣洗剂煎水外洗治疗斑块型银屑病，具体方药为莪术、蛇床子、透骨草、白鲜皮、紫草各30g，红花20g。其中，莪术、红花活血化瘀，蛇床子、白鲜皮、透骨草祛风止痒，紫草清热凉血解毒，共奏活血凉血解毒之效。

6. 头皮型银屑病患者的治疗可将中医取类比象的思想应用于此

适当应用水牛角、羚羊角粉等角类药物，既凉血解毒，又药物直达病所。对于红皮病型银屑病，要注意顾护阴液：第一，切不可用辛温发汗的方法来降低体温，也不可过用苦寒之品；第二，适当加以牡丹皮、天花粉、知母、玄参、石斛等清热、生津之品顾护阴液。

7. 注重调理体质

皮损消失，疾病控制时，应根据需要调理患者体质，男性银屑病患者易耗伤阴津，故以滋阴为主；女性患者易损耗阴血，应以养血为主。

临诊验案

病案1

【基本情况】张某，男，24 岁。初诊日期：2010 年 10 月 15 日。

【主诉】双下肢反复红斑、鳞屑伴瘙痒半年，加重 5 天。

【现病史】患者于半年前无诱因双下肢出现红斑、丘疹，伴脱屑，喝酒后加重，遂多次至我院皮肤科门诊治疗，诊断为"寻常型银屑病"，予糠酸莫米松乳膏等治疗后患者皮疹颜色变浅，但皮疹未见明显消退。5 天前因食用寿司后患者皮疹加重，颜色变深，皮疹范围逐渐扩大。患者神清，精神可，双下肢红斑、丘疹，伴鳞屑，瘙痒明显，口苦口干，纳眠可，二便正常。舌暗红，苔微黄腻，脉细。

【皮科情况】双下肢大片状浸润红斑、丘疹，略突起皮面，色红，边界较清晰，伴鳞屑。

【中医诊断】白疕。

【西医诊断】银屑病。

【辨证】血热瘀滞证。

【治法】清热凉血活血。

【方药】清热凉血方。

生石膏 30g	生地 30g	紫草 15g	土茯苓 20g
白花蛇舌草 15g	牡丹皮 15g	莪术 10g	白蒺藜 30g
赤芍 15g	生甘草 10g	黄芩 15g	蛇莓 15g
防风 12g	陈皮 15g	生薏苡仁 30g	

每日 1 剂，水煎 200ml，分早、晚 2 次，饭后 1 小时温服。

【外治】斑块肥厚处施以火针治疗。

忌食辛辣，调摄情志，避免精神刺激，规律起居。

二诊（10 月 22 日）：服药后双下肢皮疹明显好转，未见新发，瘙痒明显，仍口苦口干，纳眠可，大便偏稀，小便调。舌暗淡，苔微黄，脉细，为血热减轻的表现。上方加柴胡 12g、青蒿 10g，和解少阳并清利肝胆湿热；易生地为鲜地黄，加强清热生津之效。水煎服，日 1 剂，连服 7 天。

三诊（10 月 29 日）：服药后皮疹颜色逐渐减退，瘙痒反复，口苦口干较前减轻，纳眠可，二便调。舌暗红，苔微黄腻，脉细。现患者皮疹逐渐消退，血热渐清，仍有瘙痒反复。上方加白鲜皮 15g，祛风止痒。水煎服。日 1 剂，连服 7 天。

四诊（11 月 6 日）：服药后皮疹基本消退，瘙痒消失，无口苦口干，纳眠可，二便调。舌暗淡，苔微黄，脉细。现患者皮疹消退，继续原方巩固疗效。水煎服，日 1 剂，连服 7 天。

【按语】银屑病中医认为多由素体肌肤燥热，复为外邪所袭，致局部气血运行失畅，或风寒所伤，营卫失调，郁久化燥，肌肤失养，或七情所伤，气机受阻，气血壅滞成瘀，或热蕴日久，化火炎肤所致。本案患者双下肢红斑、丘疹，上覆银白色鳞屑，口苦口干，瘙痒，为血热蕴肤的表现；舌暗红、苔微黄腻、脉细俱是血热瘀滞之象。故辨证为"血热瘀滞"，治以"清热凉血活血"为法。在临床中常以清热凉血方加味。方中以生石膏、紫草、土茯苓、生地、蛇莓清热凉血解毒，牡丹皮、赤芍、莪术活血化瘀，白鲜皮、白蒺藜祛风止痒，配合白花蛇舌草等有抗癌抗增生作用的中药，并以生薏苡仁、陈皮健脾祛湿以固中焦。药对病机，故效果明显。

病案 2

【基本情况】李某某，男，32 岁。初诊日期：2017 年 9 月 28 日。

【主诉】全身斑块、鳞屑伴瘙痒 10 年余。

【现病史】患者 10 年前因加班后出现红斑、鳞屑，诊断为"银屑病"，就诊于当地医院，予 UVB、外用药（具体不详）治疗有好转。近 1 个月上述皮疹加重，有新发，痒甚。现症见：周身红疹，大量脱屑，无咽痛，大便干。既往史无异常，平素体健，无吸烟饮酒史，否认过敏史。舌红少苔，脉数。

【皮科情况】头面部、躯干、四肢泛发黄豆至手掌大小鲜红色浸润性丘疹、斑块，上覆大量鳞屑，部分融合，境界清楚。

【中医诊断】白疕。

【西医诊断】银屑病。

【辨证】热毒炽盛证。

【治法】清热凉血解毒。

【方药】犀角地黄汤加减。

水牛角粉 15g	生石膏 15g	鲜地黄 40g	羚羊角粉 0.3g
赤芍 20g	紫草 15	防风 15g	大青叶 15g
茅根 30g	土茯苓 30g	甘草 10g	牡丹皮 20g
金银花 12g	玄参 15g	佛手 12g	陈皮 12g

每日 1 剂，水煎 200ml，分早、晚 2 次，饭后 1 小时温服。

【外治】刺络拔罐治疗（大椎穴）。

二诊（10 月 9 日）：患者诉皮疹略有好转，但皮损仍伴瘙痒。

水牛角面 15g	生地黄 40g	羚羊角粉 0.3g	赤芍 20g
牡丹皮 30g	紫草 15g	防风 30g	大青叶 15g
茅根 30g	土茯苓 30g	甘草 10g	陈皮 12g
金银花 12g	玄参 15g	佛手 12g	青黛 6g
白蒺藜 20g	地肤子 15g		

每日 1 剂，水煎 200ml，分早、晚 2 次，饭后 1 小时温服。

三诊（10 月 23 日）：患者诉皮损较前好转，大便可，睡眠可，自觉口干脱屑。查体全身皮损颜色较前明显变淡，再无新发皮疹。前方加知母 15g。7 剂，水煎服。余治疗同前。同时配合 UVB 照光治疗。

四诊（11 月 4 日）：患者诉口干、乏力等症状大为减轻，大便成形，皮疹未复发。

【按语】本例患者属寻常型银屑病进行期，辨证为热毒炽盛证，故治宜清热凉血。初诊时顾及患者脾胃，在用药上需要衡量尺度，在清热凉血的大法上用药虽然得当，但有病重药轻之嫌，二诊患者未出现因寒凉太过而出现的腹泻症状，故开始在犀角地黄汤的基础上进行化裁，水牛角粉代替犀牛角同时加用羚羊角粉来凉血，同时，配伍防风祛风，土茯苓燥湿，玄参养阴，同时配伍多从肝经清热药入手，如大青叶、青黛等。佛手疏肝，配伍茅根、地肤子，给邪以出路，使热从小便去。三诊患者有口干脱屑症状，则在守方的基础上加入知母，意在滋阴润燥。

病案3

【基本情况】徐某，女，48岁。初诊日期：2017年3月2日。

【主诉】全身红斑、脱屑5年，伴周身关节疼痛1年。

【现病史】患者5年前劳累后出现全身散在红斑、脱屑，有瘙痒，给予中药煎药、外用药涂抹等治疗，皮损消退，后每年均有复发。1年前开始出现周身关节疼痛，包括指间关节、踝关节、肘关节及膝关节，外院风湿科就诊予西药口服治疗，关节疼痛无明显缓解。现症见四肢散在红斑、脱屑，轻微瘙痒，双手指间关节、膝关节、踝关节及肘关节疼痛明显，活动有所限制，周身沉重，乏力，汗出多，纳可，眠欠安，大便偏稀，小便调，舌暗，苔白腻，脉弦。

【中医诊断】白疕，痹病。

【西医诊断】关节病型银屑病。

【辨证】风寒湿邪、痹阻经络证。

【治法】祛风散寒除湿，益气活血通络。

【方药】
桂枝12g	当归15g	生黄芪20g	炙黄芪20g
白芍15g	鸡血藤15g	知母15g	威灵仙15g
桑寄生30g	杜仲15g	牛膝15g	防风12g
五味子15g	秦艽15g	土茯苓20g	炙甘草10g

每日1剂，水煎200ml，分早、晚2次，饭后1小时温服。

二诊（3月16日）：患者诉周身关节疼痛有所减轻，但膝、踝关节疼痛仍较甚，关节活动范围略增大，汗出乏力减轻，口略干渴，舌暗红，苔白略腻，脉弦细。

【方药】
桂枝12g	当归15g	生黄芪20g	炙黄芪20g
白芍15g	鸡血藤30g	知母15g	威灵仙15g
桑寄生30g	杜仲15g	牛膝30g	防风12g
五味子15g	秦艽15g	土茯苓20g	炙甘草10g
麦冬15g	元胡15g		

三诊（3月30日）：患者诉关节疼痛继续好转，关节活动范围明显增大，乏力已不明显，口不干，舌暗，苔白略腻，脉弦。

【方药】
当归尾15g	鸡血藤30g	羌活15g	独活15g
桑枝15g	元胡15g	牛膝15g	白芍15g
海风藤15g	秦艽15g	仙茅15g	桂枝6g

乌蛇 15g　　　知母 15g　　　　麦冬 15g　　　　红花 12g

四诊（4 月 13 日）：患者诉关节疼痛明显缓解，关节活动范围继续增大，已无乏力、口干等症。

【按语】 患者关节病型银屑病已诊断明确，单纯西药治疗，病情改善不明显，遂求诊于中医。来诊时患者皮损较轻，以周身关节疼痛为主要表现，伴随症状有周身沉重，乏力，汗出多，纳可，眠欠安，大便偏稀，小便调，结合舌脉，舌暗，苔白腻，脉弦，四诊合参，患者证属风寒湿邪，痹阻经络证，标实为主，正虚轻微。故治疗以祛风散寒除湿，活血通络为主，益气为辅。方中桂枝、白芍通经和营，当归、鸡血藤养血活血，威灵仙、牛膝、防风、桑寄生、杜仲、秦艽祛风除湿，生炙黄芪益气，土茯苓解毒除湿，知母滋阴润燥、五味子生津，防止祛风药过多伤阴，炙甘草调和诸药。二诊时患者诉周身关节疼痛有所减轻，但膝、踝关节疼痛仍较甚，关节活动范围略增大，汗出乏力减轻，整体病情好转，口干略渴有伤阴之象，故在上方基础上加用麦冬 15g 养阴，加元胡 15g 增止痛之力，鸡血藤加至 30g、牛膝加至 30g 增加养血活血除湿力度。三诊时患者病情继续好转，乏力已不明显，正虚之象缓解，结合舌脉，舌暗，苔白略腻，脉弦，考虑为风寒湿痹，标实之证，以散寒除湿、活血通络之味疏通关节，达到止痛目的，辅以麦冬、知母两味以滋阴润燥，防祛风药伤阴之弊。四诊时距初诊已一月有余，患者关节疼痛明显缓解，关节活动范围明显增大，可以考虑调整用中成药口服继续巩固疗效。

二十五、风热疮

风热疮是一种以被覆糠秕状鳞屑的玫瑰色斑丘疹为主要临床表现的急性炎症性自限性皮肤病。我国古代文献中早有记载，有"血疳疮""风癣""母子疮"等病名。《诸病源候论》曰："风癣是恶风冷气，客于皮肤，折于气血所生……"。《外科正宗·顽癣》描述本病："风癣如云朵，皮肤娇嫩，抓之则起白屑"。《医宗金鉴》称本病为"血疳"，认为"此证由热闭塞腠理而成，形如紫疥，痒痛时作，血燥多热。"本病相当于西医学中的玫瑰糠疹。

白彦萍教授认为本病多因外感风热，郁闭肌肤或血分有热，化燥生风所致，简言之，血热受风是本病的主要病机，剧痒者乃风重之故。治疗时应十分重视清热凉血法的应用，佐以活血消风。常用药物有生地、紫草、生石膏、白茅根、牡丹皮、赤芍、白鲜皮、地肤子、防风、白蒺藜、苦参、蝉衣等。

本病单用中医药治疗效果好，以疏风清热止痒为主要治法。治疗中应忌食辛辣、鱼腥发物，否则易出现新发皮损，导致病情缠绵不愈。因此，在临床工作中应注意指导患者日常调护，嘱其忌口，以助于缩短病程。一般预后较好，一般经4～8周可自愈，临床治疗主要为缩短病程，而本病属中医优势病种，因此需在内服汤药的基础上，配合使用中成药、中药煎汤外洗、针刺等多种治法，以突出中医治疗的特色疗法并有助于缩短病程。

白教授强调临床中部分不典型二期梅毒疹与玫瑰糠疹皮损表现极为相似，玫瑰糠疹表现为躯干近心端的玫瑰色斑丘疹，掌跖部未见皮损，故遇到玫瑰糠疹患者应仔细询问患者的冶游史，以及早前有无生殖器部位的不适症状。必要时需进行梅毒的血清检测。

对于瘙痒严重者可选用《洞天奥旨》所记载三圣地肤汤外洗，取效甚速，具体如下：地肤子一两、防风二钱、黄芩三钱，煎汤一大碗，加猪胆二个，取汁和药同煎，以鹅翎扫之，即止痒，痒止而疮亦尽愈。

临诊验案

【基本情况】范某，女，12岁。初诊日期：2012年2月23日。

【主诉】胸背部及上肢红色斑丘疹伴剧痒半月余。

【现病史】患者半个月前无明显诱因胸部出现一红斑，伴痒感，初起如指甲盖大小，表面有脱屑，未予重视。数日后，胸背部及两侧上肢突然发起类似样红色皮疹，大小不等，痒感更加明显，曾在某医院诊为玫瑰糠疹，经治疗无效，遂至我院门诊就诊。发病来，饮食、睡眠可，二便正常，舌红，苔薄白稍腻，脉弦细滑。

【皮科情况】胸背部、颈部、上肢、大腿部散在大小不等的红色斑疹，呈椭圆形或不规则形，皮疹边缘不整齐，长轴与肋骨平行，表面覆有较多的细碎糠秕状鳞屑层。

【中医诊断】风热疮。

【西医诊断】玫瑰糠疹。

【辨证】血热兼感湿热毒邪证。

【治法】凉血清热，散风止痒，佐以利湿。

【方药】消风凉血汤加减。

生地 15g	紫草 15g	茜草 10g	白茅根 15g
苦参 15g	土茯苓 15g	白鲜皮 10g	当归 15g
胆草 10g	泽泻 15g	生薏苡仁 30g	生甘草 10g

每日 1 剂，水煎 200ml，分早、晚 2 次，饭后 1 小时温服。

【中药泡洗方】苦参 30g、蛇床子 30g、黄柏 30g、生大黄 30g、生甘草 10g，煎汤外洗患处。

【针灸】取合谷、曲池、大椎、足三里，施以泻法，留针 10～15 分钟，每日 1 次，10 次为 1 个疗程。

二诊（3 月 2 日）：服上方 7 剂后自觉瘙痒感减轻，皮损表面鳞屑减少，无新发皮疹。上方加白术 15g、黄柏 10g、茯苓 12g，继服 7 剂。

三诊（3 月 9 日）：复诊时痒感已基本消失，皮疹逐渐消退，颜色转暗。上方继服。

四诊（3 月 16 日）：皮疹已退尽，症状消失，临床治愈。

【按语】患者胸背部、颈部、上肢、大腿部散在大小不等的红色斑疹，呈椭圆形或不规则形，长轴与肋骨平行，表面覆有较多的细碎糠秕状鳞屑层。玫瑰糠疹诊断明确。本病多因风热闭塞腠理，伤血化燥而引起，该患者皮疹颜色鲜红，鳞屑较多，且痒感明显，故以清热凉血为主要治法；苔略腻，是湿邪凝聚之象，故佐以利湿。方中生地、紫草、茜草、白茅根清热凉血；白鲜皮、土茯苓解毒祛风止痒；苦参、胆草、泽泻清热利湿；方中寒凉药物为主，易伤脾胃，故以生薏苡仁健脾，并可协助苦参等药物加强利湿之功；生甘草调和诸药。二诊时瘙痒感减轻，鳞屑较前减少，继前方加白术、黄柏、茯苓增强健脾利湿之功。三诊时患者痒感已基本消失，皮疹基本消退，颜色转暗，说明治疗有效，继服前方 7 剂以巩固疗效。

二十六、紫癜风

紫癜风是一种发生于皮肤、毛囊、黏膜和指（趾）甲的常见的病因不明的慢性炎症性皮肤病。其皮损通常表现为紫红色多角形瘙痒性扁平丘疹，表面有蜡样光泽，好发于四肢屈侧，常伴有口腔黏膜损害。《圣济总录·诸风门》："紫癜风之状，皮肤生紫点，搔之皮起而不痒痛是也。此由风邪挟湿，客在腠理，荣卫壅滞，不得宣流，蕴瘀皮肤，致令色紫。故名紫癜风。"本病相当于西医的扁平苔藓。

白彦萍教授认为扁平苔藓在临床中最常见的表现为皮肤扁平苔藓和口腔扁平苔藓，现将临证心得分述一二。

（1）皮肤扁平苔藓病程慢性，内外邪气相合，气血凝滞是其病机特点，辨证常分为风湿热证、血虚风燥证、气滞血瘀证及肝肾阴虚证。本病目前尚无十分有效的药物或疗法，中西医结合治疗可提高疗效。故在临证时应在准确辨证的基础上采用火针、针灸、中药外洗或外搽等中医特色疗法共同辅助治疗，方能取得良好效果。

（2）现代研究发现幽门螺杆菌可在口腔黏膜上定居，与口腔扁平苔藓发病有密切相关性，所以积极杀灭幽门螺杆菌对扁平苔藓的治疗有一定的作用，而中药中，黄连、大黄、黄芩、虎杖、乌梅、黄柏对幽门螺杆菌的杀灭作用较强，临床中可适当应用。

（3）临证过程中发现，口腔扁平苔藓中医辨证属阴虚火旺型者居多，治宜养阴清热，以增液汤加减，药用生地、玄参、麦冬、天花粉等清热滋阴药物，效果颇佳。

（4）扁平苔藓从外因上讲，风、热、湿、燥、火均可致病，除前述风热为主外，还应特别重视湿与热；内因有肝郁、阴虚、血虚，但主要为阴虚。对初病者，以清热泻火燥湿药为主，如生石膏、知母、竹叶、黄芩、黄连、黄柏、银花、连翘等。久病者，以滋阴清热凉血药为主，如生地、玄参、麦冬、石斛、沙参、玉竹、天花粉、牡丹皮等。久病入络者，用凉血化瘀及育阴化瘀之药，如丹参、赤芍、广郁金、紫草等。

（5）参考名老中医赵炳南老师和朱仁康老师的经验。赵炳南老师认为口腔扁平苔藓多为阴血不足，脾湿不运，经络气血阻隔所致，治宜滋补肝肾、健脾除湿，常用沙参、熟地、玄参、石斛、麦冬、丹参、枸杞子、山萸肉、苦参、生薏苡仁、白术、车前子。湿热胜者，可加黄柏、知母。外用锡类散、珠黄散。朱仁康老师认为皮肤扁平苔藓是由于风湿蕴聚，郁久化毒，阻于肌腠，气滞血瘀所致，所以治疗以搜风燥湿、清热解毒为主，用乌蛇祛风汤（乌蛇10g、蝉蜕6g、荆芥10g、防风10g、白芷10g、羌活10g、黄连8g、黄芩10g、银花10g、连翘10g、生甘草6g），加活血化瘀之品如桃仁、红花、茜草等。

临诊验案

【基本情况】宋某某，女，75岁。

【主诉】口腔不适2个月余。

【现病史】患者2个月余前无明显诱因自觉口腔不适感，就诊于社区医院，诊断为口腔溃疡，予间断治疗（具体不详）后，效果不佳，遂至我院就诊。检查结果未见明显异常。患者发病来，伴腰膝酸软，饮食、睡眠可，二便正常，舌质红，苔少，脉细数。

【皮科情况】左侧颊黏膜臼齿对面见紫红色丘疹，上覆白色网状薄膜，未见渗液及渗血。

【中医诊断】紫癜风。

【西医诊断】扁平苔藓。

【辨证】肝肾阴虚证。

【治法】滋阴，补肾，解毒。

【方药】知柏地黄丸加减。

知母 9g	黄柏 15g	党参 12g	枸杞子 12g
玄参 12g	麦冬 12g	牡丹皮 9g	板蓝根 15g
灯心草 5g	黄连 6g	炙龟甲 12g	土茯苓 30g
凤尾草 15g	当归 15g		

每日 1 剂，水煎 200ml，分早、晚 2 次，饭后 1 小时温服。

嘱避风寒，调摄情志，规律饮食起居。

【系统治疗】白芍总苷胶囊，20mg，日 2 次，口服。

【外治】他克莫司乳膏外用 BID。

二诊（12 月 12 日）：复诊时患者口腔内未见新发皮损，原有皮损扁平，颜色变淡，加熟地 30g 加强补肾之功，继服。

三诊（12 月 19 日）：此次患者诉口腔不适感明显减轻，口腔皮损明显消退，前方治疗有效，减牡丹皮后继服。

四诊（12 月 26 日）：患者口腔内皮损基本消失，口腔已无不适感，临床治愈。

【按语】此例患者为典型的口腔扁平苔藓，根据患者皮损特点辨证为肝肾阴虚证，治宜滋阴降火补肾。故用知母、黄柏、炙龟甲滋阴降火；枸杞子、玄参、麦冬滋补肝肾；患者口腔扁平苔藓仍表现为毒邪蕴积，故用板蓝根、土茯苓、牡丹皮、黄连解毒清热；患者年老，气血亏虚，不能抵御外邪，故用党参、当归益气补血；患者皮损表现在口腔黏膜，故用灯心草、凤尾草，此二味药是多年临证总结出针对口腔病变效果较好的中药，应用于此例患者治疗效果满意。故在临证时需注意，除根据具体的辨证情况选用相应方剂的同时，还应根据经验采用部分具有良好治疗作用的单药，方能速效。

二十七、火丹疮

红皮病是一种以全身体表面积 90% 以上出现潮红肿胀、渗出、糜烂、浸润、脱屑等表现为特征的疾病，任何人群均可发病，其中男性，40 岁以后发病多见，可由多种原因引起。古籍中"火丹疮"与本病最为近似。清代陈士铎所著《洞天奥旨》曰："火丹疮，遍身俱现红紫。与发斑相同，然斑随现随消，不若火丹，一身尽红且生疮也……火丹，热郁于外，而趋于内……故发斑轻，而火丹重。然火丹有两种……似乎各异，而热郁于皮毛之外，由外而入内，则赤白无异也……"本病相当于西医的红皮病。

白彦萍教授治疗本病时，应抓住疾病的动态发展过程，按病情发展阶段进行辨证。病初常为风热之邪侵犯肌肤，进而热毒入营，蕴于血分，而见毒热炽盛之证；后期热毒伤阴，肌肤失养可见热盛伤阴证。要从复杂多变的证候中，抓住热毒炽盛的本质。急性进行期常见全身 90% 以上的皮肤发生弥漫性潮红、肿胀、渗液，全身大量大片状脱屑，部分患者可见瘙痒剧烈，大多数出现高热不退，舌质红，舌苔可见黄腻或光滑无苔，部分患者舌体胖大，脉滑数。治宜清热解毒凉血、除湿。此外，机体脱屑的过程可以认为是阴液耗损的过程，因此只要患者存在脱屑的情况，治疗就需要滋阴。亚急性或慢性期（恢复期）主要表现为潮红、水肿及渗液明显减轻，皮肤颜色转暗，脱屑减少，呈细小糠秕状或小片叶状，可伴午后或夜间低热。治宜滋补气阴，兼清热除湿、活血化瘀。

白教授注意针对病因治疗。导致红皮病的原因很多，临床常见于银屑病、皮炎和湿疹所致，所以在治疗上弄清病因，针对病因治疗，若由湿疹、皮炎引起的红皮病，在治疗上要兼以除湿健脾；若由银屑病引起的红皮病，要重用清热凉血之品。同时在治疗上不宜用过于猛烈的药，以免损伤正气。要因势利导，不能用过于刺激性的药物，尤其是在外用药的选择上一定要慎重。

在临床中注意随证化裁，初起风热犯肤，加大青叶、板蓝根等清热疏风之品；如热象明显者加白花蛇舌草、草河车、公英、地丁等以加强清热解毒之力；发热加生石膏、柴胡等退热解毒；痒甚者加白鲜皮、地肤子、苦参等祛风除湿止痒；热毒夹湿者加土茯苓、黄柏、泽泻、车前子等清热利湿之药；后期热盛伤阴，宜滋阴清热、清解余毒、扶正培本，加太子参、石斛、麦冬等。

临诊验案

【基本情况】邹某某，男，53 岁。初诊日期：2001 年 10 月 2 日。

【主诉】全身红斑鳞屑 18 年，加重泛发全身 2 个月。

【现病史】患者 18 年前无明显诱因左下肢出现一地图状红斑，伴脱屑，瘙痒，就诊于当地医院，诊断为"银屑病"，给予卤米松软膏和达力士软膏外用，有所缓解，后病情反复，冬重夏轻，自行使用上述两种药膏外用，皮损未继续发展。2 个月前患者染发后，于头皮部出现红斑鳞屑，瘙痒明显，自行外用派瑞松 2 个月，病情好转，但停药后症状加重，且皮疹迅速泛发全身。现症见发热，最高 39.4℃，恶寒，寒热往来，且夜晚发热甚，伴口干口苦，不欲饮食，心烦喜呕，二便尚可，眠差，舌质红苔黄，脉弦数。

【皮科情况】周身弥漫性潮红肿胀，皮温高，伴有大量银白色脱屑，其间无正常皮岛，干燥皲裂。

【中医诊断】火丹疮。

【西医诊断】红皮病型银屑病。

【辨证】毒热炽盛证。

【治法】清热解毒凉血。

【方药】犀角地黄汤合小柴胡汤加减。

水牛角 30g	生地黄 15g	赤芍 15g	牡丹皮 15g
天花粉 20g	黄芩 10g	生石膏 30g	柴胡 15g
清半夏 10g	茯苓 30g	炒白术 15g	玄参 15g
茅根 30g	知母 15g	蒲公英 30g	泽泻 15g
生甘草 10g			

每日 1 剂，水煎 200ml，分早、晚 2 次，饭后 1 小时温服。

嘱忌食辛辣腥发之物，注意饮食营养搭配，防寒保暖，避免感冒。

【外治】皮损浸润糜烂处外用紫草油凉血解毒、化腐生肌，早晚各 1 次。

放血：取穴大椎、肺俞、心俞、肝俞、膈俞、委中，常规消毒后，用 10ml 注射器快速点刺，留罐 10～15 分钟，以不起疱为准。

二诊（2001 年 10 月 9 日）：厌食呕吐症状明显减轻，T 39.1℃，头皮部厚积鳞屑变薄，皮损瘙痒、干裂好转，颜色略变淡，周身水肿略减轻。前方去泽泻，柴胡减量至 7g。

三诊（2001 年 10 月 23 日）：周身皮损明显好转，轻微瘙痒，前方继服。

四诊（2001 年 11 月 2 日）：体温基本维持在正常阶段，无头皮厚积鳞屑，全身皮肤基本恢复正常，无脱屑，无瘙痒，饮食、二便、睡眠可。

【按语】本例患者皮损泛发全身，红肿热，全身症状以发热为主，故治以清热解毒凉血，主方为犀角地黄汤，水牛角清心火而解毒，生地黄凉血而滋阴，协助水牛角以解血分热毒；赤芍、牡丹皮凉血散瘀，协助水牛角、生地黄加强解毒化斑作用；蒲公英清热解毒，石膏、知母滋阴降火，玄参、茅根、天花粉生津止渴，少佐泽泻清泻肾火；其伴随症状为口苦咽干、心烦喜呕，符合小柴胡汤证，故合小柴胡汤和解少阳，疏利三焦，调达枢机，方中柴胡透达少阳半衰之邪，黄芩泄半里之热，二药配伍以解寒热往来、口干口苦、心烦喜呕等症，配半夏和胃降逆；诸药共奏和解少阳、凉血解毒之功效。该患者正值壮年，阳热偏盛，大椎为三阳、督脉之会，刺络放血拔罐能泄脏腑之热，有清热解表、祛风解毒之功；背俞穴有调理肺气，增强正气，营运气血的功能，且膈俞为血会，委中为血郄，与血海合用凉血泄热、调理气血；针刺曲池、外关、合谷等穴可以收到清热祛风止痒、养先天、益后天的功效，从而达到扶正祛邪的目的。以上治法共奏清热解毒、凉血护阴、和解少阳之功。二诊患者厌食喜呕症状减轻，水肿亦减轻，故可去泽泻，同时减少柴胡用量，余药皆如前。三、四诊患者症状皆明显好转，故守方治疗。

二十八、红蝴蝶疮

红蝴蝶疮是指一组以红斑为主要皮肤表现，伴多项自身抗体水平异常的自身免疫性结缔组织病，常见于育龄期女性。因其红斑常出现于面部，呈蝶形，故称为红蝴蝶疮。其特点是盘状红蝴蝶疮好发于面颊部，主要表现为皮肤损害，多为慢性局限性。系统性红蝴蝶疮临床表现复杂，除有皮肤损害外，常同时累及全身多系统、多脏器，病变呈进行性过程。相当于西医中的盘状红斑狼疮、亚急性皮肤红斑狼疮以及系统性红斑狼疮的皮肤表现等。

白彦萍教授在治疗上重视辨清虚实阴阳。治疗本病时应辨别虚实阴阳，分清主次。红蝴蝶疮的病变是动态的，其初期表现以实证、阳证居多，后期则以虚证、阴证为主，因此治疗时需要根据不同时期的辨证特点遣药组方。本病的基本病机是机体阴阳失调，气血失和，正气虚弱，所以"虚"字贯穿了始终，治疗时应注意扶正固本，兼以理气和血。

白教授强调老年患者应注意脾肾。红蝴蝶疮育龄期女性得病者多，但老年人发病亦不罕见。老年人群有其特征性的体质特点，主要表现为肾亏和脾胃衰。肾为先天之本，在防病抗病中起到很重要的作用，脾胃乃后天之本，为后天的生命活动提供能量来源，肾亏则正气虚，脾胃衰，则气血生化乏源。因此，治疗老年患者时，注意补肾理脾，可得到事半功倍的效果。常用药：黄芪、党参、白术、山药、甘草、女贞子、旱莲草、黄精、生地、麦冬、仙茅、仙灵脾、巴戟、苁蓉、锁阳等。

白教授还认为从诱发因素上来看，日晒和感染火热之邪可促发本病，故在疾病初起，应注意清热凉血解毒，常用药有银花、连翘、蒲公英、马齿苋、地丁、牛蒡子等；久病多瘀，从临床上看，瘀证的表现多见，在方药中可佐以活血化瘀药物，常用药有丹参、红花、当归、鸡血藤、川芎、赤芍、益母草等。

白教授在治疗上考虑到系统性红蝴蝶疮患者常伴有关节肿痛，此时可选用祛风通络、行痹止痛的药物，如羌活、独活、桑寄生、秦艽、威灵仙、牛膝、络石藤、徐长卿等。

临诊验案

病案1

【基本情况】邱某，女，30岁。初诊日期：2008年7月24日。

【主诉】反复脸部蝶形红斑2年，新发伴关节疼痛3天。

【现病史】患者2年前日晒后双侧面部出现蝶形红斑，伴发热，最高37.7℃，就诊于外院，经检查后（具体不详），诊断为"系统性红斑狼疮"，治疗好转后出院（具体不详），服泼尼松20mgQD维持。3天前患者劳累后出现低热，脸部红斑，呈蝶形分布、有鳞屑、暗褐色，伴关节疼痛，以双下肢关节为主，痛有定处，痛处拒按，活动后稍感乏力，心烦时起，胃纳一般，大便干，小便黄，舌暗红舌边有瘀点，脉细涩而数。

【皮科情况】面部可见双颊及鼻背红斑，呈蝶形分布、有鳞屑、暗褐色。

【中医诊断】红蝴蝶疮。

【西医诊断】系统性红斑狼疮。

【辨证】热毒血瘀证。

【治法】解毒凉血，活血化瘀。

【方药】			
重楼 18g	白花蛇舌草 18g	生地 15g	赤芍 12g
牡丹皮 12g	升麻 9g	鳖甲 12g	凌霄花 12g
积雪草 15g	炒白术 12g	豨莶草 9g	生麦芽 12g

每日 1 剂，水煎 200ml，分早、晚 2 次，饭后 1 小时温服。

二诊（8 月 1 日）：患者诉红斑颜色变淡，关节疼痛好转，除胃脘稍有胀闷外，乏力、便干均有好转。前方炒白术加量至 20g，加陈皮 12g。

三诊（8 月 29 日）：除脸部红斑隐现外，其余症状皆愈。

【按语】此患者为红蝴蝶疮外发肌表、关节。毒瘀之邪入侵，蕴结于内，使五脏之真气不能周循到皮肤，皮肤失养，故出现脸部红斑。鳞屑为热毒伤阴生燥，暗褐色则是热毒在内的表现。毒瘀之邪，一则阻于经络、关节，不通则痛，故关节疼痛；二则毒瘀之邪久居，伤及正气，亦可不荣则痛，二者相合，故发关节疼痛。方药中，重楼、白花蛇舌草、升麻清热解毒；赤芍、牡丹皮、凌霄花活血祛瘀；生地、鳖甲、麦门冬滋补肾阴；积雪草则既有活血又有解毒；豨莶草则对症于下肢关节疼痛；生麦芽和中。全方解毒祛瘀为主，做到了辨证、辨病、对症治疗三者的有机结合，故收到了较好的临床效果。

二十九、肌痹

肌痹是指以红斑、水肿为主要皮肤表现，常伴肌痛、肌无力，组织病理可见肌肉发生炎症、变性，可伴有心肌、肺部、消化道等其他系统损害的一种自身免疫性疾病。本病自古有之，最早可追溯到春秋战国时期，《素问·长刺节论》中记载："病在肌肤，肌肤尽痛，名曰肌痹。"《素问·痹论》曰："肌痹不已，复感于邪，内舍于脾。"相当于西医学中的皮肌炎。

白彦萍教授认为皮肌炎患者在急性发作期，皮损多紫红水肿，可见瘀点瘀斑，同时伴有高热烦躁，肌肉酸痛无力，重者神昏谵语，此为热毒蕴结之证。发展至极期，毒热入侵营血，气血两燔，营运不畅，热灼阴液，筋骨失养，治疗时应注意清热解毒凉血，同时应顾护津液。而慢性缓解期多表现为寒湿或正气虚衰之象，治疗时应注意温阳化湿，扶正祛邪。

白教授还强调皮肌炎在古籍中属痿痹，因其有肌肉酸痛无力，甚至肌肉萎缩的表现。而脾为后天之本，主四肢，如脾胃功能旺盛，则饮食能受纳腐熟，精微转输运化，气机升降出入畅利，气血津液则生化有源，脏腑得养，形神乃旺，故治疗时，时刻注意补脾护脾，方能事半功倍。故在用药中常加入生黄芪、白术、党参等健脾益气之品。

临诊验案

【基本情况】王某某，女，60 岁。初诊日期：2010 年 3 月 25 日。

【主诉】面部红斑5年，四肢无力伴疼痛6个月。

【现病史】患者5年前无明显诱因，右侧颧部出现一蚕豆大红斑，无特殊不适，未予治疗，后红斑逐渐向两侧颜面部及眼睑扩展。6月前，患者发热（最高39℃）后出现四肢无力，伴肌肉疼痛，登高困难，双腿疼痛，就诊于当地医院，查肌酶和肌电图异常，诊断为皮肌炎，予激素治疗（具体不详），未见明显改善。为求进一步治疗就诊于我科。现症见颜面对称性红斑，眼睑红肿，四肢肌力减弱，下蹲起立无力，伴大腿肌肉疼痛，颈肌疼痛，低热，舌嫩红，苔白厚，脉细弱。

【皮科情况】颜面部、眼睑及颈胸部可见水肿性紫红斑，双手指关节伸侧可见红色斑及扁平隆起丘疹，上有细小鳞屑。

【中医诊断】肌痹。

【西医诊断】皮肌炎。

【辨证】气阴两虚，湿热瘀阻证。

【治法】益气养阴，祛湿通络。

【方药】
青蒿15g	鳖甲(先煎)30g	地骨皮20g	牡丹皮15g
知母15g	太子参20g	茯苓15g	白术15g
甘草10g			

每日1剂，水煎200ml，分早、晚2次，饭后1小时温服。

【系统治疗】醋酸泼尼松龙片15mg tid 口服。

二诊（4月1日）：患者诉面部红斑变化不显，但腿部肌肉疼痛减轻，体力有所增加，舌嫩红，苔白稍厚，脉细。守方继进。太子参，地骨皮增至30g，余不变。

三诊（5月6日）：患者面部红斑逐渐缩小，色变淡，四肢肌力增强，疼痛减轻。激素逐渐减量至5mg tid。继用：前方加山药30g。

四诊（6月20日）：患者面部红斑逐渐消失，肌肉疼痛消失，四肢肌力基本恢复，唯面部少许痤疮样疹。一诊方去白术、茯苓，加紫草、墨旱莲、女贞子各15g。

【按语】一诊见患者面部红斑，肌肉疼痛，痿软无力，舌质嫩红，脉细弱，此乃气阴亏损，阴虚内热之候，舌苔白厚为湿邪内蕴之表现。病邪日久缠绵，肌肉萎缩无力，根据"脾主肌肉四肢""脾主运化"理论，治疗以健脾为主。执中央以运四旁，生化气血以充养肌肤，运化水湿以祛湿邪，达到扶正祛邪目的。方选四君子汤健脾祛湿，化生气血。方中以太子参易党参，补气而不助火，因邪热深伏，日久伤阴，故选青蒿鳖甲汤养阴搜络清热，取青蒿芳香性散，能透络诱邪外出，鳖甲直入阴分，滋阴入络搜邪，地骨皮、牡丹皮、知母凉血滋阴，清退虚热。诸药合用，共奏滋阴透邪之功。二诊患者虽皮损改善不显，但肌无力症状有所改善，表明目前所用方药有效，故在前方基础上加大太子参及地骨皮两味药用量，以继续增强滋阴补气，退虚热的作用。调方1个月后复诊，患者皮损及肌肉症状均有所改善，故在前方基础上增强清热解毒之力度，同时给予山药顾护脾胃。四诊见患者症状均明显改善，可减轻利湿作用，故去白术和茯苓二味，此时患者已病久，累及肝肾，故应加用补益肝肾的墨旱莲、女贞子，以扶正祛邪，补虚救损，同时少佐紫草活血解毒，巩固疗效。

三十、皮痹

皮痹是指以局限性或弥漫性皮肤及内脏器官结缔组织的纤维化或硬化为特点的疾病，临床以皮肤肿胀发硬、后期萎缩为特点。分为局限性和系统性两种。早在春秋战国时期，《素问》就对皮痹有所记载："故人卧血归于肝，肝受血而能视，足受血而能步，掌受血而能握，指受血而能摄。卧出而峰吹之，血凝于肤者为痹……"隋《诸病源候论》曰："秋遇痹者为皮痹，则皮肤无所知。皮痹不已又遇邪，则移于肺，其状气奔痛。"相当于西医的硬皮病。

白彦萍教授认为本病与多个脏腑病变有关，治疗过程中应辨清病位，对症施治。肺气虚者，气短乏力，毛肤失去濡养而枯槁无华，故肌肤甲错、硬化，治疗时应注意活用黄芪、党参、人参等；脾气虚者，气血生化乏源，五脏六腑，四肢百骸失于濡养，腹胀，便溏；肾主骨藏精，久病失养，必致耗伤精气。肾为先天之本，脾为后天之本，本病后期常累及脾肾，因此补脾补肾是治疗本病的根本大法，药用黄芪、党参、白术、桂枝、当归等甘温之品，益气助阳，补脾温肾。

白教授治疗本病上强调可借虫药直达病所，入络搜邪。取虫药之毒以攻其毒，借虫性之散入络搜邪，使"血无凝著，气可宣通"，使用峻烈虫药如水蛭、虻虫、蜈蚣，同时重用补气血之品如黄芪、当归等，以免耗伤正气。

白教授重视本病常见兼症的治疗。硬皮病发病除有皮肤病变外，常可累及其他系统。消化道受累是硬皮病最常累及的部位，也可以是硬皮病的首发症状；其次是肺脏的受累。其中消化道受累的患者常出现反流性食管炎，表现为胸骨后烧灼感、恶心、呕吐、饱胀感等症状，可予姜半夏、海螵蛸、延胡索等以和胃降逆，制酸止痛。累及到肺脏时，患者出现肺间质纤维化，并常伴发肺动脉高压，临床主要表现为咳嗽、咳痰、胸闷、气急等症状，可予炙麻黄、桔梗、杏仁、瓜蒌皮等开宣肺气、宽胸理气以恢复肺脏的宣肃功能，取"提壶揭盖"之意，若燥咳明显者，则加用沙参、麦冬、天花粉、桑叶、川贝等润燥止咳；若痰热明显者，则加用竹沥、半夏、黄芩、鱼腥草、芦根等清热化痰；若寒痰明显者，则加用细辛、姜半夏、干姜、五味子等以温化寒痰；若兼有气阴两虚者，则重用太子参，加用麦冬、五味子、沙参等以益气养阴；若出现肺肾气虚、肾不纳气者，则加用灵磁石、沉香、蛤蚧、五味子等以助肾纳气。

临诊验案

【基本情况】钱某某，女，75 岁。初诊日期：2006 年 2 月 20 日。

【主诉】发现手部局限性硬斑 1 年。

【现病史】患者 1 年前无明显诱因右手背出现一钱币大小水肿性红斑，伴轻度瘙痒，未予治疗，后皮损逐渐扩大、变硬，呈条块形蜡样光泽，难以捏起，皮损区无汗液分泌，毳毛脱落，为求进一步治疗就诊于我科。查舌质黯，边有瘀斑，苔薄，脉弦。

【皮科情况】右手背可见条块形皮损，呈蜡样光泽，难以捏起，皮损区无汗液分泌，毳毛脱落。

【中医诊断】皮痹。

【西医诊断】硬皮病。

【辨证】气滞血瘀证。

【治法】理气化瘀。

【方药】

桃仁 10g	红花 12g	当归 15g	生地 30g
川芎 10g	赤芍 20g	水蛭 10g	地龙 10g
路路通 15g	黄芪 30g	麻黄 10g	甘草 6g

每日 1 剂，水煎 200ml，分 3 次饭后 1 小时温服。

【外治】皮损处施以火针治疗。

嘱避风寒，调摄情志，规律饮食起居。

二诊（3 月 25 日）：查患者皮损变软，有汗出，诉纳差，查舌质黯，边有瘀斑，苔薄，脉弦。守上方去麻黄加山药 30g。

三诊（5月20日）：患者皮损明显变软，能捏起，余症同前。守上方，加夏枯草20g。

四诊（6月21日）：患者皮肤蜡样光泽已消，部分毛囊已恢复，长出毳毛。嘱患者继服上方。

【按语】局限性硬皮病属于中医皮痹的范畴，本病多因正气不足，卫外不固，风寒湿邪侵袭肌肤，痹阻经络，气血运行不畅，肌肤失养所致。因而治疗的关键在于一个"通"字，患者皮损硬而无汗，舌质黯，边有瘀斑，一派瘀象，故用桃红四物汤，方中桃仁、红花活血化瘀，生地、当归滋阴养血，赤芍清热凉血，水蛭、地龙破血逐瘀，川芎活血行气、调畅气血。配以路路通利水通经，黄芪补气。共奏活血化瘀、温经通络之功效，使瘀血化，经络通，肌肤得荣，硬块自消。另外肺主皮毛，麻黄乃肺经专药，功能开腠理、通毛窍，以加强疗效。二诊患者皮损有汗出，故去掉发汗力较强的麻黄，配以山药顾护脾胃。三诊皮损继续变软，故在前方基础上加用夏枯草清热散结，巩固疗效。四诊患者症状明显改善，可守方治疗。

三十一、燥痹

干燥综合征是一种以泪腺和唾液腺的淋巴细胞浸润伴有干燥角膜结膜炎及口腔干燥为主要临床表现的免疫反应介导的慢性炎症性疾病。中医药医籍中并没有对本病的记载，但根据其"燥象丛生"的临床特点，认为本病多属于"燥证""燥痹""燥毒"等范畴。在《黄帝内经》中首次提及"燥胜则干，津之为液，润肤充身泽毛，若雾露之溉，故津充则润，津亏则燥"，金元时期的刘完素在《素问玄机原病式》对本病的燥邪致病作以补充，云"诸涩枯涸，干劲皴揭，皆属于燥"。

白彦萍教授在治疗上重视从"肝肾"论治。肝藏血，主疏泄，七情内伤最易导致肝的功能失常和气血失调而发病。除了上述辨证，本病日久常表现出肝气郁结、郁而化热、肝阳上亢之证。运用清肝泻火、平抑肝阳、疏肝解郁、养血柔肝的方法进行治疗。可柴胡疏肝散以疏肝解郁，重用白芍以养血柔肝，青黛、野菊花、蝉蜕、夏枯草等清肝泻火。肾为五脏之根本，肾藏精主液，人随年龄的增长会逐渐出现肾精的衰竭，肾精衰少，不能化生五脏阴津，导致五脏津亏，不能濡养肌肤，故而出现皮肤干燥、瘙痒等症；肝肾同源，肾精的亏损会进而导致肝血的不足，进一步加重肝阳上亢之证。《景岳全书》玉女煎一方为肾阴亏虚、虚火旺盛之证而设，方中应用熟地、知母、麦冬滋肾阴、养经血，牛膝导热引血下行，且补肝肾，以降上炎之火。

白教授同样强调本病需要重视三焦辨证，即辨燥、辨津液、辨经络、辨舌。其所有的病例机制的根源均归于三焦经。多数病例均有阴液不足不能濡润窍道的症状，口干、眼干，或鼻腔干燥，部分女性患者有阴道干涩的症状。其中口干、眼干、阴道干涩之类的症状属于津（不足）的症状，而关节炎则属于液（少）的症状。中医理论中摄取的水液通过胃、脾、肺、膀胱等通路而达到"水精四布，五经并行"，在一定程度上可缓解症状。多数患者虽然因口干常常摄入大量液体，但舌面仍呈明显的干燥少津的现象，舌质以红或淡红多见。脉象上常见细数、细弱或沉细、濡细等。在治疗上先通调三焦经气，增强水液代谢通路（肺、脾、肾）的功能，其次针对病症进行用药或用针。

临诊验案

【基本情况】王某某，女，58 岁。初诊日期：2009 年 10 月 19 日。

【主诉】口干、眼干、皮肤干燥 18 个月。

【现病史】患者 18 个月前无明显诱因出现口干、眼干，后皮肤干燥，伴龋齿，身体消瘦，曾西医治疗具体不详。近 2 个月双手指端关节疼痛，懒言，少食腹胀，大便偏干，舌质红干，苔薄，脉细。

【皮科情况】全身皮肤干燥，附有细薄鳞屑，四肢、背部散在抓痕，局部皮肤有色素沉着。头发稀疏、干燥。

【中医诊断】干燥综合征。

【西医诊断】干燥综合征。

【辨证】中焦燥毒、肝阴亏虚证。

【治法】养血柔肝，润燥解毒，佐以健脾。

【方药】

生地黄 10g	沙参 10g	麦冬 10g	枸杞子 10g
山药 10g	女贞子 10g	当归 10g	川楝子 10g
白芍 10g	白术 10g	土茯苓 15g	白花蛇舌草 15g
栀子 10g	牡丹皮 10g	紫草 6g	鸡血藤 15g

每日 1 剂，水煎 200ml，分早、晚 2 次，饭后 1 小时温服。

嘱清淡饮食，调摄情志，规律起居。

二诊（10 月 22 日）：患者诉眼干、口干、皮肤干燥较前有所好转，关节疼痛消失，眠可，精神尚可，但仍有腹胀，舌质淡红干，苔薄，脉细。

【方药】

太子参 10g	白术 10g	茯苓 10g	当归 10g

生地黄 10g	白芍 10g	生扁豆 10g	山药 10g
莲子肉 10g	生薏苡仁 30g	石斛 15g	郁金 10g

每日 1 剂，水煎 200ml，分早、晚 2 次，饭后 1 小时温服。

嘱清淡饮食，调摄情志，规律起居。

三诊（11 月 7 日）：患者诉腹胀减轻，二便调，继续服用上方，巩固疗效。

【按语】患者中老年女性，年近六旬，"任脉虚，太冲脉衰少，天癸竭"，气阴两虚，故初诊时症见口眼干燥、懒言。患者发病为入秋发作，秋性属燥，外燥引动，内燥相应，内外相合出现上述症状。加之患者身体消瘦，头发稀疏、干燥，时有腹胀，故本病证属中焦燥毒，肝阴亏虚。本病虚实夹杂，缠绵难愈，尤以阴虚为本，燥热为标。津血亏虚是内燥的根本，口眼干燥是其表象，日久化燥，易耗伤阴血，阴血亏虚，津枯液涸，治以养血柔肝、润燥解毒，一诊重用生地黄，滋阴养血以滋补肝肾，沙参、麦冬、当归、枸杞子滋阴养血以生津，助君药养阴而为臣，少量川楝子疏肝泄热，阴虚易化热，加以牡丹皮、栀子、紫草、白花蛇舌草以清热解毒，为防止病邪入里，导致脏腑功能失调，从而产生瘀血，佐以鸡血藤活血化瘀。二诊时，患者腹胀症状未除，方用益气健脾、调理脾胃的参苓白术汤以补其虚，除其湿，行其滞，调其气组方。经过近 1 个月治疗后随访继服末次用药，诸病若失，病情较稳定。

三十二、葡萄疫

葡萄疫是侵犯皮肤或其他器官的毛细血管及毛细血管后静脉的一种过敏性小血管炎，引起血液和血浆外渗至皮下、黏膜下和浆膜下而出现皮肤或黏膜损害。在《外科正宗》对"葡萄疫"的描述："葡萄疫其患生于小儿，感于四时不正之气，郁于皮肤不散，结成大小青紫斑点，色若葡萄。"《医宗金鉴·外科心法要诀·葡萄疫》记载："此证多因婴儿感受瘟疫之气，郁于皮肤，凝结而成，大小青紫斑点，色状若葡萄，发于遍身，唯腿胫居多。"相当于西医的过敏性紫癜。

白教授强调在治疗本病上通过病程的急缓有选择地选方用药。过敏性紫癜急性期多采取凉血止血法，如《外科正宗》验方羚羊散清热凉血止血；对于反复出现紫癜、病程长者，用药多应顾护脾胃，注重扶正，可予《外科正宗》验方胃脾汤加减，方用白术、茯神、陈皮健脾，麦冬、沙参、五味子护阴，远志安神。

白教授在治疗中强调中医特色疗法——刺络放血。刺络放血疗法是中医学中一种独特的针刺治疗方法，根据患者不同的疾病，用三棱针或粗而尖的针具，在患者身上一定穴位或浅表血络，施以针刺放出适量的血液以达到治疗疾病的目的。该法具有疏风清热、活血化瘀消肿、通络止痛的作用，因此采用刺络放血疗法治疗小儿过敏性紫癜具有可行性。刺络疗法对血液系统有良好的双向调节作用；亦有很好的镇痛作用；还可以提高人体免疫功能，激发体内的防御功能，增强免疫力。

白教授在临床中还发现中药泡洗透皮吸收效佳。中药泡洗是通过药物透皮吸收，对皮肤产生刺激，通过经络、腧穴将刺激信息传至内脏或病灶，发挥调节或治疗作用。可应用行气活血、祛风湿散寒作用的中药，如川芎、当归、苍术、白鲜皮等，可有效降低运动机体的血黏度及血液流变学各项指标，对血液的浓、黏、凝、聚状态有较大的改善。

临诊验案

【基本情况】齐某某，男，18 岁。初诊日期：2012 年 3 月 18 日。

【主诉】双下肢反复起瘀点 2 个月余。

【现病史】患者近 2 个月双下肢反复皮疹，发病前有外感风寒、咽痛病史。后继小腿伸侧出现皮疹，未予重视，后皮疹逐渐增多，曾接受过抗感染和降低血管通透性药物治疗后好转，但又复发。平素乏力，气短懒言，头晕沉，纳差，无口干、口苦，下肢自感酸困，有轻微疼痛，小便调，大便偏稀，舌质淡红，苔少，脉虚细。

【皮科情况】双下肢可见针尖至米粒大小的出血点，对称分布，部分融合成片，压之不褪色，其间散在黄褐色皮疹。

【中医诊断】葡萄疫。

【西医诊断】过敏性紫癜。

【辨证】脾不统血证。

【治法】健脾益气，摄血止血。

【方药】
白术 15g	黄芪 30g	党参 15g	茯苓 15g
酸枣仁 30g	白芍 15g	麦芽 15g	仙鹤草 10g
阿胶 10g	神曲 10g	山楂炭 10g	木香 10g
生薏苡仁 30g	远志 6g	牛膝 10g	生甘草 10g

当代中医皮肤科临床家丛书（第三辑）

白彦萍

每日 1 剂，水煎 200ml，分早、晚 2 次，饭后 1 小时温服。

嘱避风寒，调摄情志，规律饮食起居。

二诊（3 月 24 日）：患者双下肢出血点略有减退，纳差、气短懒言均有所改善，但下肢疼痛不适感仍存在，舌淡红，少苔，脉虚。上方加三七粉 3g 冲服，独活 10g、桑寄生 10g 补肾强膝。

三诊（4 月 6 日）：患者诉双下肢不适感减轻，二便调，睡眠佳，继续服用上方。

四诊（4 月 14 日）：患者双下肢皮疹基本消失，未见新起损害，嘱其口服人参归脾丸，1 日 3 次，1 次 6g。

【按语】患者青年男性，病情反复发作，平素乏力，气短懒言，纳差，便溏，故辨为脾虚之象。《素问》有关脾的论述：脾位于中焦，主四肢、主统血。在体合肌肉。脾虚则统摄无权，气不摄血。血不循经，溢于脉外而发病。患者因工作原因，平日思虑过度，工作压力较大，劳倦思虑过度伤脾，气血亏虚，不能上奉于脑，清阳不升，则头晕头沉。脾失健运，饮食无味，纳差。血少气虚，故精神不振，四肢倦怠，脉细弱。中医辨证属脾不统血证。方用党参、白术、黄芪、甘草补气健脾，酸枣仁、远志、茯苓补心益脾，安神定志；当归滋阴养血；木香行气疏脾，使之补而不滞。上述汤药本在健脾摄血，而加用仙鹤草、阿胶止血补血宜在治标，山楂炭活血化瘀，以通经络，有利于紫癜的吸收，诸药相合，健脾益气为本，摄血止血为标。二诊再加三七粉化瘀止血，独活、桑寄生强固腰膝。经过近 1 个月治疗后患者下肢皮疹基本消退，改用中成药人参归脾丸巩固治疗。

三十三、瓜藤缠

瓜藤缠是常见的炎症性脂膜炎，以发生于下肢伸侧的疼痛性红斑、结节为主要临床特征。对于其病名，在《医宗金鉴·外科心法》中记载："此证生于腿胫，流行不定，或发一二处，疮顶形似牛眼，根脚漫肿……若绕胫而发病即名瓜藤缠，结核数枚，日久肿痛。"相当于西医的结节性红斑。

白彦萍教授认为此病病机复杂，湿、热、瘀、寒可相互转化。结节性红斑病机主要可归为湿、热、瘀、寒，值得注意的是，四者并非一成不变，可以相互转化，因此应根据湿、热、瘀、寒的病机特点辨治施治，同时应根据临床表现、病机变化论治。若病变以红肿、结节为主，治则上当以清热凉血为主；若结节疼痛较重，则应以化瘀解毒为先；若红斑、结节消退较慢，则应重视化瘀散结。

白教授也认为此病虽病因不同，证型各异，但瓜藤缠最终转归多属血瘀阻络，故结节均有不同程度的疼痛。所谓不通则痛，通则不痛，故治疗本病，应重视调理血分，从"瘀"论治，当以化瘀散结为主，用赤芍、牡丹皮、桃仁、红花、苏木等活血祛瘀、通调血脉，并可用当归、川芎养血兼行血中之气，使气畅血行，正气得复；若血虚而滞者，则用鸡血藤、益母草补血行血而活络。又因病在下肢，故常予桑枝、地龙、丝瓜络通络止痛。此外，《医宗金鉴·外科心法》记载："此证生于腿胫，流行不定，或发一二处，疮顶形似牛眼，根脚漫肿。"由于湿邪其性偏下，散漫不定，因此在临证时需特别重视湿邪为患，用药时应注重利湿药物的运用，如苍术、萆薢、生薏苡仁等。

白教授在治疗上强调辨结节。本病辨证应以皮肤结节为主，同时需结合全身证候、舌脉综合分析。结节红斑色鲜红属阳，色淡红或紫黯属阴。阳斑治疗以清热利湿解毒为主，阴斑治疗偏重益气行血散瘀。其中色鲜红、灼热疼痛、红斑隆起者多为血热内蕴；结节色红疼痛，关节沉重酸痛，下肢微肿者多为湿热下注；结节色淡红，疼痛隐隐，甚则破溃，脓水外溢，久不收口者为正气亏虚；结节紫滞、遇寒加重，伴关节刺痛，入夜尤甚者，属气滞血瘀。

白教授同样强调增强体质，防止复发的重要性。在结节性红斑缓解期，一旦体质下降，若复感风热外邪，患者很有可能再次出现结节、红肿及疼痛等，引起复发，因此，患者此时有必要增强体质，以预防复发，尤其在春末夏初和秋末冬初这段时期更应小心谨慎。同时应注意调补脾胃，予白术、茯苓、党参等益气健脾之品，对气滞者，可加苏梗、佛手健脾理气；若纳呆、呕恶，则加清半夏、砂仁；便溏者用山药、芡实；泛酸者，加刺猬皮、海螵蛸。

临诊验案

【基本情况】刘某某，男，29岁。初诊日期：2009年7月8日。

【主诉】双小腿红斑结节反复发作，伴有疼痛1个月余。

【现病史】患者1个月前因外感发热，退热后双小腿出现红斑、结节，自觉双下肢沉重，曾在附近医院进行治疗，具体方案不详，结节时起时消，反复不愈，行走时疼痛，患者体型偏胖，平素喜饮酒，食肥甘厚腻之品。现症见双小腿4~5处大小不等的鲜红色斑块，双足肿胀，纳可，睡眠尚可，大便偏干，小便调，舌质红，苔薄黄腻，脉滑数。

【皮科情况】双小腿伸侧可见散在大小不等的鲜红色斑块，4～5处，皮温高，触痛明显，结节如拇指大小，双足弥漫性肿胀，行走不利。

【中医诊断】瓜藤缠。

【西医诊断】结节性红斑。

【辨证】湿热下注，瘀滞肌肤证。

【治法】清热利湿，化瘀通络。

【方药】草薢15g　　黄柏12g　　茯苓30g　　生薏苡仁30g
　　　　牡丹皮20g　泽泻10g　　元胡15g　　金银藤30g
　　　　茜草15g　　川牛膝10g　秦艽10g　　鸡血藤15g
　　　　黄连5g　　　石菖蒲15g　赤小豆15g　麦芽15g

每日1剂，水煎200ml，分早、晚2次，饭后1小时温服。

【外治】外用芙蓉膏，每晚睡前外敷于结节处，约硬币厚度。

嘱患者抬高患肢。

二诊（7月20日）：患者诉疼痛较前缓解，但双下肢仍有肿胀，触之皮温正常，舌淡，苔白，脉沉细。

【方药】熟地30g　　桂枝10g　　薏米30g　　牛膝15g
　　　　鸡血藤30g　麻黄3g　　　川芎30g　　黄芪15g
　　　　鹿角胶10g　土鳖虫10g　炮姜6g　　益母草10g
　　　　甘草10g

三诊（7月29日）：患者疼痛明显缓解，双下肢略肿胀，行走仍感不适，舌体胖大，苔白腻，脉沉细。上方减熟地、桂枝、炮姜，加茯苓30g、泽泻15g、防己15g健脾利湿。

四诊（8月13日）：双下肢肿胀已消失，行走基本正常，皮损处皮肤颜色也转为正常，半年后随访无异常。

【按语】患者男性，体型偏胖，平素喜饮酒，食肥甘厚腻之品，不节饮食方式导致脾虚湿盛，运化失职，湿热下注，气血运行不畅导致气滞血瘀、痰湿瘀阻经络，水湿蕴积日久化热化毒，毒邪下注于下肢肌肤，阻塞经络，气滞血瘀而成。治疗以清热利湿、化瘀通络为主，方用草薢渗湿汤。黄柏苦寒，清热燥湿，泻火解毒，现代药理研究认为黄柏含有黄柏酮，具有杀菌消炎作用；草薢、茯苓、生薏仁、泽泻均有清热利湿之功，且泽泻现代药理研究有抑制结核菌的作用；金银藤清热解毒通络止痛，茜草凉血止血，活血化瘀，元胡活血利气止痛，川牛膝通经导瘀，引药下行，共达清湿热、通经络、散瘀结、止疼痛之功。二诊患者皮温转为正常，舌淡苔白，脉沉细，辨证属阳虚寒凝，治以温阳补血、散寒通滞。三诊患者双下肢仍有肿胀，舌体胖大，苔白腻，脉沉细，水湿之邪留滞肌肤，加用茯苓、泽泻、防己健脾利水渗湿。

三十四、血疳

血疳是一组由皮肤毛细血管炎症引起的色素性皮肤病，包括进行性色素性紫癜性皮病、色素性紫癜性苔藓样皮炎、毛细血管扩张性环状紫癜。历代中医对本病均有描述，如《医宗金鉴·外科心法》中对血疳的记载："此证由风热闭塞腠理而成。形如紫疥，痛痒时作。"《外科大全·胫部》："血风疮生于两胫内外廉，上至膝，下至踝骨。乃风热、湿热、血热交感而成。初起瘙痒无度，破流脂水，日渐延开，形同针眼。"本病相当于西医学中的色素性紫癜性皮病。

白彦萍教授在治疗本病上重视辨证分期论治。本病虽然表现形式多样，但中医的辨证治疗是一致。中医认为本病发病早期多与热邪损伤血络有关，后期多为阴虚血瘀。本病多因内有蕴热，外受风邪，风热闭塞腠理，热伤血络，迫血妄行，溢于脉外，而见发斑。日久耗血伤阴，肌肤失养则皮肤作痒。因临床患者来就诊主要是血瘀、血热有关。故治疗上主要以清热凉血，活血化瘀为主。因病变部位主要在下肢。出现小腿肿胀困重无力可在临床上适当佐以利湿化湿。因其血溢脉络，阻隔气血，辅以活血通络，使气血归经。脉络得通，紫癜得以消退。并发静脉曲张者治疗原发病。

白教授在治疗上重视炭类中药的应用。本病主要是由于风、热、瘀阻于肌肤所致，内有蕴热或外受风邪伤于营血，血热伤络，血瘀脉外、瘀血凝滞。中医认为，血见黑则止，故在用药可适当用一些炒炭类的中药，体现中医取类比象的思想。如银花炭清热解毒消斑；藕节味涩收敛，炒炭既能收敛止血。在应用清热解毒的同时达到收敛止血之效。

白教授在治疗上强调中药外洗的作用。《医宗金鉴·外科心法》血疳记载："此证由风热闭塞腠理而成。形如紫疥，痛痒时作。"本病多由风热搏结于肌肤，迫血妄行所致，因此在临证时应注重清热凉血，祛风止痒药物的应用，如紫草、茜草、丝瓜络、楮桃叶、牡丹皮等，此外，应用透骨草可有助于药物的有效成分渗透于皮肤内，起到良好的疗效。但应叮嘱患者在应用中药外洗时，切忌应用过烫的汤汁洗浴，以免加重病情。

当代中医皮肤科临床家丛书（第三辑） 白彦萍

临诊验案

【基本情况】李某，男，52 岁。初诊日期：2012 年 8 月 15 日。

【主诉】双足背红色皮疹近 1 年，加重 1 周。

【现病史】患者 1 年前发现双足背密集小红点，不痛不痒，未加注意，1 个月前双下肢皮肤发痒，日渐加重，继而在双下肢出现同样的集簇性小红点，按之不褪色，曾在某医院行皮肤病理检查，诊断为色素性紫癜性苔藓样皮炎。先后服用氯苯那敏、维生素 C、泼尼松及清热凉血解毒中药，病情反反复复。1 周前，病情加重，奇痒难忍，口渴。平素体健，二便正常。舌燥，苔少，脉细。

【皮科情况】腰臀、双下肢皮肤弥漫性针尖至米粒大的铁锈色苔藓样丘疹，压之不褪色，表面粗糙，有少量细白鳞屑，双下肢伸侧皮疹有的融合成片，其中掺杂有少数红色针尖大斑疹，皮损部位色素沉着，粗糙、干燥、脱屑。

【中医诊断】血疳。

【西医诊断】色素性紫癜性苔藓样皮炎。

【辨证】血燥伤阴证。

【治法】养血润燥，凉血止痒。

【方药】鸡血藤 30g　　当归 15g　　熟地黄 15g　　生地黄 15g

黄芪 15g　　桃仁 10g　　红花 6g　　川芎 10g

赤芍 10g　　白芍 10g　　黄芩 10g　　丝瓜络 10g

黄柏 15g　　牛膝 10g

每日 1 剂，水煎 200ml，分早、晚 2 次，饭后 1 小时温服。

嘱避风寒，调摄情志，规律饮食起居。

二诊（8 月 23 日）：患者双下肢瘙痒明显减轻，皮疹颜色转淡，但仍感午后烦热，口渴，舌红少苔，脉细。上方加玄参 15g、麦冬 15g 养阴润燥。

三诊（9 月 1 日）：患者诉皮肤瘙痒基本消失，出血型皮疹完全消退，遗留黄褐色色素沉着斑，皮肤表面粗糙，仍见苔藓样变。继续服用上方，另用凡士林油膏润泽皮肤。

四诊（9 月 15 日）：皮肤光滑润泽，恢复正常。

【按语】患者为中年男性，病史近 1 年，病程反复不愈，瘀血凝滞，阻碍新血之化生，络道受阻，营血不得宣通，出现小瘀点、瘀斑，日久血燥伤阴，

167

肌肤失养，故皮肤粗糙、奇痒难忍。患者平素口渴，舌燥，苔少，脉细均是血燥之象。方用养血润肤饮加减以养血润燥，凉血止痒。方中重用鸡血藤为君药，本品气味平和，守走兼备，能化阴生血，温通经脉，活血通络，推陈致新，有润而不燥、补而不滞、行而不破之功，为补血通络之良品。当归、地黄、黄芪益气补血养血，而川芎、芍药、桃仁、红花活血通络，去瘀生新，共为臣药；丝瓜络性甘凉善行，无处不到，行气血，通经络，清邪热，为通经活络之常用品，黄芩清热凉血，二药共为佐药；黄柏清下焦热，牛膝引药下行以达病所，二药共为使药。二诊患者皮疹较前好转，但阴虚之象仍明显，加用玄参15g、麦冬15g养阴润燥生津。三诊皮损遗留色素沉着斑，表面粗糙，在继服上方的基础上外用凡士林以濡养肌肤，内外合治共奏养阴润肤之效。

三十五、狐惑病

狐惑病是以细小血管炎为病理基础的慢性进行性复发性多组织系统损害疾病。口腔溃疡常为首发症状，相继出现外生殖器溃疡和眼部损害，同时伴有结节性红斑等皮肤病变，亦可累及心脏、肺、胃肠道等内脏器官。狐惑之病，始载于汉·张仲景所著《金匮要略·百合狐惑阴阳毒病脉证并治第三》中："狐惑之为病，状如伤寒，默默欲眠，目不得闭，卧起不安。蚀于喉为惑，蚀于阴为狐。不欲饮食，恶闻食臭，其面目乍赤、乍黑、乍白。"在隋代《诸病源候论·伤寒狐惑候》谓："初得状如伤寒，或因伤寒而变成斯病……此皆湿毒之所为也。"相当于西医的白塞综合征。

白彦萍教授在治疗本病注重湿热毒邪与肝经关系。本病病因多是湿热蕴毒，发病常见部位是口、眼、外阴，根据肝经循行"环阴器……布胁肋，循喉咙之后，上入颃颡，连目系，上出额，与督脉会于巅。其支者，从目系下颊里，环唇内"。该病发病部位皆是肝经循行部位。湿热之邪内蕴成毒，循肝经上熏口眼诸窍，则见口舌生疮，溃烂不愈，两眼红赤；若循肝经下注二阴，则见生殖器、尿道口、肛周等处糜烂；若流注关节经络，则关节肿痛，或毒瘀交错，缠绵难愈。因此，治疗上虽需关注肝、脾、肾三脏，但尤其应重点从肝论治。

白教授在治疗上采取中西医相结合，局部治疗、全身治疗并重。狐惑病的治疗除应按中医辨证论治外，还应结合西医治疗。并注重局部治疗和全身治疗相结合。局部治疗可用复方氯己定漱口液漱口，外阴溃疡可用高锰酸钾

当代中医皮肤科临床家丛书（第三辑）　白彦萍

坐浴，然后用四环素可的松眼膏涂于溃疡面。眼部轻型炎症可用醋酸氢化可的松液滴眼。皮肤用醋酸氢化可的松软膏局部涂布。全身治疗则可用皮质激素、免疫抑制药物、免疫增强剂或免疫调节剂。当出现急性眼部病变、神经系统或大血管病变时，皮质激素为首选药物，但使用激素前必须检查以排除激素使用禁忌证（如消化道溃疡、结核等）。细胞毒类药物（如环磷酰胺和硫唑嘌呤）可增强肾上腺皮质激素的疗效，降低副作用，减少激素剂量，但需注意其毒副作用。可使用的免疫增强剂或免疫调节剂有左旋咪唑、转移因子、胸腺素等，可根据病情选择使用。

白教授重视疾病发展过程，防患未然。本病以肝脾湿热为主要病机，其先兆症状多呈肝郁脾胃湿热证型，见心绪不舒，多疑善妒，口臭泛恶，舌红苔黄腻，便干，溲短腥臭等症，治宜清热利湿，方用丹栀逍遥散可逐渐改变郁热内蕴，避免发展。如见可疑口疮常为本病欲作信号，服龙胆泻肝汤可以防患于未然。若病情继续发展，见默默欲眠，或卧起不安，神情恍惚，逐渐出现口腔、外阴甚至眼睛见溃烂则为本病征兆，治用甘草泻心汤，正如汉·张仲景所著《金匮要略·百合狐惑阴阳毒病脉证并治第三》中记载："狐惑之为病，状如伤寒，默默欲眠，目不得闭，卧起不安……甘草泻心汤主之。"

临诊验案

【基本情况】张某某，女，25岁。初诊日期：2013年10月23日。

【主诉】口腔溃疡、外阴部溃疡反复发作2个月。

【现病史】患者2个月前无明显诱因出现口腔溃疡和外阴部溃疡，溃疡初起时为针头大，之后逐渐增大，先后口服抗生素（克拉霉素、阿莫西林等）、外用左氧氟沙星制剂、夫西地酸乳膏等，溃疡时轻时重。患者平素性急易怒，既往右眼经常发红1年，伴有右侧鼻泪管不通。刻下口腔黏膜内多处溃疡，疼痛灼热，进食困难，阴部多处溃疡，双小腿胫前出现蚕豆大小红色结节，有压痛，同时伴目赤羞明，发热身重，关节酸痛，纳差腹胀，便溏不爽，小便短赤，舌红，苔黄腻，脉弦滑数。

【皮科情况】口腔颊黏膜多处溃烂，大者直径约3mm，圆形，上面覆盖白色膜状物，无明显分泌物。右侧小阴唇肿胀，其内侧有数个约黄豆大较深溃疡，表面有少量分泌物，腹股沟可扪及肿大淋巴结，双下肢小腿胫前可见散在少数蚕豆大小暗红斑，未触及结节。眼科检查：右眼结膜充血，内侧有疱疹性斑翳。

【中医诊断】狐惑病。

【西医诊断】白塞综合征。

【辨证】肝脾湿热证。

【治法】疏肝理脾，除湿清热。

【方药】龙胆草 15g　　栀子 12g　　　黄芩 10g　　　柴胡 12g
　　　　　黄连 10g　　生石膏 15g　　生地 15g　　　藿香 12g
　　　　　泽泻 12g　　牡丹皮 15g　　菊花 10g　　　千里光 10g

每日 1 剂，水煎 200ml，分早、晚 2 次，饭后 1 小时温服。

【外治】口腔溃疡处外用冰硼散、阴部溃疡处外用夫西地酸乳膏、外用诺氟沙星滴眼液。

嘱避风寒，调摄情志，规律饮食起居。

二诊（10 月 30 日）：患者诉皮损口腔溃疡、阴部溃疡处疼痛减轻，眼睛干涩感减轻，关节酸痛减轻，下肢红斑变浅，但仍纳差腹胀，大小便可，舌红苔黄腻，脉弦滑数。上方加焦山楂 10g、焦神曲 10g、焦麦芽 10g 开胃、消胀。

三诊（11 月 6 日）：患者诉诸症均减，食欲增加，腹胀减轻，继续以上方续服。

四诊（12 月 1 日）：患者诉口腔溃疡、阴部溃疡已愈，眼睛已不干涩，下肢红斑逐渐消退，但心烦、难以入睡，舌红苔黄，脉弦数。上方减焦山楂、焦神曲、焦麦芽、菊花、千里光，加生龙骨 30g、生牡蛎 30g 安神定志。

【按语】患者为青年女性，起病急，平素性急易怒，肝气易于郁结，肝郁日久，会致气郁化热；肝郁克脾，湿邪内停，湿热相合，会流窜肝经。肝经循行可"循喉咙之后，上入颃颡，连目系"，因此，湿热上犯则会致目赤羞明、口腔溃疡，肝经循行可"环阴器、抵小腹"，因此，湿热下注则会致阴部溃疡，另外，湿热留滞关节，也会导致关节酸楚、下肢皮损红斑，湿热留滞胃肠、膀胱，则会致纳差腹胀、便溏不爽、小便短赤。舌红、苔黄腻，脉弦滑也是肝脾湿热证的体现。疏肝泻肝汤合泻黄散组成主要有龙胆草、栀子、黄芩、柴胡、黄连、生石膏、生地、藿香等，处方功效为疏肝理脾、除湿清热，龙胆草、栀子、黄芩、牡丹皮可清肝泻热，黄连、石膏清胃泻火，生地凉血清热，泽泻引热下行，菊花、千里光清肝明目。二诊时，再加焦山楂、焦神曲、焦麦芽开胃消胀，三诊时诸症继续减轻，效不更方，继续治疗。四诊时患者口腔、阴部溃疡已愈，眼睛已不干涩，下肢红斑也逐渐消退，伴有心烦、难以入睡，原发随症加减，增生龙骨、生牡蛎安神定志。

三十六、粉刺

痤疮是皮肤科最常见的慢性炎症性毛囊皮脂腺疾病，因丘疹顶端如刺状，可挤出白色碎米样粉汁故称粉刺。其特点是在颜面、前胸、后背等处发生粉刺、丘疹、脓疱、结节、囊肿与瘢痕等损害，好发于青春期男性和女性。《诸病源候论》卷二十七"面疮候"有："面疮者，谓面上有风热气生疮，头如米大，亦如谷大，白色者是。"《医宗金鉴·外科心法》卷六十五有："肺风粉刺肺经热，面鼻疙瘩赤肿疼，破出粉汁或结屑……"的记载。本病相当于西医的寻常痤疮。

白彦萍教授治疗痤疮重视清热药物的应用。清热药物具有清热泻火、清热解毒、清热燥湿、清热凉血的功效。肺经风热者可用黄芩、枇杷叶、栀子、牛蒡子宣肺清解肺经实火，生石膏、银花、连翘清热解毒泻火，白芷、薄荷清解并可引经向上。脾胃湿热者可用黄连、连翘、紫花地丁燥湿清热、泻火解毒，茵陈、泽泻、苍术、生薏苡仁健脾燥湿、清利湿热，均可随症加减选用。

白教授在治疗上的药物归经以肝经为主。肝藏血，主疏泄，调畅气机，调摄情志，肝经与多脏腑相连，其脉上肺，夹胃连心，药物治疗要以经络为渠道，通过经络的传导转输，才能使药至病所，发挥其治疗作用。寻常痤疮患者病程与情绪关系密切，在剧烈的情绪刺激下，痤疮将会加重。因此疏肝理气、调畅情绪在痤疮治疗中的作用不可小觑，临床上多用疏肝理气、清热泻火之药，以达到药至病所之效。

白教授强调可通过辨部位来指导用药。根据临床经验，痤疮多发于前额部者，辨证为心火旺盛，可选用栀子、竹叶、郁金等清心火的药物；多发于左颊部者，辨证为肝火旺盛，可选用野菊花、青黛等清肝火的药物，并佐以白芍等柔肝之品；多发于右颊者，辨证为肺经风热，可选用桑皮、枇杷叶等清肺火之品；多发于鼻部及周围者，辨证为脾胃湿热，可选用生薏苡仁、扁豆、白芷等清化湿浊之品，以及茵陈、冬瓜子等清热利湿之品；多发于下颌部者，辨证为阴虚火旺，可选用知母、黄柏、鳖甲等滋阴降火之品。

白教授在治疗上注意痤疮与月经周期的关系：青春发育期女性面部痤疮大多与月经不调有关，可在遣方用药时注意调周法的应用。月经第 5～6 天，即经后期，应适当益气血、补肝肾，以促进卵泡形成，可予当归、紫河车、白芍、川芎等；月经中期，即排卵之后，重在调补脾肾，以维持黄体功能，可选用女贞子、仙灵脾等；月经将至，应以疏肝和脾、通经为主，适当选用柴胡、白芍、当归、桃仁等。

白教授在治疗上强调外洗药的应用：面部痤疮以囊肿、脓疱为主要表现者，临床上常用姜黄、苦参、大黄、蒲公英等药物煎汤外洗，现代临床研究表明以上几种药物对痤疮丙酸杆菌均有抑菌或杀灭作用。

临诊验案

病案1

【基本情况】刘某，男，25岁。初诊日期：2014年5月15日。

【主诉】面部丘疹脓疱半年。

【现病史】患者半年前无明显诱因出现面部脂溢明显，前额、两颊较密集丘疹脓疱，大小不一。经中西药治疗效果欠佳（具体不详）。患者工作压力较大，口苦，脘痞不适，便溏，眠差，舌红，苔黄，脉弦。

【皮科情况】面部多发炎性丘疹、粉刺、脓头，脂溢明显。

【中医诊断】粉刺。

【西医诊断】寻常痤疮。

【辨证】脾胃湿热证。

【治法】辛开苦降，除湿散结。

【方药】

半夏10g	黄芩15g	黄连15g	茵陈12g
连翘15g	陈皮12g	薏米15g	金银花15g
牡丹皮15g	白芷15g	冬瓜仁15g	夏枯草12g
皂角刺12g	桔梗15g	生甘草6g	

每日1剂，水煎200ml，分早、晚2次，饭后1小时温服。

二诊（5月22日）：面部新发皮疹减少，三角区皮损好转，脂溢减轻，大便成形。上方基础上加丹参12g。

三诊（5月29日）：面部无新发皮疹，原有皮损颜色变暗，胃脘不适消失。上方黄连、黄芩、金银花减量。

四诊（6月5日）：皮损基本变平，颜色变暗，嘱其继续治疗。

【按语】痤疮，中医称肺风粉刺，早在《素问·生气通天论》就有记载："劳汗当风，寒薄为皶。"主要病机为素体偏盛，饮食不节，脾胃积热，熏蒸颜面。治宜清宣肺胃，解毒散结。上方以半夏辛温除湿，黄芩、黄连苦寒泄热，即"辛开苦降"为主，金银花、连翘、牡丹皮兼顾清热解毒凉血，茵陈、

当代中医皮肤科临床家丛书（第三辑）　白彦萍

陈皮、薏米、冬瓜仁加强利水除湿之效，以桔梗一味引药上行，7 剂之后患者皮疹减少，脂溢改善，大便成形。二诊原方加丹参在清热凉血基础上再加活血，有助于皮损后期的恢复。三诊皮疹颜色变暗，热象逐渐消退，故酌情减少黄连、黄芩、金银花等清热解毒药味的用量。四诊皮疹消退。

病案 2

【基本情况】潘某，女，27 岁。初诊日期：2016 年 4 月 13 日。

【主诉】面部丘疹、脓疱半年余。

【现病史】患者半年前食辛辣海鲜后出现面部粉刺、红斑，就诊于医院，诊断为"痤疮"，经中西医治疗效果欠佳，为进一步治疗就诊。患者工作压力大，口苦，便溏，眠差，舌红苔少，脉细数。否认其他疾病及过敏史。

【皮科情况】面部脂溢明显，前额、两颊密集粟粒至米粒大小的炎性丘疹、脓疱。

【中医诊断】粉刺。

【西医诊断】痤疮。

【辨证】气滞血瘀，血热搏结证。

【治法】凉血活血，滋阴解毒。

【方药】知母 12g　　黄柏 12g　　桔梗 12g　　金银花 12g
　　　　牡丹皮 15g　白芷 12g　　红花 12g　　生地 12g
　　　　当归 15g　　牛蒡子 12g　甘草 10g　　月季花 12g
　　　　女贞子 10g

每日 1 剂，水煎 200ml，分早、晚 2 次，饭后 1 小时温服。

【外治】多黏菌素 B 软膏外用。

二诊（2016 年 4 月 20 日）：面部脂溢较前减轻，面部红斑、丘疹均有改善。患者诉昨日月经至，色黑量少，饮食可，睡眠可，二便调。

【方药】知母 12g　　黄柏 12g　　白芍 15g　　金银花 15g
　　　　桂枝 6g　　　当归 15g　　牛蒡子 12g　生甘草 10g
　　　　女贞子 10g　仙茅 6g　　　茜草 15g　　桃仁 12g

每日 1 剂，水煎 400ml，分早、晚 2 次，饭后 1 小时温服。

三诊（2016 年 5 月 5 日）：面部脂溢减轻，皮疹较前改善，患者饮食可，二便调，睡眠可，未诉特殊不适。

【方药】金银花 15g　连翘 12g　　　白芷 12g　　牛蒡子 12g

当归 15g	白芍 15g	丹参 12g	红花 10g
川芎 12g	荔枝核 15g	香附 12g	小茴香 10g
冬瓜子 30g	甘草 10g	皂角刺 15g	

每日 1 剂，水煎 200ml，分早、晚 2 次，饭后 1 小时温服。

【按语】患者平素工作压力大，精神焦虑，肝气郁结，肝木克脾土，脾失健运，气机运化失常，气能行血，气滞则无力推动血行，则生瘀血，气血瘀滞易化火。加之患者平素喜食辛辣之品，更能助阳化热，积久可化生火热，血热搏结，熏蒸颜面，则生红色粟疹。火性炎上，火热伤阴，故口苦，热扰神明，故眠差，热盛伤阴，故舌红少苔脉细数。四诊合参，辨证为气滞血瘀、血热搏结。方中知母、黄柏为药对，最著名的应用为知柏地黄丸，有清热泻火、滋阴化气之功。黄柏味苦性寒，入肾与膀胱经，其性沉降，为泻肾家之火、清下焦湿热的良品。知母甘苦而寒，入肺胃肾经，亦具清热泻火之功。两药合用，泻下焦邪火之力更著。《证治准绳》：用本方治疮疡肾经阴虚，发热作渴，便赤足热。桔梗、甘草有桔梗汤之义，其又被称为排脓汤，配伍金银花，具有解表透疹、清热解毒的作用，助脓疱消散。白芷、牛蒡子辛凉发散，疏散头面风热。生地、牡丹皮、红花入血分，清热凉血活血。月季花，甘温，归肝经，活血，治痘疮，可疏肝理气、调畅情绪。患者月经中期，需调补脾肾，加女贞子以秘精壮阳，补益精血。二诊，面部皮疹减轻，正值行经，月经色黑量少，减轻寒凉药物，加用活血温通之品，加桂枝、仙茅、茜草、桃仁。三诊，调理冲任，加强行气止痛活血之功，加用丹参、红花、荔枝核、香附、小茴香、皂角刺等。

病案 3

【基本情况】王某某，女，25 岁。初诊日期：2016 年 11 月 15 日。

【主诉】面部反复起红色丘疹 8 年。

【现病史】患者 8 年前开始出现面部红色丘疹，丘疹上时有脓疱，曾于他院诊断为"痤疮"，予口服"美满霉素"（米诺环素）、外用药膏、面膜等治疗，疗效尚可，但停药后易反复发作，常于经前加重。现症见：面部红疹，粉刺，大便尚可，小便黄赤，纳可，眠可，情绪烦躁易怒，舌质红，苔薄黄腻，脉滑细数。

【皮科情况】面部多发粟米至绿豆大小炎性丘疹、粉刺，两颊尤为明显，部分丘疹上有脓疱，皮肤脂溢多。

【中医诊断】粉刺。

【西医诊断】寻常性痤疮。

【辨证】脾胃湿热，肝郁血瘀证。

【治法】清热除湿，理气活血。

【方药】
黄芩12g	柴胡15g	桃仁12g	当归15g
连翘15g	白芷15g	生甘草10g	桔梗12g
败酱草15g	金银花15g	白芍15g	皂角刺20g
牡丹皮15g	生白术15g	陈皮12g	

每日1剂，水煎200ml，分早、晚2次，饭后1小时温服。

二诊（11月22日）：患者红色丘疹明显减少，且没有新发丘疹，考虑患者月经将至，守上方加香附15g理气活血、升麻15g引药上行。

三诊（12月6日）：患者红色丘疹已变平，遗留色素沉着，无新发丘疹，舌暗，苔薄白，脉滑。上方加乳香10g、没药10g化瘀散结，改善色沉。

【按语】患者青年女性，平时工作压力较大，肝气郁结，日久气滞血瘀。平时喜食油腻甜食，日久脾胃化生湿热。湿热与瘀血在头面部搏结，发为痤疮。故立法以清热除湿，理气活血。方中黄芩、连翘、金银花、败酱草清热解毒，柴胡、桃仁、当归、白芍、皂角刺、牡丹皮理气活血，白芷、生白术、陈皮健脾除湿，桔梗、败酱草排脓，生甘草调和诸药。二诊时患者红色丘疹明显减少，且没有新发丘疹，考虑患者月经将至，守上方加香附15g理气活血，升麻15g引药上行。三诊时患者主要想改善色素沉着，考虑患者舌暗，加乳香10g、没药10g化瘀散结，后随症加减，共治疗2个月，皮损基本消失，临床治愈。随访3个月，无明显新发皮损。

病案4

【基本情况】李某，女，25岁。初诊日期：2010年12月3日。

【主诉】颜面反复起疹2年，加重1周。

【现病史】患者2年前因工作原因经常熬夜，颜面出现红色丘疹，脓头，自用药欠佳，就诊某三甲医院，诊为"痤疮"，予对症治疗（具体药物不详），效尚可，但停药皮疹复发，2年内间断就诊于多家医院。近1周皮疹加重，现症见：工作压力大，纳可，眠欠安，二便调，月经周期规律，量可，色暗，无痛经，有血块。

【皮科情况】面颊、下颌多发红色丘疹、脓头，散在暗红色结节、囊肿，质硬，局部触痛，舌质红，苔黄腻，脉弦滑。

【中医诊断】肺风粉刺。

【西医诊断】痤疮。

【辨证】痰湿瘀结证。

【治法】化湿解毒，消痰散结。

【方药】
黄芩12g	黄连12g	连翘12g	金银花15g
生薏苡仁15g	生白术12g	白芷12g	冬瓜子12g
当归15g	皂角刺15g	丹参12g	乳香6g
益母草12g			

7剂，每日1剂，水煎200ml，分早、晚2次，饭后1小时温服。

二诊（2010年12月10日）：面部无新发皮疹，原有丘疹、脓头减少，结节、囊肿缩小，纳眠可，舌脉同前。前方去黄连、益母草，加桑白皮15g、杏仁12g。

三诊（2010年12月17日）：面部皮疹进一步减轻，无脓头，舌质红，苔薄黄，脉弦，前方去乳香，加桃仁12g、白芍12g。

四诊（2010年12月24日）：原有丘疹变平，颜色变暗，结节、囊肿进一步缩小，部分消退，月经血块减少，舌质淡红，苔薄白，脉略弦。前方基础上加百合15g、莪术10g。

1个月后随访，诉服上方7剂，结节、囊肿基本消退，无新发皮疹。

【按语】本例患者平素工作压力较大，常熬夜，眠欠安，经血色暗，有血块，皮疹形态遍及丘疹、脓头、结节、囊肿，局部触痛，舌质红，苔黄腻，脉弦滑，四诊合参辨为痰湿瘀结证，治以化湿解毒、消痰散结，方中黄芩、黄连、连翘、金银花、白芷清热解毒，生薏苡仁、生白术健脾除湿，冬瓜子、皂角刺化痰消肿散结，当归、丹参、乳香化瘀散结通络，益母草活血祛瘀兼清热解毒，诸药合用共奏化湿解毒、消痰散结之功。二诊时患者无新发皮疹，原有皮疹减轻，右颊重于左侧，"肝气升于左，肺气降于右"，前方去黄连、益母草，加桑白皮、杏仁以宣降肺经实火。三诊、四诊均随症加减，共服药28付，面部皮疹基本消退。

三十七、面游风

面游风指发生在皮脂溢出部位的一种慢性丘疹鳞屑性、浅表炎症性皮肤病，好发于头面、躯干等皮脂腺丰富区，成人和新生儿多见，可伴有不同程度的瘙痒。以好发于皮脂腺丰富区，出现鳞屑、片状皮屑、瘙痒、出现潮红或红斑为临床特点。《医宗金鉴·外科心法要诀》记载："此证生于面上，初发面目浮肿，痒若虫行，肌肤干燥，时起白屑。次后极痒，抓破，热湿胜者津黄水，风燥胜者津血，痛楚难堪。"本病相当于西医学的脂溢性皮炎。

《外科正宗》记载："白屑风、多生于头、面、耳、项、发中，初起微痒，久则渐生白屑，叠叠飞起，脱之又生，此皆起于热体当风，风热所化。"《外科真诠》记载："白屑风初生发内，延及面目、耳项燥痒，日久飞起白屑，脱去又生。由肌热当风，风邪侵入毛孔，郁久燥血，肌肤失养，化成燥症也。"可见本病初起时多由于素体湿热内蕴，感受风邪所致，故应立足于利湿清热、祛风止痒，长期慢性者，还应以凉血润燥、养阴清热为治疗原则，予以中药内服、中药制剂外用、针刺等疗法，切中病机，且从整体上改善和调节机体脏腑功能。同时注意随症加减，油脂分泌过多者加生山楂、陈皮、扁豆，面部皮肤瘙痒者加防风、苦参、白鲜皮，湿热较重者加厚朴、黄连、茵陈，面部伴有丘疹者加桃仁、益母草，便秘者加生大黄、瓜蒌、枳实。

白教授认为复发性面游风虽与肺胃积热、循经上熏、蕴蒸肌肤有关，但其反复发作、难以根治的发病之本在于阴虚。阴不制阳，阳气亢盛而产生阴虚火旺之症。阴虚则不能滋润濡养肌肤，使局部皮肤抵抗力下降，故易为外部所伤。而临床常用的清热利湿之品又极易耗津伤液，且病程日久、反复发作致阴更虚，阴愈虚则火易旺，火更旺则阴更伤，形成恶性循环，终致病情缠绵、难以根治，故对于长期慢性复发性的脂溢性皮炎，治疗当以滋阴清热为主，临床上常以生地、玄参、麦冬、女贞子、天花粉为养阴主药，酌加黄芩、桑白皮、白花蛇舌草、生薏苡仁清肺热兼化肠胃之湿，佐以赤芍、牡丹皮、丹参和营凉血。

现代研究证明，黄连、乌梅、大黄、鱼腥草、姜半夏、蒲公英具有较强的抗马拉色菌作用，故可适当选用以上药物煎汤外洗患处，通过清热解毒、燥湿止痒，来达到治疗意义。

临诊验案

【基本情况】齐某某，女，29岁。初诊日期：2013年3月14日。

【主诉】面部皮肤红斑、脱屑1年。

【现病史】患者1年前见面部皮肤红斑，出现白色糠秕状鳞屑，自觉瘙痒剧烈，出油较多。于当地治疗，诊断为脂溢性皮炎，外用药治疗后有效，停药即复发。

【皮科情况】面部多发红斑，额头及发际处较重，上有大量白色鳞屑，自觉瘙痒剧烈。脉象滑，舌质红苔黄厚。

【中医诊断】面游风。

【西医诊断】脂溢性皮炎。

【辨证】肺胃湿热，肝郁气滞证。

【治法】清热除湿，疏肝理气。

【方药】
黄芩 12g	连翘 15g	金银花 12g	白芷 12g
牛蒡子 12g	皂角刺 15g	砂仁 6g	白芍 15g
柴胡 12g	乌贼骨 12g	陈皮 12g	佛手 12g
当归 12g	甘草 10g	桃仁 12g	桑白皮 12g

每日 1 剂，水煎 200ml，分早、晚 2 次，饭后 1 小时温服。

二诊（3 月 21 日）：瘙痒减轻，白色鳞屑减少。效不更方。

三诊（3 月 28 日）：瘙痒进一步减轻，皮肤脱屑明显减轻。前方加麦冬 20g。

四诊（4 月 4 日）：皮肤红疹减少，脱屑消失，基本不痒。停药后随访无复发。

【按语】本方证治，由肺胃湿热、肝气郁结所致，故方中黄芩性味苦寒，寒可清热，苦可燥湿、泻火；金银花、连翘性味苦，微寒，入肺、心、小肠经，功可清热泻火、解毒燥湿；桃仁、当归养血活血；柴胡、白芍、佛手疏肝理气解郁；砂仁、陈皮理气健脾除湿；皂角刺、牛蒡子清热解毒、祛风除湿；桑白皮、乌贼骨清肺胃热，诸药合用，药少力专，湿热清，邪毒解，皮疹消。

三十八、酒糟鼻

酒糟鼻是一种发生于鼻及鼻周的慢性炎症性疾病。以红斑和毛细血管扩张为临床特征，多见于 30 ~ 50 岁的中年人，女性多于男性，但严重的病症如鼻赘往往见于男性。《诸病源候论》记载："此由饮酒，热势冲面，而遇冷风之气相搏而生，故令鼻面生皶。"《医宗金鉴·外科心法》有"酒皶鼻生准及边，胃火熏肺外受寒，血凝初红久紫黑，宣郁活瘀缓缓痊"的记载。相当于西医的玫瑰痤疮。

白教授临证中注意酒糟鼻的分期治疗。酒糟鼻的红斑期，证多属于肺胃热盛，治宜清热解毒，配伍健脾理气药更加理想，组方以黄连解毒汤加减。黄连解毒汤为《外台秘要》的名方，具有清热泻火的作用，方中黄芩、黄连、黄柏、栀子、大黄，既清热解毒，又凉血消斑、清热燥湿，对于酒糟鼻的红斑期和丘疹脓疱期均可应用，并配伍白术、茯苓、党参等，若脾胃虚寒，清热解毒药不可久用。脓疱期证多属于热毒蕴肤，治宜清热除湿、解毒凉血，在清热解毒的基础上，加用茵陈、车前子、生薏苡仁等清热利湿之品，以及大青叶、牡丹皮、生地等凉血之药。鼻赘期证多属于气滞血瘀，尤其是血瘀，故应选用桃仁、红花、三棱、莪术、没药等活血散结之品。脓疱期的毛细血管扩张不易消失，可用紫草 20g、三七 5g、郁金 10g、葛根 20g 煎汤局部湿敷。鼻赘期可予自拟活血散结酊外用，方用蜈蚣 5 条、白鲜皮 30g、刺蒺藜 30g、赤芍 30g、三七 10g，用 75% 酒精浸泡 1 周后外涂患处。

临诊验案

病案 1

【基本情况】邢某，女，32 岁。初诊日期：2010 年 7 月 23 日。

【主诉】鼻部发红、起丘疹 1 个月。

【现病史】患者平素过食肥甘厚味，常生粉刺，1 个月前，鼻尖发红，不久鼻部皮肤起丘疹、脓疱、渗出，久治未愈。

【皮科情况】鼻部及双颊潮红，散在丘疹、脓疱、结节、渗出，毛囊口扩大，多痰，纳呆，便溏；舌质淡，边有齿痕，苔白腻，脉滑。

【中医诊断】酒糟鼻。

【西医诊断】玫瑰痤疮。

【辨证】脾虚湿盛，痰热蕴肤证。

【治法】健脾化痰，清热除湿。

【方药】

蒲公英 20g	紫花地丁 15g	黄芩 12g	黄柏 12g
车前子 12g	泽泻 15g	白术 20g	茯苓 30g
法半夏 9g	陈皮 15g	竹茹 10g	山慈菇 10g
丹参 12g	甘草 10g		

每日 1 剂，水煎 200ml，分早、晚 2 次，饭后 1 小时温服。

二诊（7 月 30 日）：潮红大部分消散，小脓疱消失，渗出止，结节回缩。效不更方。

三诊（8 月 6 日）：潮红消，结节明显缩小，扩大毛囊回缩。原方又用 7

天，诸症悉除。随访未见复发。

【按语】患者过食肥甘厚味及辛辣，损伤脾胃，脾失健运，生湿生痰，郁而化热，痰热蕴于肌肤，发为酒糟鼻。治宜健脾化痰，清热除湿。化痰解毒汤中蒲公英、紫花地丁清热解毒，消肿散结；黄芩清热燥湿，泻火解毒；黄柏清热燥湿，泻火除蒸，解毒疗疮；车前子利尿通淋，渗湿止泻，祛痰；泽泻利水消肿，渗湿，泄热；白术、茯苓健脾补中；半夏、陈皮、竹茹化痰；山慈菇清热解毒，消痈散结；丹参活血祛瘀，凉血消痈，除烦安神；甘草解毒，调和诸药。

病案 2

【基本情况】韩某，女，48 岁。初诊日期：2016 年 6 月 15 日。

【主诉】面部红斑、丘疹、脓疱半年余。

【现病史】患者 5 个月前无明显诱因出现面部皮疹，就诊于当地医院，住院治疗期间给予"古方水"，并以醋酸泼尼松口服治疗（具体剂量不详），服用时间不长，现已停用 6 个月余。刻下症：患者月经不调，量正常，色黑有血块，大便不畅，一天两到三次，睡眠欠佳，多梦，舌红苔白厚腻，脉沉细数。

【皮科情况】面部泛发红斑、丘疹、脓疱，周围绕以红晕，玻片试验阴性。

【中医诊断】酒糟鼻。

【西医诊断】玫瑰痤疮。

【辨证】血热壅聚证。

【治法】凉血养血，清热解毒。

【方药】凉血清肺饮加减。

羚羊角粉 0.6g	黄芩 12g	黄连 12g	牡丹皮 15g
连翘 15g	银花 15g	生槐花 15g	凌霄花 15g
当归 15g	升麻 15g	生地 15g	白芍 15g
生白术 15g	川芎 10g	甘草 10g	薄荷(后下)6g

每日 1 剂，水煎 200ml，分早、晚 2 次，饭后 1 小时温服。

二诊（2016 年 8 月 10 日）：患者诉面部皮疹好转，大便调，睡眠改善，月经可，偶有血块。查体颜面部散在红斑、丘疹，未见脓疱，红晕已消。上方减羚羊角粉、黄芩、当归、生地、川芎，加益母草 15g、鲜地黄 15g、厚朴

当代中医皮肤科临床家丛书（第三辑） 白彦萍

15g。7剂，水煎服，每日1剂。

后电话随访患者皮损好转，未再就诊。

【按语】 患者平素工作压力大，脾气急躁，心肝火旺，火热上炎，使面部潮红，络脉充盈，火热郁滞，化为脓疱，不通则痛。辨证为血热壅聚于面，方中首选羚羊角粉，是因其咸寒，入肝经。丹溪曰："羚羊属木，宜入厥阴，木得其平，而风火诸证无能乘矣。"与生地相配共同发挥清热凉血之功，牡丹皮入血分，为血中气药，行血中之气滞。黄芩、黄连、银花、连翘、生槐花均为苦寒之药，味苦入心，火郁于心则痛，气平能清，味苦能泄，故以上诸药共奏清热解毒之功。方中凌霄花、升麻、薄荷，从四气五味论，均为辛散升药，均可引药上行。因患者月经不调，有血块，考虑病邪入血分，日久影响血行，加之女子以血为本，以肝为本，故以当归、白芍、生地、川芎，有四物汤之意，意在调肝养血，畅达气机。生白术以健脾化湿，使胃肠津液输布正常。二诊，患者血分郁热好转，故减羚羊角、黄芩、生地，恐川芎再有动血之弊，故去之。加用鲜地黄15g，《本草便读》："鲜生地，新鲜散血，虽状水实则清胃之长。"思该病为血热壅聚于面，临床多从阳明经论治，阳明属胃肠，鲜地黄既可滋阴，又可清阳明之热。益母草偏散胞宫血瘀，厚朴助气之下行，调畅气机。

三十九、蛀发癣

蛀发癣是指一种皮脂溢出日久导致毛发脱落的疾病。因其头皮油腻或白屑增多伴脱发，犹如虫蛀所致，故称蛀发癣。清《外科证治全书》首次提出了"蛀发癣"的病名，对其病因、病机和治疗做了简要的叙述，该书说："……由阴虚热盛，剃头时风邪袭入孔腠，抟聚不散，血气不潮而成。生木鳖切片浸数日，入锅煮透煎汤，剃头后洗之，搽蜈蚣油，至愈乃止。"其特点为多有家族史，青壮男多发，男性多见。本病相当于西医的脂溢性脱发。

白教授注意区分干性脂溢性脱发及油性脂溢性脱发。临床时脂溢性脱发常分为干性及油性。干性脂溢性脱发的主要特征为头部弥漫性、灰白色、油腻性、糠秕状鳞屑，常伴有瘙痒，其中医证型为血虚风燥证。治疗时需注意养血祛风，临床多用苣胜子汤加减，苣胜子有滋阴补血、乌须生发的作用。油性脱发的主要特点为患者喜食肥甘厚味；头发潮湿，状如油浸；鳞屑油腻呈黄色，紧覆头皮，难以洗涤，其主要证型为脾胃湿热证。治疗时应以健脾祛湿为法，在用药上重用苍术、石菖蒲来健脾除湿。

白教授强调中药洗发液在中医外治中的创新。现代药理研究方向，许多中药具有治疗和预防雄激素源性脱发的作用。临床中可以使用生发洗剂（丹参、苦参、何首乌、花椒及表面活性剂、硅油等）治疗脂溢性脱发，其中的主要药物成分均有促进毛发生长的作用。其中丹参含有的丹参酮 I 有温和的雌激素样生物活性，可以降低睾酮及改善血液循环及抑制毛囊周围的纤维化。苦参中含有的苦参碱有免疫抑制作用及抗炎作用；何首乌所含的卵磷脂能促进细胞的新陈代谢及生长发育；花椒有助于改善毛囊周围的血液循环及刺激毛孔细胞增生。使用生发洗剂治疗雄激素源性的脂溢性脱发不仅具有使用方便、节约时间、安全有效的特点，而且价格合理，便于患者长期坚持治疗，是临床治疗蛀发癣的有效方法之一。

白教授注重通窍药物的应用。白芷、石菖蒲、细辛这些具有通窍功效的药物，在遣方用药时加以一二，能使方药直达病所，达到防脱生发的作用。

白教授对于这种情况的脂溢性脱发的治疗，第一步是祛湿止痒，口服方可予苍术、厚朴、陈皮、扁豆、冬瓜子、茯苓、通草等祛湿，外洗方可予侧柏、香附、苍术、姜黄、苦参等燥湿去油腻；第二步为生发，可予桑椹、补骨脂、何首乌、当归、菟丝子等补肾生发之品，并嘱患者适当服用核桃、芝麻等。

临诊验案

【基本情况】张某，女，27 岁。初诊日期：2015 年 1 月 23 日。

【主诉】脱发 1 年余。

【现病史】患者 1 年前工作压力大后出现了头皮瘙痒，头皮屑增多，继而出现头顶部脱发，日渐加重。未系统诊治，自行使用防脱发洗发水后未见明显缓解，遂来我院就诊。精神可，纳呆眠差，舌质淡，苔薄稍腻，脉细数。

【皮科情况】患者头顶区头发稀疏，毛发枯燥，发根处头皮上覆淡黄色糠秕状鳞屑。

【中医诊断】蛀发癣。

【西医诊断】脂溢性脱发。

【辨证】血虚风燥证。

【治法】养血祛风，益气生发。

【方药】
苣胜子 12g	当归 12g	丹参 12g	生地 15g
黑芝麻 10g	防风 12g	川芎 10g	墨旱莲 12g

制首乌 12g　　　白芍 12g　　　　甘草 10g　　　　女贞子 15g

每日 1 剂，水煎 200ml，分早、晚 2 次，饭后 1 小时温服。

嘱避风寒，忌食辛辣刺激，调摄情志，规律饮食起居。

外用生发洗剂（丹参、苦参、何首乌、花椒），外用洗头。

二诊（2 月 6 日）：患者为头皮屑明显减少，自觉洗头时脱发减少，头皮瘙痒较前好转，纳食较前好转。加柴胡 10g，合欢花 12g。

三诊（2 月 20 日）：患者无新发脱发，头皮无瘙痒，脱发处有新生毳毛长出。

四诊（5 月 4 日）：患者皮损处已有新生毛发长出，头皮屑较前明显减少。嘱患者回家自行服用活力苏胶囊，外用生发洗剂外洗。

【按语】患者为青年女性，近期工作压力过大导致肝气郁结，肝失疏泄，肝不藏血，阴血不能向上输布于颠顶，发根失养，再加上外感邪热，肺气失宣，肺主皮毛，故见毛发干涸，发焦脱落，血虚生风，风盛则患者头顶区头发稀疏，毛发枯燥，发根处头皮上覆淡黄色糠秕状鳞屑，故辨为干性脂溢性脱发。肝失疏泄则脾胃不调，故见纳食差。方以茺胜子汤加减，茺胜子为菊科之物莴苣的种子，有滋阴补血、乌须生发的功效，为本方的君药。臣以当归、丹参、生地养阴补血，助毛发生长。佐以墨旱莲、女贞子、黑芝麻、芍药养阴乌发，滋养发根，再以防风、川芎风药以载药上行，直达病所。全方以养血活血，滋阴生发。再配合以外用生发洗剂及口服丹参酮胶囊养血活血。二诊时患者头皮屑明细减少，说明治疗有效，再加柴胡及合欢花以加强疏肝力量。三诊已有毳毛长出，说明毛根已基本恢复，守方继前治疗。四诊时患者已基本痊愈，嘱患者自行服药加外洗治疗。

四十、油风

油风是一种头发突然发生局限性脱落的慢性皮肤病，明《外科正宗·油风》云："油风乃血虚不能随气荣养肌肤，故毛发根空，脱落成片，皮肤光亮，痒如虫行，此皆风热乘虚攻注而然。"清《医宗金鉴·外科心法要诀》云："此证毛发干焦，成片脱落，皮红光亮，痒如虫行。俗名鬼剃头。"特点是头发局限脱落，境界清楚，无自觉症状。本病相当于西医的斑秃。

白教授在治疗中发现梅花针疗法治疗效果颇佳。梅花针疗法是用七星梅花针局部弹刺斑秃处的方法，每次 5 分钟左右，以局部点状出血为度。梅花针疗法可以活血通络，激发经气，故可疏通经络、调和气血阴阳脏腑、扶正驱邪；同时火针又能刺激局部，促进局部气血顺畅，加强营养供给，并刺激自身免疫系统，激活毛囊根部的细胞，作为传统的外治疗法，在治疗斑秃时效果良好。

白教授在治疗中重视风药的应用。清代医家汪昂的《医方集解》中记载："头痛必用风药者，以颠顶之上，唯风药可到也。"其意本为治疗头痛时需配合使用风药来引药上行，然头痛与脱发病因虽异，病位一也。临床时于常规治疗斑秃的药物中，加入羌活、藁本、荆芥、防风等药物载药上行，以风药达病所，可以起到加强药物疗效，缩短疾病病程的效果。

白教授重视疏肝、养血柔肝药物的应用。斑秃多与患者情志有关，患者多在精神压力较大、睡眠欠佳等诱因促使下发病，临床中可适当应用柴胡、香附等疏肝理气的药物以及白芍、生地、当归等养血柔肝之品；严重者可加生磁石、生代赭石、生龙骨、生牡蛎等重镇安神之品。

临诊验案

【基本情况】赵某，男，41岁。初诊日期：2014年12月23日。

【主诉】发现头发脱落2个月。

【现病史】患者2个月前无明显诱因无意间发现头枕部出现硬币大小脱发，伴轻度瘙痒，未予重视，未系统治疗，其后脱发逐渐增多，遂就诊于我科门诊。刻下症：患者平素工作压力较大，情绪紧张焦虑，畏寒怕冷，眠差，纳食可，二便尚可，舌质淡红，苔少，脉弦细。

【皮科情况】患者头部左侧及头枕部可见4处硬币大小脱发，皮损处皮肤无明显异常。皮损边缘头发易拉出。

【中医诊断】油风。

【西医诊断】斑秃。

【辨证】肝肾不足证。

【治法】滋补肝肾，养精益发。

又	何首乌15g	枸杞子15g	菟丝子15g	当归15g
	女贞子12g	墨旱莲12g	黑芝麻12g	胡桃肉12g
	柴胡12g	荆芥10g	防风10g	桑椹子12g
	酸枣仁15g			

每日1剂，水煎400ml，分早、晚2次，饭后1小时温服。

【外治】外用生发酊洗剂外洗。

于皮损处梅花针叩刺，以出血为度，每2日1次。

嘱避免情绪波动，规律饮食起居。

二诊（1月17日）：患者皮损处色泽正常，无新发脱发，自觉洗头时脱落头发明显减少。眠欠佳，上方加远志15g养心安神。

三诊（2月10日）：患者未再继续脱发，皮损周围拉发实验阴性，皮损处可见新生毳毛长出。眠差较前缓解。上方去远志、酸枣仁。

四诊（5月4日）：患者皮损处头发已长出，焦虑、纳差情况较前明显缓解。嘱患者回家自行使用去屑洗发水及口服活力苏口服液治疗。

【按语】患者中年男性，长期工作压力较大，情志抑郁，情志内伤，损及肝气，肝肾同源，子盗母气，故肝损及肾，肾虚则无法化生阴血，故毛根空虚，发无生长之源，故见头发大片脱落。情绪焦虑，眠差，舌质淡红，苔少，脉弦细，均为肝肾不足之症。治当以滋补肝肾，养精益发。方以七宝美髯丹加减，方中何首乌、枸杞子、菟丝子、女贞子、墨旱莲、黑芝麻、胡桃肉补肝肾，养阴生精，助毛发生长；荆芥、防风引药上行以强筋骨；酸枣仁养阴安神，助睡眠。二诊患者无新发脱发，说明病情得到控制，再加远志养心安神改善睡眠。三诊时已可见新生毳毛长出，睡眠较前明显好转。四诊时已有新生毛发长出，表明治疗有效。嘱患者回家继行外治疗法。

四十一、黧黑斑

黧黑斑是一种颜面部对称性色素沉着性皮肤病。又称"面尘""黑皯"，以皮损呈淡褐色或深褐色，对称分布、形状大小不定、无自觉症状为临床特征。隋《诸病源候论·面黑皯候》曰："面黑皯者，或脏腑有痰饮，或皮肤受风邪，皆令气血不调，致生黑皯。五脏六腑、十二经血，皆上于面。夫血之行，俱荣表里，人或痰饮渍脏，或腠理受风邪，至气血不和，或涩或浊，不能荣于皮肤，故面生黑皯。若皮肤受风，外治则嗟，脏腑有饮，内疗方愈也。"清《外科正宗·女人面生黧黑斑》记载："黧黑斑者，水亏不能制火，血弱不能华肤，以致火燥结成斑黑，色枯不泽。"相当于西医学中的黄褐斑。

白彦萍教授重视活血化瘀在治疗黄褐斑中的重要作用，认为瘀血在黄褐斑发病中占有重要因素。妇人经、胎、产、乳都以血为用，所以女性比男性更易产生瘀血。瘀血是黄褐斑发病的内在体质基础和本质，黄褐斑也是女性多发，由于女子以肝为先天之本，同时以血为本，黄褐斑的主要病机是以瘀血为本，气滞血瘀为主要原因。多数患者由于工作或生活压力大、心情抑郁或者焦虑紧张，导致肝气郁结、气滞血瘀；或肝郁化火灼伤阴血，皆可致颜面肌肤失养，色素沉着，积为黧斑。治疗时可给予桃红四物汤或血府逐瘀汤。

白教授在治疗上强调花类药物于面部的应用。花类药沐浴雨露，禀自然之气而生长，凝集本草之精华，轻清上行，气味芳香，颜色娇美，既是疏肝理气和血之良药，又是祛斑消疮之佳品，历代医家以及民间相传为悦肤美体之品。医有"诸花皆升"之说，临床治疗黄褐斑时常用花类药以载药上行，直达病所。如玫瑰花，《食物本草》谓其"主利肺脾、益肝胆，食之芳香甘美，令人神爽。"长期服用能有效地清除自由基，消除色素沉着，能疏肝解郁、活血化瘀。《本草纲目》谓：凌霄花"酸，微寒无毒……热毒风刺"；李花"苦香无毒，令人面泽"；桃花"令人好颜色，悦泽人面"；梨花、木瓜花"去面黑粉滓"等。临床使用中确有疗效。

白教授在治疗的用药中适当加以滋补肾精之品。临床实践中发现，适当加入菟丝子、肉苁蓉、黄精等益精之品，使肾气充盈，有利于黄褐斑的消退，同时加入丹参、鸡血藤、当归等活血之品，共奏补肾活血之效。

白教授强调在治疗过程中配合应用中药面膜。在临床中应用自拟祛斑方外治治疗的患者，取得了不错的疗效。组方为当归、僵蚕、白芍各适量，研成细末，混匀后用杏仁露调敷，敷于面部15分钟后洗去。

临诊验案

【基本情况】张某某，女，46岁。初诊日期：2015年1月9日。

【主诉】面部褐色斑疹5年余。

【现病史】患者5年前无明显诱因双侧颧骨处出现褐色斑疹，约黄豆大小，位置对称，境界模糊不清。患者未予重视，未特殊处理。其后皮损面积不断扩大至硬币大小，皮损颜色不断加深。遂来我科门诊就诊。患者精神可，眠差多梦，二便可，纳食可，体重无明显变化。舌质黯，苔薄黄，脉弦。既往史：乳腺增生病史3年，未系统治疗。月经史：13岁初潮，经期5~6天，月经周期为25~28天，规律，痛经（+），夹血块，量正常色深。

【皮科情况】患者双侧颧骨处可见对称硬币大小褐色斑疹，与皮肤平齐，边界模糊不清。

【中医诊断】黧黑斑。

【西医诊断】黄褐斑。

【辨证】气滞血瘀证。

【治法】疏肝理气，活血消斑。

【方药】柴胡 12g　　陈皮 12g　　青皮 12g　　丹参 15g

　　　　当归 12g　　茯苓 15g　　白芍 12g　　白术 15g

　　　　红花 12g　　玫瑰花 12g　　凌霄花 12g　　生地黄 30g

每日 1 剂，水煎 200ml，分早、晚 2 次，饭后 1 小时温服。

【外治】外用白及、白芷、白附子各 6g，白蔹、白丁香各 4.5g，当归 6g 打粉，加白蜜调膏，制成面膜，睡前涂患处，晨起洗净。

【外用】忌辛辣刺激，调摄情志，规律饮食起居。

二诊（1 月 23 日）：患者诉褐斑较前无明显改变，睡眠较前稍有好转。加白及 12g、白薇 12g。

三诊（2 月 6 日）：患者诉颧部黄褐斑较前稍有变淡，睡眠明显好转，继原方治疗。

四诊（2 月 20 日）：患者为诉双侧黄褐斑较前明显变淡，嘱患者回家自行服用红花逍遥片及外用面膜治疗。

【按语】本例患者属于气滞血瘀证。患者为中年女性，多思善感，肝气不舒，故有乳腺增生、痛经、失眠多梦等症。气滞则血瘀，故月经夹有血块，经色深，易形成癥瘕之块。患者舌暗，苔薄黄，脉弦均为肝气不舒、气滞血瘀之证。因此用逍遥散加减理气活血化瘀，加上丹参、红花增强活血功效，再加以玫瑰花、凌霄花以上达面部，增强祛斑之效。再配合外用面膜从外部滋养皮肤，去除黯斑。二诊时加白及、白薇取"以白治白"之含义，加强增白效果，三诊时患者已诉黯斑较前变淡，表面肝郁得舒，瘀血得化，同时睡眠也相应改善。四诊时黄褐斑已明显变淡，可自行服药治疗。

附：黑变病

黑变病指颜面部或其他暴露部位皮肤色素沉着为主的色素代谢障碍性皮肤病，以前额、颞部等处皮肤呈边缘性分布的色素沉着斑、有细微粉状鳞屑为临床特征，属中医"黧黑斑""面尘"范畴。《外科证治全书·面尘》载："面色如尘垢，日久煤黑，形枯不泽。或起大小黑斑，与面肤相平。由忧思抑郁，血弱不华。"《医宗金鉴·外科心法要诀》有云："黧黑斑，初起如尘垢，日久黑似煤形，枯暗不泽。"《外科正宗》云："黧黑斑者，水亏不能济火，血弱不能华肉，以致火燥结成斑黑。"相当于西医的瑞尔氏黑变病。

白教授治疗重视滋补肝肾、活血补血。本病多从肝、脾、肾及血瘀论治，认为与肝、肾两脏关系最为密切，病机多为肝肾亏虚、气血不足。治疗应以补益气血、滋养肝肾之阴为主，同时重视温补肾阳；阴液不足，肝气郁结，气机不畅则血行不畅，可致血瘀，故治疗时重视活血化瘀药的运用，使得气血调和、血脉畅达、浊秽皆去。

白教授认为此病可予毫火针治疗。普通不锈钢针灸针1.5寸针作为火针点刺工具，令患者平卧位，闭上眼睛，患处常规消毒后右手持针左手持酒精灯火苗尽量接近点刺部位，以不灼伤患者皮肤为度，烧针至针身发红为度，迅速垂直刺入病变处，1天内禁止点刺部位接触水和不洁之物。通过火针疗法活血祛瘀，达到治疗的目的。

白教授在治疗中重视动物类药物的应用。在临床中适当加用僵蚕、水蛭、鳖甲等搜风通络、软坚散结之品，可缩短病程，提高疗效。

临诊验案

【基本情况】叶某，女，24岁。初诊日期：2004年2月20日。

【主诉】颈、胸部皮肤色素沉着2年。

【现病史】患者2年前无明显诱因颈部两侧出现网状淡黑色斑，内分泌及性激素检查均正常，在外院诊断为"瑞尔氏黑变病"。经多处治疗无效，皮损颜色逐渐加深，面积逐渐扩大，上胸部亦出现黑褐色斑，伴月经量少、经期短、易疲倦，二便正常，舌淡红，苔薄黄，脉弦细。

【皮科情况】颈部、上胸部可见黑褐色斑片，呈网状，边界不清，未见鳞屑，无糜烂、渗出、结痂。

【中医诊断】黧黑斑。

【西医诊断】瑞尔氏黑变病。

【辨证】气血不足，肝肾亏虚证。

【治法】补益气血，滋养肝肾。

【方药】

太子参30g	麦冬15g	五味子10g	泡参30g
生黄芪30g	制首乌30g	白芍20g	当归15g
川芎10g	女贞子30g	墨旱莲15g	菟丝子15g
泽泻15g	薏苡仁30g	刺蒺藜30g	甘草6g

每日1剂，水煎200ml，分早、晚2次，饭后1小时温服。

二诊（2月26日）：精神较前好转，腹胀气，舌淡红、苔薄，脉弦。上方加淫羊藿20g补肝肾、祛风除湿，加丹参12g以活血祛瘀、陈皮10g以理气消胀，6剂。

三诊（3月3日）：畏风怕冷，便秘，舌胖淡红，边有齿印，脉细弱。守方，加制附片15g（先煎）、肉苁蓉15g、土鳖虫15g、草决明40g以温补肾阳、润肠通便，10剂；守方连服1个月。

四诊（4月11日）：色素稍有减轻，月经量正常，大便已通。守方加制附片20g（先煎）、土鳖虫20g、水蛭6g、韭子30g，10剂；症状平稳，守方连服2个月。

五诊（7月26日）：色素沉着变浅，可见白点散在其中，伴痛经、月经夹血块，便秘，舌偏暗，苔薄，脉弦。辨证仍为气血不足、肝肾亏虚，兼夹气滞血瘀、肠燥便秘。治法兼化瘀祛斑，调经止痛，润肠通便。

【方药】
太子参30g	生黄芪40g	鸡血藤40g	制首乌30g
女贞子30g	菟丝子15g	泽泻15g	韭子30g
肉苁蓉15g	锁阳30g	土鳖虫20g	水蛭10g
丹参30g	红花15g	焦艾15g	元胡30g
瓜蒌仁40g	草决明40g	甘草6g	

六诊（10月18日）：患者色素沉着完全消退，肤色正常。

随访一年半，未见复发。

【按语】患者为青年女性，平素工作繁忙、压力较大，劳倦过度，则阴精气血不足；心情不舒，则致肝郁气结、肝肾阴虚；所谓水亏不能制火、血弱不能华肉，火燥相结而发为褐色斑片。久治不愈，加之滥用药品及化妆护肤品，外受风毒之邪，则致色斑颜色逐渐加深、面积增大。气血不足，则月经量少、经期短、脉细；肝肾阴虚，则易疲倦、脉弦；阴虚则生内热，故舌红、苔薄黄。方药以圣愈丸合二至汤加减，方中白芍、当归、川芎养血补血，太子参、泡参、生黄芪和麦冬、五味子益气养阴，制首乌、女贞、墨旱莲、菟丝子补肝肾、益精血，刺蒺藜疏散风邪，配以泽泻、薏苡仁以防滋补太过，佐以甘草调和诸药。全方治以补益气血、滋补肝肾。气血不足则运行不畅，且久病则瘀，二诊时加丹参、陈皮活血理气，淫羊藿加强补肝肾之效。三诊见畏寒怕冷、便秘，故加制附片、肉苁蓉温补肾阳，并加入通便之药，以防毒邪积聚体内。五诊时可见色素沉着颜色变浅，并见白点散在，月经伴血块、痛经，便秘，可见兼有瘀证，在补益气血肝肾的同时，加土鳖虫、水蛭、丹参、红花、鸡血藤等以化瘀祛斑，调经止痛。

四十二、白驳风

白驳风是指由于皮肤黑素细胞减少或缺失而引起的以大小不同、形态各异的皮肤变白为主要临床表现的疾病。白驳风自古即已存在，发生于世界各地。我国隋代医家巢元方在《诸病源候论》中记载："面及颈身体皮肉色变白，与肉色不同，亦不痒痛，谓之白癜。"《医宗金鉴·外科心法要诀》中关于白驳风的记载："此症自面及颈项，肉色忽然变白，状类斑点，并不痒痛。若因循日久，甚至延及遍身。"相当于西医的白癜风。

白教授在临床治疗经验认为充分发挥中医特色治疗方法，用火针治疗配合紫外线照射或 308 准分子激光照射效果颇佳。火针疗法是将火针在火上烧红后快速刺向白斑处，然后迅速出针的方法，火针疗法可以温经散寒、补益阳气，激发经气，故可疏通经络、调和气血阴阳脏腑、扶正驱邪；同时火针又能刺激局部，促进局部气血顺畅，加强营养供给，并激发酪氨酸酶的活性，刺激黑色素生成。对患者施以火针术后立即给予光疗，在白斑局部气血充盈的情况下可以充分调动光疗的效果，使黑色素内酪氨酸活性进一步增强。

白教授治疗该病重视益气活血。白驳风是由于气滞血瘀、气血不足、肝肾亏虚等导致肌肤失荣失养而致。气能生血、行血，生血则能濡养肌肤，行血则有"血行风自灭"之效，只有气机充盈调畅，药力才能到达病所，所以在用药上，在辨证论治的基础上适当地加以黄芪、党参等充盈气机之品，方能达到理想的疗效。

白教授强调白驳风注意分虚白实白。通过观察白斑的颜色形态，可将白驳风分为虚白和实白。虚白即虚证，实白即实证。虚证指白斑处颜色淡白，多个白斑融合成片而成地图状。实证是指白斑处颜色瓷白，白斑边缘色素反而增多。虚证者，多伴有神疲乏力，腰膝酸软，失眠多梦，在用药上可加以滋补肝肾、补益气血之品，例如熟地、何首乌、枸杞子、女贞子等；实证者，多伴有胸胁胀闷、烦躁易怒，或胁肋刺痛，再用药上可加以行气祛风、活血解毒之品，例如柴胡、陈皮、川芎、防风等。

临诊验案

病案 1

【基本情况】李某某，女，51 岁。初诊日期：2014 年 12 月 23 日。

【主诉】全身多发白斑 5 年。

【现病史】患者 5 年前无明显诱因，躯干处出现 2 个铜钱大小的白斑，就诊于某医院，诊断为白癜风，予地塞米松膏外用，后白斑逐渐增多、扩大，泛发全身。现症见患者全身多发白斑。平素经常自觉心慌乏力，容易紧张，汗多，脱发明显，夜间多梦，容易早醒。3 个月前已绝经。进食量少，二便正常。舌红，苔薄黄，脉弦细。

【皮科情况】全身多发色素减退斑：颜面部左侧眼睑下有一蚕豆大小白斑，四肢散在数个甲盖至铜钱大小白斑，腹部可见多发白斑，色淡白，形状不规则，部分融合成岛屿状。

【中医诊断】白驳风。

【西医诊断】白癜风。

【辨证】血虚肝旺证。

【治法】养血安神，平肝潜阳。

【方药】桃红四物汤加减。

熟地 12g	白芍 12g	川芎 12g	当归 12g
桃仁 12g	红花 12g	白蒺藜 40g	马齿苋 15g
防风 12g	石决明 30g	远志 15g	白薇 15g
鸡血藤 15g	补骨脂 15g	五味子 10g	

每日 1 剂，水煎 200ml，分早、晚 2 次，饭后 1 小时温服。

嘱避风寒，调摄情志，规律饮食起居。

【外治】0.03% 他克莫司乳膏外用。

白斑处施以火针治疗。

二诊（12 月 30 日）：患者诉皮损处淡白色，出虚汗、乏力症状减轻，舌红苔薄黄，脉弦细。上方加煅牡蛎 30g 敛汗、安神。

三诊（2015 年 1 月 6 日）：患者诉心慌出汗症状减轻，睡眠较前好转，继续服用上方。

四诊（1 月 13 日）：患者诉皮损处颜色淡白，腹部几个白斑处出现黑色色素点。偶尔有腰酸症状，脱发仍较明显，苔薄黄，脉弦。上方加女贞子 6g 补肝肾之阴。

五诊（1 月 27 日）：患者诉面部左侧眼睑下的白斑已消失，其他部位的白斑颜色较前加深，出汗、脱发等症状明显减轻。上方加生黄芪 12g 补气推动血液运行，加生龙骨 30g 潜阳安神。

【按语】患者为中老年女性，正值绝经前后，血亏精少，肌肤失养，发为白斑，加之女子七七之后，肾阴渐亏，阴不敛阳，加之平素工作压力较大，气机不畅，肝阳偏亢，故本病证属血虚肝旺。患者白斑颜色淡白，故辨为虚白。血虚不能安神养心，故夜间多梦，容易早醒，心慌乏力，容易紧张；汗血同源，发为血之余，患者汗多，脱发亦为血虚之象。桃红四物汤组成为熟地、白芍、川芎、当归、桃仁、红花，方子功效为养血活血，白蒺藜、防风疏肝祛风，马齿苋、白薇清热益阴，石决明平肝潜阳，远志宁心安神，鸡血藤补血活血通络，补骨脂、五味子滋补肾之阴阳，全方治以养血活血、清肝补肾。二诊时，再加煅牡蛎平肝潜阳、敛汗安神。四诊时患者已有色素岛出现，说明此方奏效，再加女贞子充实肾精，助推黑色素生长。五诊时患者已有白斑消退，再加生黄芪助活血通络，生龙骨潜阳安神而助眠。

病案 2

【基本情况】陈某某，男，24 岁。初诊日期：2018 年 7 月 9 日。

【主诉】额、颞及双侧下颌部皮肤白斑 3 年。

【现病史】患者 3 年前无明显诱因额部、颞部及双侧下颌部皮肤出现不规则形白斑，逐渐增大，最大者位于右侧下颌部，约 2cm×3cm 大小，于当地医院就诊诊断为"白癜风"，予准分子激光治疗，效果不理想，皮损无明显变化。近半年来不规则形白斑又有逐渐增大之趋势，遂来医院求诊。现症见面部白斑，无瘙痒，伴口干苦，心烦急躁，饮水多，纳可，眠欠安，梦多，大便偏黏，小便尚调，舌暗红有瘀斑，苔略黄腻，脉细数。

【皮科情况】额部、颞部及双侧下颌部皮肤不规则形界清色素脱失斑，右侧下颌部最大，约 3cm×4cm 大小。

【中医诊断】白驳风。

【西医诊断】白癜风。

【辨证】风挟湿热袭腠，气血失和证。

【治法】祛风清热除湿，养血益气和血。

【方药】

白蒺藜 15g	决明子 30g	柴胡 12g	黄芩 15g
丹参 15g	马齿苋 30g	金银藤 20g	苍术 20g
黄连 12g	牡丹皮 20g	生地黄 20g	菊花 12g
茯神 20g	补骨脂 12g		

每日 1 剂，水煎 400ml，分早、晚 2 次，饭后 1 小时温服。

二诊（7月23日）：患者额、颞部皮损较前颜色加深，范围略有缩小，平时工作压力较大，睡眠欠佳，晨起口干眼干，眼角分泌物多，舌暗红，苔薄黄略腻，脉细弦。

【方药】
白蒺藜 15g	决明子 30g	柴胡 12g	黄芩 15g
丹参 15g	马齿苋 30g	金银藤 20g	苍术 20g
黄连 12g	牡丹皮 20g	生地黄 20g	菊花 15g
茯神 20g	补骨脂 15g	夏枯草 15g	

三诊（8月6日）：患者额、颞部皮肤白斑较前已恢复50%，双侧下颌部皮损亦较前颜色加深，口眼干及睡眠改善、眼角分泌物减少，夜寐梦多，舌尖略红，于上方基础上加淡竹叶10g、生石决明30g。

四诊（8月20日）：患者额、颞部皮肤白斑较前已恢复70%，双侧下颌部皮损继续较前颜色加深，范围明显缩小。

【按语】患者素体性格内向，加之工作压力较大，肝气郁结，周身气机不畅达，复感风邪，夹杂些许湿热邪气，与正气交争于肌肤，致使气血失和，从而发生本病。伴随症状有口干苦，心烦急躁，饮水多，纳可，眠欠安，梦多，大便偏黏，结合舌脉，舌暗红有瘀斑，苔略黄腻，脉细数，四诊合参，患者证属风挟湿热袭腠，气血失和，虚实夹杂。故治疗应以祛风清热除湿、养血益气和血为法。方中白蒺藜、决明子祛风、祛湿，柴胡、黄芩、黄连清利湿热，马齿苋、菊花清热兼以解毒，金银藤疏风通络，丹参、牡丹皮及生地黄凉血活血，苍术、茯神健脾益气除湿，补骨脂补肾乌须，以上药物共奏祛风清热除湿、养血益气和血之功。二诊时皮损颜色已有加深，病情好转，效不更方，但晨起口干眼干明显，眼角分泌物多，加用夏枯草15g清肝热，同时菊花增加至15g。三诊时两处皮肤白斑较前已恢复50%，另一处皮损颜色亦较前加深，病情继续好转，夜寐梦多，舌尖略红，于上方基础上加淡竹叶10g、生石决明30g以清心肝之热。四诊时额、颞部皮肤白斑较前已恢复70%，双侧下颌部皮损继续较前加深，范围明显缩小。

四十三、风瘙痒

风瘙痒指临床上无原发性皮肤损害，而以瘙痒为主要症状的皮肤感觉异常的皮肤病。《外科证治全书·痒风》记载："遍身瘙痒，并无疮疥，搔之不止。"《诸病源候论》云："风瘙痒者，是体虚受风，风入腠理，与气血相搏，而俱往来于皮肤之间。邪气微，不能冲击为痛，故但瘙痒也。"特点是没有原发皮损，自觉皮肤瘙痒，在疾病过程中可由于搔抓而出现抓痕、血痂、色素沉着及苔藓样变等继发性皮损。相当于西医的皮肤瘙痒症。

白教授认为风瘙痒临床以老年瘙痒症常见，老年人年老体衰，气血亏虚，气虚则无力输布津液，加之血虚则肌肤不能濡润，故易生燥；气行则血行，气虚则推动无力，久而成瘀，瘀血内生，肌肤失养；气虚则卫外不固，腠理疏松，"风为百病之长"，故易受风邪侵袭，风邪与气血相搏，营卫不和。因血虚、血瘀、风盛而发病，老年瘙痒症易成虚实夹杂、本虚标实之证，且气血亏虚、瘙痒常见失眠。《医宗必读》所谓"治风先治血，血行风自灭"，老年瘙痒症之本虚标实证，治宜养血、活血、润燥、疏风、止痒、安神。临床中多以当归饮子为基础化裁加减。津亏便秘者，加肉苁蓉、火麻仁润肠通便；腰酸腰疼明显者，加牛膝、杜仲强腰膝；眼干者，加菊花、石斛、麦冬滋阴明目。

其次风瘙痒应注意部位，如有的患者多以后背瘙痒明显，因后背属于阳经经气聚集的地方，故可重用防风30g疏风止痒；有的患者腹部瘙痒明显，则可重用入太阴脾经的中药苍术健脾燥湿止痒。

白教授临床淀粉浴的应用：取淀粉100g至250g（视皮损面积），用开水冲调成为糊状，冷却到微温。沐浴时，保持室温，然后将淀粉糊涂抹在皮肤患处，保持10~15分钟，再洗去。此法可起到润肤止痒的作用。

白教授强调瘙痒症不要忽视原发病，部分肝功、肾功异常的患者常自觉皮肤瘙痒，但无明显皮损，此时应注意问诊，对于从未检验过肝功、肾功的患者应注意及时检查，以免延误病情。

临诊验案

【基本情况】郭某，男性，65岁。初诊日期：2009年10月29日。

【主诉】皮肤干燥伴瘙痒4年。

【现病史】患者4年前自觉皮肤干燥伴瘙痒，热水淋浴后，瘙痒加剧，自行使用醋酸氟轻松乳膏等外涂后，疗效甚微，病情反复，无明显季节性。曾于外院使用清热解毒为主的中药治疗，效果不佳。就诊时瘙痒严重，皮肤干燥，体瘦乏力，入睡困难，舌淡暗，苔薄白，脉弦细。

【皮科情况】皮肤干燥，可见散在抓痕、结痂，搔抓后可见少许鳞屑，未见明显红斑、丘疹、水疱、糜烂及渗出。

【中医诊断】风瘙痒。

【西医诊断】老年皮肤瘙痒症。

【辨证】血虚风燥，兼夹瘀滞证。

【治法】养血活血，祛风止痒。

【方药】

制首乌 20g	当归 15g	芍药 15g	麦冬 15g
茯苓 15g	白术 12g	桑白皮 12g	刺蒺藜 15g
防风 12g	僵蚕 12g	知母 15g	金银花 15g
红花 12g	益母草 15g	珍珠母 20g	

7剂，每日1剂，水煎200ml，分早、晚2次，饭后1小时温服。

二诊（2009年11月12日）：自诉瘙痒有所减轻，继服原方1周。现瘙痒已去十之六七，但夜间仍瘙痒明显，影响睡眠。调整用药，加重安神药物的使用。

【方药】

生地黄 15g	玄参 12g	牡丹皮 12g	紫草 12g
桑白皮 12g	土茯苓 15g	连翘 15g	僵蚕 12g
防风 12g	益母草 15g	苏梗 15g	黄芩 15g
酸枣仁 20g	夜交藤 30g		

10剂，每日1剂，水煎200ml，分早、晚2次，饭后1小时温服。

三诊（2009年11月23日）：服药后睡眠质量提高，体力增加，睡前瘙痒有所减轻。将二诊处方去生地黄、紫草、桑白皮、土茯苓，加沙参15g、麦冬15g、女贞子15g、墨旱莲15g、生石膏20g以滋阴清热，10剂。

四诊（2009年12月2日）：瘙痒已除，其他症状亦有明显改善。三诊处方去牡丹皮，加知母15g、麦冬15g。诸药研末，配蜜为6g/丸，每日2次，每次3丸，以巩固治疗。连服药1个月余，诸症悉除。

【按语】本例患者年逾花甲，肝肾渐衰，精亏血虚，兼之平素喜沐浴热水，伤津耗液，更使津血亏虚，皮肤失其濡养滋润则干燥，血虚则生风化燥，风盛则痒，因此本例当为风瘙痒，即老年瘙痒症。且患者年事已高，患病日久，多夹瘀滞，治宜养血活血、祛风止痒。方中予制首乌、当归、生地黄、芍药养血润燥，沙参、麦冬、女贞子、墨旱莲以滋阴生津，同时加入白术、茯苓补脾气以资后天，予红花、益母草活血化瘀，加刺蒺藜、防风、僵蚕祛风止痒；"肺主皮毛"，用黄芩、苏梗泻肺中郁热，并以桑白皮引药走于皮毛。夜不能寐，则加珍珠母、酸枣仁、夜交藤以养血安神。诸药共奏养血安神、滋阴润燥、祛风止痒之功。

四十四、摄领疮

摄领疮是一种皮肤状如牛项之皮，厚而且坚的慢性瘙痒性皮肤病，因其好发于颈项部，又称"牛皮癣""顽癣"。临床上以阵发性剧痒和皮肤苔藓样变为特征。隋《诸病源候论·摄领疮候》云："摄领疮，如癣之类，生于颈上痒痛，衣领拂着即剧，云是衣领揩所作，故名摄领疮也。"清《外科正宗·顽癣》记载："牛皮癣如牛项之皮，顽硬且坚，抓之如朽木。"相当于西医的神经性皮炎。

白教授发现西医学的临床观察表明本病可能与患者社会心理因素改变有关，相关研究显示患者中普遍存在焦虑和抑郁情绪，患者多有心神不安、夜不入眠、夜寐多梦之表现。《素问·至真要大论》病机十九条云："诸痛痒疮，皆属于心。"心为君主之官，心藏神，主神明，司情志。人有七情，情志不调，忧思过度，郁而化火，心火偏盛，则耗伤心血，致心神不潜、气血失调，壅遏经络，阻于肌肤，发为疮疡。或久病必瘀，血络瘀阻，气血运行不畅，亦可致心神失养，神气浮越，夜不能寐，进一步加重病情。故治疗牛皮癣时，除祛风止痒、疏肝理气、滋阴养血之外，可适当配伍磁石、煅龙骨、煅牡蛎、珍珠母等重镇之品，以重镇安神、敛风止痒；并加入丹参、当归、赤芍、夜交藤等活血补血、化瘀通络之品，或酌加三棱、莪术等破血通滞之药，使血脉得通，则心神得养，夜寐安宁。另在药物治疗的同时，可给予患者适当的心理疏导，解释发病的原因，解除患者的思想焦虑，引导其合理调整情绪，缓解过度紧张、焦虑等负性情绪，达到身心同治。

白教授引经据典，《素问·至真要大论》病机十九条云："诸痛痒疮，皆属于心。"临床中常用泻心汤加减治疗牛皮癣。方中黄芩、黄连清化湿热，半夏燥湿化痰，全方辛开苦降、寒热并用。同时注意随证加减，入睡困难者可加琥珀面冲服，瘙痒难耐者加乌蛇肉、白蒺藜，大便秘结者加瓜蒌、玄参，月经不调者加香附、益母草。牛皮癣的皮损特点为肥厚、苔藓样化、范围局限，根据其特点，中医可辨为多痰凝、多湿阻、多瘀血，故在临床上，多适当选用软坚散结之品，如鳖甲、龟甲、牡蛎；配以逐瘀通络之品，如山甲、没药、莪术。

临诊验案

【基本情况】李某，男，42岁。初诊日期：2008年12月16日。

【主诉】颈部、双侧肘部皮肤增厚伴瘙痒1个月。

【现病史】患者1个月前无明显诱因，自觉颈部瘙痒，未重视，继而双肘部亦出现瘙痒，搔抓后，局部皮肤逐渐增厚，皮损逐渐扩大，自觉局部剧烈瘙痒，遂来就诊。伴心烦口苦，睡眠欠佳，大便可，纳可，舌质红，苔薄黄，脉弦数。

【皮科情况】颈部及双侧肘部外侧皮肤可见多角形扁平丘疹，部分密集成片状，边界清楚，色红，皮损处皮纹加深，皮嵴隆起，皮肤肥厚，呈苔藓样变，可见抓痕。

【中医诊断】摄领疮。

【西医诊断】神经性皮炎。

【辨证】血热风盛证。

【治法】凉血清热，疏风止痒。

【方药】疏风清热饮加减。

生地30g	牡丹皮10g	赤芍10g	地肤子15g
白鲜皮15g	僵蚕6g	荆芥9g	防风9g
龙胆草6g	栀子9g	黄芩10g	珍珠母30g
甘草6g			

每日1剂，水煎200ml，分早、晚2次，饭后1小时温服。

【梅花针治疗】叩刺局部皮损及风池、曲池、合谷、内关、神门，背部两侧夹脊穴，局部以微微渗血为度或潮红为度。

二诊（2008年12月21日）：瘙痒明显减轻，皮损明显变薄，皮肤色淡红，余症状明显减轻，口苦已除，睡眠可，舌淡红，苔薄白。前方去龙胆草，继服5剂，梅花针叩刺同前。

三诊（2009年1月21日）：皮损已痊愈，未见复发。

【按语】本例患者因起居不慎，外感风湿之邪，且平素饮食不节，过食辛辣厚味，素体热盛，血热外蒸于肌肤，风热互结，经络阻滞，肌肤失养，且受硬领、衣物等刺激诱发本病。血热内蕴，故见心烦口苦、舌红苔黄、脉数，故皮损色红；风盛则生痒，故见瘙痒；痒扰心神，故失眠；因搔抓及精神神经因素进一步刺激，使皮损迅速发展，逐渐肥厚、呈苔藓样变。治宜凉血清热，疏风止痒。方中荆芥、防风、僵蚕、地肤子、白鲜皮祛风、胜湿、止痒；生地、牡丹皮、赤芍清热凉血，意在"治风先治血"；黄芩、栀子、龙胆草清热解毒；珍珠母宁心安神；甘草调和诸药。

病案 2

【基本情况】周某某，女，37 岁。初诊日期：2018 年 3 月 8 日。

【主诉】双眼睑、双肘部红斑、脱屑 1 年余。

【现病史】患者 1 年余前无明显诱因出现双眼睑、双肘部暗红色斑块伴脱屑，自觉日晒后加重，夜间瘙痒明显，皮疹处鳞屑不易脱离，未见扩大毛囊，未治疗，常反复搔抓。现症见双眼睑、双肘部见暗红色皮疹，伴有口苦，烦躁易怒，失眠多梦，大便偏干，舌边、尖红，苔黄，脉弦滑。

【皮科情况】双眼睑、双肘部暗红色肥厚斑块，轻度苔藓化。

【中医诊断】摄领疮。

【西医诊断】神经性皮炎。

【辨证】肝郁化火证。

【治法】疏肝理气，清肝泻火。

【方药】
羚羊角 0.6g	夏枯草 12g	鲜地黄 10g	白芍 15g
泽泻 15g	苍术 15g	地骨皮 15g	石斛 15g
生甘草 10g	钩藤 12g	黄芩 12g	牡丹皮 15g
蝉蜕 6g	薄荷 6g	秦艽 15g	

每日 1 剂，水煎 200ml，分早、晚 2 次，饭后 1 小时温服。

二诊（3 月 22 日）：患者诉双肘部红斑面积缩小，脱屑减少，瘙痒较前减轻，双眼睑处皮损变化不大，口仍苦，睡眠欠佳，多梦，大便略干，舌尖红，苔薄黄，脉弦细。

【方药】
夏枯草 12g	鲜地黄 20g	白芍 15g	防风 15g
泽泻 15g	苍术 15g	地骨皮 15g	石斛 15g
生甘草 10g	钩藤 12g	黄芩 12g	牡丹皮 15g
蝉蜕 6g	薄荷 6g	秦艽 15g	川芎 6g
珍珠母 30g	莲子心 15g	柴胡 15g	青葙子 15g
煅赭石 30g	全蝎 10g	蜈蚣 2 条	

三诊（4 月 9 日）：患者诉双肘部红斑几乎消退，双眼睑红斑面积缩小，无脱屑，瘙痒减轻，睡眠改善，口微苦，大便调，舌尖略红，苔薄黄，脉弦。患者病情明显好转，自行要求中成药调理，予加味逍遥丸合消风止痒颗粒口服。

【按语】患者平时工作压力较大，素体性格内向，不喜言语，易情志不遂，肝郁不舒，心肝火旺，导致气血运行失调，凝滞于肌肤，日久耗伤阴血，血虚化燥生风，故而发展为此病。结合其伴随症状及舌脉，有口苦，烦躁易

当代中医皮肤科临床家丛书（第三辑） 白彦萍

怒，失眠多梦，大便偏干，舌边、尖红，苔黄，脉弦滑，四诊合参，辨证为肝郁化火证，治疗当以疏肝理气、清肝泻火为法。方中羚羊角、夏枯草、钩藤清肝泻火，鲜地黄、牡丹皮、地骨皮凉血清热，白芍、石斛滋阴敛阴，薄荷、黄芩、蝉蜕疏肝清热，秦艽祛风通络，生甘草清热解毒，"见肝之病，知肝传脾，当先实脾"，加泽泻、苍术健脾除湿，防止木不疏土导致的脾胃运化失调。二诊时患者诉双肘部红斑面积缩小，脱屑减少，瘙痒较前减轻，但双眼睑处皮损变化不大，口仍苦，睡眠欠佳，多梦，舌尖仍红，考虑初诊方效，但眼睑部位皮损无变化，酌情在上方基础上加用引药上行至目之川芎、青葙子，再加防风15g、柴胡15g、全蝎10g、蜈蚣2条加强祛风、通络、疏肝之力度，睡眠欠佳，梦多，舌尖红，加用莲子心15g、珍珠母30g、煅赭石30g以清心平肝安神。三诊时患者肘部红斑几乎消退，双眼睑红斑面积缩小，无脱屑，瘙痒减轻，睡眠改善，患者见病情明显好转，不愿再口服汤药治疗，遂改为中成药调理以巩固疗效。

四十五、粟疮

粟疮是一组皮损相似的急性或慢性炎症性的瘙痒性皮肤病的总称，又称血疳。临床以孤立的风团样丘疹、结节，及抓痕、苔藓化、血痂、湿疹样变等继发性皮损，伴剧烈瘙痒为主要表现，愈后遗留色素沉着。《医宗金鉴·外科心法要诀》中记载："粟疮作痒，凡诸疮作痒，皆属心火，火邪内郁。表虚之人，感受风邪，袭人皮肤，风遇火化作痒，致起疮疡形如粟粒，其色红，搔之愈痒，久而不瘥，亦能消耗血液，肤如蛇色。"《外科大成·血疳》有云："血疳，形如紫疥，痒痛多血，由风热闭塞腠理也。"相当于西医学中的痒疹，常指成人急性单纯性痒疹、单纯性痒疹、小儿痒疹。

白教授认为痒疹为肌肤受风、湿、热之邪，或饮食不节、湿热内生，或阴血耗损、血虚风燥，或日久成瘀，瘀阻经脉。本病与风邪关系密切，临床上以治风为要，以散风、息风治法，结合疾病不同阶段，辨证论治，兼以清热、利湿、凉血、养血、活血、化瘀之法。

白教授强调从血论治痒疹。辨证血热者，多予水牛角、生地、牡丹皮、赤芍、郁金、栀子、黄芩等；辨证属血瘀者，多予破瘀通络之品如莪术、水蛭、全虫、土鳖虫，再加皂刺；辨证属血虚者，多予养血之品如当归、鸡血藤。

临诊验案

【基本情况】王某，女，39岁。初诊日期：2000年9月12日。

【主诉】全身反复丘疹、风团及结节伴瘙痒3年，再发2天。

【现病史】患者3年前开始反复出现面部、躯干及四肢剧烈瘙痒，并出现丘疹、风团、结节，自行外用药物，内服氯苯那敏、阿司咪唑等，未见明显改善，病程迁延月余可逐渐减轻，此后每年复发1~2次。2天前再次出现上述症状，伴心烦、寐差梦多，舌体偏瘦，舌质稍红，苔薄微黄，脉弦数。

【皮科情况】面部可见红色风团，躯干及四肢可见丘疹、风团及结节样皮损，色红或暗红，可见明显抓痕及血痂，散在性色素沉着斑，未见水疱、脓疱、糜烂。

【中医诊断】粟疮。

【西医诊断】痒疹。

【辨证】风热血热蕴肤证。

【治法】清热凉血，祛风止痒。

【方药】
紫草12g	防风12g	白鲜皮12g	地肤子12g
银柴胡15g	牡丹皮15g	荆芥10g	珍珠母20g
蝉蜕6g	甘草6g		

每日1剂，水煎200ml，分早、晚2次，饭后1小时温服。

二诊（2000年9月15日）：上方服用3剂，瘙痒基本消失，面部、躯干风团消退，四肢、躯干丘疹、结节明显减少，心烦、睡眠改善。续服上方。停药后，皮疹基本消退，仅遗留抓痕及色素沉着。

【按语】本病为患者起居不慎，夏季外感暑湿风热邪气，素体热毒内盛，风热血热郁蒸于肌肤，发为风团、丘疹、结节。风盛作痒，故见瘙痒；风热血热，蕴结肌肤，则皮疹色红或暗红；热扰心神，则见心烦、寐差、多梦；舌红、苔薄微黄、脉弦数皆为风热血热之证。治宜清热凉血，祛风止痒。方中紫草、银柴胡、牡丹皮凉血活血、解毒化瘀，能清血分之热；荆芥、防风、蝉蜕疏风止痒，白鲜皮、地肤子祛湿止痒，甘草清热解毒并调和诸药。

四十六、马疥

马疥是一种以结节性损害和奇痒为主要表现的慢性炎症性皮肤病，亦属中医"顽湿聚结"。临床可见皮损硬坚，结节增生粗糙，其色紫黯，多发于夏秋季节。本病《诸病源候论·疥候》记载："马疥者，皮内隐嶙，起作根墌，搔之不知痛。"指出马疥的皮疹是隐伏于皮内，高出皮面，而有根基。本病相当于西医的结节性痒疹。

白教授在治疗时配以祛风、除湿之法。马疥为体内蕴湿，外感风邪，或虫咬毒邪，风湿邪毒聚于皮里肉外而发病。《内经》有云："风邪客于肌中，则肌虚，真气发散，又挟寒搏皮肤，外发腠理，开毫毛，淫气妄行，则为痒也。"是故风盛则作痒。而湿为重浊之邪，湿邪下注，故往往下肢先发病；又湿邪黏滞，故病情反复，缠绵难愈。赵炳南先生称本病为"顽湿聚结"，以全虫方治疗，方中全蝎息风解毒、散结通络，合皂刺、白蒺藜、荆芥、防风祛风止痒，而苦参、白鲜皮燥湿止痒，车前子、泽泻渗水除湿，佐以当归、赤白芍活血及夏枯草软坚散结，起到除湿解毒、疏风止痒的作用。

白教授认为火针治疗效果显著，以火针刺激，以其温热之力化痰散瘀、刺激经络，加快局部气血运行，促进组织再生。另中医有云"风盛则痒"，而火针可疏散风邪。

临床验案

病案1

【基本情况】闫某某，男，59岁。初诊日期：2013年6月2日。

【主诉】四肢、前胸及腰背部起坚实性半球状结节伴剧痒5个月。

【现病史】患者5个月前蚊虫叮咬四肢后，出现红色丘疹，未加重视，后前胸及后腰部出现类似皮疹，伴瘙痒，反复搔抓后，丘疹呈半球状，外院诊断为"结节性痒疹"。口服地氯雷他定、外涂皮炎宁酊、静滴甘草酸苷注射液15天后，稍有缓解。停药后，皮疹如前，因剧痒就诊。平素急躁易怒，时有胁肋胀痛，夜间痒甚，失眠，舌暗，苔薄白，脉弦涩。

【皮科情况】全身散在半球状坚实紫红色结节，以双上肢及双小腿伸侧为重，皮损干燥粗糙，未见水疱、大疱、糜烂、渗出。

【中医诊断】马疥。

【西医诊断】结节性痒疹。

【辨证】肝郁气滞，毒瘀互结证。

【治法】疏肝理气，解毒化瘀，散结止痒。

【方药】全虫方加减。

全蝎6g	乌梢蛇10g	柴胡10g	郁金10g

香附 10g	威灵仙 10g	皂刺 20g	浙贝母 20g
白鲜皮 30g	苦参 15g	夏枯草 30g	生地黄 15g
当归 10g	甘草 10g		

7 剂，每日 1 剂，水煎服 200ml，早晚分服。

【外治】走罐疗法：用火罐沿夹脊穴循行及背部皮疹处反复推罐，5～10 分钟，皮肤潮红为度，每日 1 次。

火针疗法：以火针或 1ml 无菌注射器针头，酒精灯外焰烧红后，迅速直刺进痒疹，进针约 2～3mm，每个皮疹直刺 4 次，皮疹太多可分 2～3 批进行。针刺后 24 小时内禁止接触水，5 天 1 次或 1 周 2 次。

二诊（2013 年 6 月 9 日）：全身结节变软、变薄，瘙痒减轻，腰背部部分皮疹消退，睡眠可，舌暗，苔薄白，脉弦。

上方去夏枯草，继续服用，7 剂。

三诊（2013 年 6 月 16 日）：腰背部皮损大部分消退，四肢伸侧皮损面积缩小、渐平，瘙痒明显减轻，睡眠正常，舌淡，苔薄白，脉滑。

停用汤药，继续走罐、火针治疗 2 周后痊愈。

【按语】患者为情志内伤，肝失疏泄，肝郁气滞，气滞则血瘀，肝郁血瘀，日久生毒，毒瘀互结，形成马疥。肝失疏泄，故见急躁易怒，胁肋胀痛；气滞血瘀，则见舌暗、脉涩，久瘀生毒，故见皮疹紫红；痒扰心神，故失眠；治宜疏肝理气，解毒化瘀、散结止痒。方中全蝎攻毒散结，合乌蛇搜风通络、祛风止痒；柴胡、郁金、香附疏肝行气、理气解郁；浙贝母、威灵仙软坚散结；皂刺消肿托毒；夏枯草清热泻火、散结消肿；苦参、白鲜皮燥湿止痒；当归补血活血、生地凉血生津；以甘草解毒并调和诸药。走罐疗法能疏通人体经络血气，激发人体之阳气，调节人体阴阳平衡，使瘀滞之气血得以疏通，毒瘀得以消散，并能使药力透达皮内。火针治疗则有开门祛邪、祛风除湿、疏通经络、行气活血、散结止痒之功效。

病案 2

【基本情况】单某，男，72 岁。初诊日期：2017 年 12 月 14 日。

【主诉】周身起红疹半年，伴剧烈瘙痒。

【现病史】患者半年前无明显诱因周身出现散在黄豆至花生大小、红色至褐色丘疹，伴剧烈瘙痒。就诊于外院，诊断结节性痒疹，予卤米松外用，瘙痒较前缓解，但丘疹未消退，瘙痒反复发作。为进一步诊治就诊于我科。既往食管癌病史。患者大便黏腻不爽，眠差，纳差，舌暗，苔白，脉细弱。

【皮科情况】周身散在黄豆至花生大小红色至褐色丘疹、结节，质硬，散在抓痕血痂。

【中医诊断】马疥。

【西医诊断】结节性痒疹。

【辨证】脾虚湿盛，风邪阻络证。

【治法】理气除湿，疏风止痒。

【方药】
全蝎10g	秦艽15g	桑枝15g	苦参15g
地骨皮15g	木香12g	石榴皮15g	防风15g
白蒺藜15g	陈皮12g	黄精12g	百合15g
砂仁12g	苏梗12g	夜交藤15g	生黄芪15g

每日1剂，水煎200ml，分早、晚2次，饭后1小时温服。

二诊（2017年12月21日）：患者诉瘙痒较前缓解，丘疹减小，颜色较前暗淡。

【方药】
全蝎10g	秦艽15g	桑枝15g	苦参15g
地骨皮15g	木香12g	桔梗12g	防风15g
白蒺藜15g	陈皮12g	黄精12g	百合15g
砂仁12g	桂枝6g	夜交藤15g	生黄芪15g
鸡血藤30g	杏仁10g	丹参15g	

每日1剂，水煎200ml，分早、晚2次，饭后1小时温服。

【按语】患者老年男性，脾胃虚弱，脾虚湿盛，浸淫肌肤，蕴而成结，风邪袭表，表虚不固，进而入络，发为痒疹。患者大便黏腻不爽，舌暗，苔白，脉细弱，综合患者年龄、皮疹、症状及舌脉，患者证属脾虚湿盛，风邪阻络证，湿热浸淫，风邪侵及肌肤而发病，为本虚标实证，急则治其标，故理气除湿，疏风止痒，标本兼顾，辅以益气养阴。方中木香、陈皮、砂仁理气，苦参除湿，全蝎、秦艽、防风、白蒺藜疏风通络止痒，黄精、生黄芪益气扶正。二诊患者瘙痒缓解，皮疹好转，皮疹颜色变暗，前方加丹参活血化瘀。

四十七、天疱疮病

天疱疮是一组慢性复发性、严重的表皮内棘层松解性大疱性皮肤病。其临床特点为在正常皮肤或黏膜上出现松弛性水疱，尼氏征阳性。《洞天奥旨》所载："天疱疮，生于头面、遍身手足之间，乃毒结于皮毛，而不入于营卫。"

相当于西医学中的天疱疮。

白教授认为该病的治疗需中西医结合。急性发作期最好采用中西医结合治疗，或先以皮质类固醇激素控制病情，然后配合中药调理，待皮损控制后，激素逐渐减量至最小维持量，中药的使用可以帮助减少皮质类固醇的用量，减轻长期使用激素带来的副作用。在病情严重期间，全身大疱破溃、糜烂、渗液，应加强创面护理，保持创面清洁，预防继发感染。

白教授临证中认为本病总由心火脾湿内蕴，热毒阻于肌肤所致，故治以清热解毒、健脾除湿凉血之法。病症初起治以清热凉血除湿，待热解湿祛，则加强健固脾胃，病程后期阴液易伤，注意顾护阴液，养阴清热、益气健脾也很重要，脾湿既除，则需恢复脾运，养后天以助正气恢复。

临诊验案

【基本情况】田某某，女，69岁。初诊日期：2015年4月10日。

【主诉】全身红斑、水疱伴痒4月余，加重10天。

【现病史】患者4月前无明显诱因于左肋部出现一黄豆大小红斑、水疱，伴瘙痒，后颈部出现类似皮损，外院先后诊断为"过敏性皮炎""湿疹"，我科以"天疱疮"收入院。

【皮科情况】头面部、耳郭、躯干及四肢散在红斑，部分融合成大片，境界清楚，皮损主要分布于背部，红斑基础上米粒大小的小水泡，疱液清，可见糜烂、结痂，渗出不明显，尼氏征阳性，左侧口腔黏膜糜烂面，表面渗出不明显。舌质淡红，苔白腻，脉弦滑。

【中医诊断】天疱疮病。

【西医诊断】天疱疮。

【辨证】湿热内蕴证。

【治法】清热祛湿解毒。

【方药】

蒲公英15g	生白术15g	生甘草10g	连翘15g
防风12g	牡丹皮12g	生薏苡仁30g	白花蛇舌草15g
冬瓜皮15g	银花12g	黄芩12g	黄连12g

每日1剂，水煎200ml，分早、晚2次，饭后1小时温服。

嘱患者注意破溃处卫生，预防感染，调摄情志，规律饮食起居。

【系统治疗】甲泼尼龙40mg，静点。硫唑嘌呤100mg，每日2次，口服。

【外治】卤米松软膏外用。

二诊（2015 年 4 月 18 日）：患者背部水疱较前明显干燥，部分结痂，部分区域脱屑，未见新发皮损，二便调，舌淡红，苔薄白，脉弦。

【方药】银花 12g　　公英 15g　　生白术 15g　　生栀子 15g
　　　　生甘草 10g　　牡丹皮 12g　　生薏苡仁 30g　　白花蛇舌草 15g
　　　　白鲜皮 15g　　黄芩 12g　　马齿苋 15g　　山药 15g

三诊（2015 年 4 月 25 日）：患者皮损基本消退，无新发皮损，未诉痒痛，眠可，二便调，舌淡红，苔白，脉细。

【方药】银花 12g　　公英 15g　　生白术 15g　　天花粉 10g
　　　　玄参 10g　　生黄芪 15g　　丹参 10g　　白花蛇舌草 15g
　　　　泽泻 10g　　土茯苓 15g

【按语】中医认为天疱疮病多为心火妄动，脾虚湿盛，湿浊内停，郁久化热而致。患者初诊时舌淡红，苔白腻，脉弦滑，皆为脾虚湿盛之象。故以白术健脾，薏米、冬瓜皮除湿，牡丹皮凉血，黄芩、黄连、银花、公英清热解毒。二诊患者湿祛大半，故以清热凉血、顾护脾胃为主。三诊患者病至后期，略有伤阴之象，故在除湿解毒基础上佐以玄参、花粉滋阴凉血，生芪益气健脾，以养为主。银花甘寒，清热解毒，疏散风热为君药，蒲公英消痈散结为臣药，佐以益气养阴、健脾养血之玄参、花粉、丹参、甘草。诸药合用，利尿不伤阴，解毒燥湿不伤正。防其阴伤胃败耗伤正气。本例患者为女性，体质较弱，难以承受重药，《素问·五常政大论》云："不胜毒者，以薄药。"《素问·至真要大论》云："诸湿肿满，皆属于脾。诸热瞀瘛，皆属于火。诸痛痒疮，皆属于心。"心火脾湿之病，先从健脾燥湿、清心火、解毒邪入手，再以它药去痼疾。

四十八、松皮癣

松皮癣是由于淀粉样蛋白局限沉积于皮肤中引起的慢性皮肤病。好发于躯干四肢，尤其小腿伸侧，临床上以皮肤出现多数黄褐色圆锥形的坚硬丘疹，呈念珠状排列、轻度鳞屑，呈苔藓样变，自觉剧烈瘙痒为特征。《医宗金鉴·外科心法要诀》记载："松皮癣，状如苍松之皮，红白斑点相连，时时作痒。"相当于西医学中的皮肤淀粉样变。

白彦萍教授认为本病病程较长，反复难愈，西医主要以皮质类固醇外用，或封包。或用水杨酸、煤焦油类制剂，或达力士，或维 A 酸类制剂，口服抗组胺药物止痒。但长期应用皮质类固醇药膏易出现多毛、毛细血管扩张、色素沉着，皮肤干燥等不良反应且停药后易复发，因此应重视中西医结合治疗，对于病情较轻者可以单用中医疗法。对于年老体弱的患者，要注意滋补肝肾、健脾养血。在组方中适当加入验药蛇床子，既补肾、又祛风除湿止痒。

白教授重视中医外治方法，可以选择外洗、外敷、针刺疗法。外洗可予淀粉浴（以250g淀粉温水冲开，配制成乳白色液体，泡洗患处，每日1次，7天为一个疗程），或予楮桃叶100g、丹参30g、红花20g、透骨草30g煎汤外洗。用火针针刺皮损部位，可达到除湿止痒、消瘀散结，清热解毒，以热引热之效。

临诊验案

【基本情况】王某某，男，23岁。初诊日期：2011年9月10日。

【主诉】双小腿皮疹6年。

【现病史】双小腿胫前圆锥形丘疹，伴瘙痒，曾于外院就诊，口服维A治疗，效果一般。于我院就诊。

【皮科情况】双小腿胫前圆锥形丘疹，沿皮纹呈念珠状排列，表面粗糙，皮肤呈黑褐色，搔抓后局部有苔藓样变，自觉瘙痒明显，全身皮肤干燥，头部毛发稀疏。平素有口干口渴，大便黏腻，小便略黄，舌红，苔黄厚腻，脉弦。

【中医诊断】松皮癣。

【西医诊断】皮肤淀粉样变。

【辨证】湿瘀阻滞证。

【治法】除湿解毒，活血化瘀。

【方药】
萆薢6g	泽泻10g	土茯苓20g	桑白皮12g
白鲜皮12g	地龙6g	白术10g	莪术10g
当归10g	皂角刺10g	黄芩10g	牡丹皮10g
牛膝10g	生甘草10g		

嘱患者清淡饮食，勿用过热的水冲洗。

二诊（2011年9月26日）：患者服药半月，诉瘙痒明显缓解，皮肤较前滋润，大便不黏腻，纳食睡眠可，上方去莪术、地龙，加桃仁10g、鸡血藤20g、陈皮10g继续服用。

三诊（2011年10月12日）：患者基本情况好，皮损基本消失，遗留色素沉着，嘱其不必服药，食用糙米薏苡仁红豆粥调养即可。

【按语】该病中医称之为"松皮癣"，由素体有湿，复感风热，郁于肌肤，致气血运行不畅，瘀血内蕴，发于肌肤所致。本例患者从小发病，可知其先天不足，命门之火无法助运中焦水湿，故而湿邪内生，日久阻滞气机，气血运行不畅，则气滞血瘀，又湿邪下注肠道，兼有热象故大便黏腻，气血生化不足，无以充养肌肤故毛发稀疏，全身皮肤干燥，日久生风，皮肤瘙痒。因此，组方从祛湿活血养血入手，以萆薢、泽泻、土茯苓、桑白皮、白鲜皮清热利湿，白术健脾祛湿，莪术、地龙活血通经，当归活血养血，皂角刺、黄芩清热止痒，患者皮损在双小腿，佐以引经药牛膝引血下行。患者二诊时已经药到病除，故去地龙、莪术，以防伤及血分，改用桃仁鸡血藤活血补血。后期患者病愈，则可采用食疗的方法，薏苡仁、红豆利湿，糙米养胃。

第六章 传承与创新

一、承古创新

(一) 承古创新

白教授从事临床教学科研三十余载，她熟读经典，主张研读《刘涓子鬼遗方》《外科证治全生集》《外科正宗》《疡科心得集》《外科发挥》《理瀹骈文》等。她认为，中医经典是个大宝库，其中有许多值得挖掘的精华之处，学者应不断学习，通过中医药攻克皮肤科顽疾。

白教授认为，经典著作是中医学的源头，要旁观博览，阅读从古至今的经典书籍。据史料记载，最早出现的中医皮肤病病名为公元14世纪甲骨文、金文中对于"疥""疕"等的描述。《周礼》中记载，医分四科，即"疾医、疡医、食医、兽医"，其中"疡医"即包括如今的皮肤科医生，主治溃疡、肿疡、金创等。至春秋战国时期，中国现存最早的医书《五十二病方》著成，其中有疣、冻疮、诸虫咬伤等皮肤病病名出现，有将藜芦等药物与猪油调和成油膏用来治疗"疕"的膏熨法，也有水剂、粉剂、软膏剂等不同剂型以适应不同的病情需要的敷药法，由此，中医外科学初步形成，亦为中医皮肤科的起源。

其病因病机、证候、方药发展于晋隋唐宋时期，中医外科经验不断丰富，有关中医皮肤病的论述也不断增多，出现了我国现存第一部外科专著《刘涓子鬼遗方》。隋·巢元方的《诸病源候论》和唐·孙思邈的《备急千金要方》对中医皮肤病的病因病理、临床症状和治疗方药更是有了一个比较全面的论述。明、清两代是中医学发展的鼎盛时期。这一时期名医辈出，医著林立，在此时期，中医外科学术流派的产生，促进了中医皮肤科的发展。

中华人民共和国成立后，中医皮肤科从中医外科中脱颖而出，逐渐向独立学科方向发展，成了中医学中最具特色的学科之一，并出现了赵炳南等中医皮肤科奠基人，其著作《简明中医皮肤病学》首次将研究方向从疮疡延伸至皮肤病领域，记载了中医基础理论、中医对皮肤病的辨证施治思路、各种皮肤病的治疗方法、皮肤病临床常用方剂等。而如今，中医皮肤科迅速发展，也为广大患者所普遍欢迎。

白教授认为，在熟读经典的基础上，应认真领会历代医家的学术思想和独特诊疗经验，按照中医的思维，扎扎实实地学习，洞悉中医的理论基础、培养纯正的中医思维，阅读后世各家著述，用以指导临床、遣方用药。

白教授还常教导学生，临床治疗时不仅要善于从经典古籍中发掘经验，将古方应用于现代疾病，同时也要接纳西医学及药理学观点，了解相关学科发展的前沿知识和技术，通过经典与临床互相渗透、启迪、拓展思路，灵活变通，加减成方，做到"师古而不泥古"，做一个继承古训、勇于创新的现代中医。白教授在熟读经典的同时，根据患者的皮损及中医辨证特点，认为银屑病的发生、发展及病程转归与血分相关，是邪热深入血分，引起血热亢盛、动血耗血，故以犀角地黄汤为基础加减，结合现代药理学研究，自拟清热凉血方（又名祛银颗粒），从动物学角度验证，并已应于临床应用多年，取得了良好的临床疗效。她还结合现代研究，组织撰写了《超高效液相色谱－飞行时间质谱联用分析清热凉血方中的化学成分》《Notch 家族蛋白在银屑病发病机制中的作用研究》《CD4～＋T 淋巴细胞亚群与银屑病关系的研究进展》《祛银颗粒对角质形成细胞生长因子诱导的 HaCaT 细胞增殖及分泌 TNF－α 的影响》《MicroRNA－155、microRNA－203 在银屑病患者皮肤中的表达及定位》等论文。

多年来，白教授用中、西医两种方法诊断、治疗各种皮肤病，均收到良好的效果。她重视整体观念，重视脏腑气血辨证、治病求本。很多顽固性皮肤病，在西药治疗效果不理想的情况下，配合中医药治疗，既能解除患者的痛苦，又可减轻副作用。

（张丽雯）

（二）读经典－做临床

白教授认为，做一个优秀的中医，一定要熟读经典，经典医著是古代医家长期临床实践的经验总结，内容浩瀚，其深不可测，其广不可量，是中医治学的根底，是医学必由之径。只有熟读经典，从经典着手，密切结合临床实践，才能实现真正意义上的创新，才能实现诊疗水平的提高，才能成为一个功底深厚、医术精湛、医德高尚的中医专家。在读经典时，如何选择，如何学习，如何让经典指导临床？白教授总结了对于治疗皮肤病很有意义的几本经典书籍，以及它们是如何在临床治疗时发挥作用的。

如同样是紫癜，根据颜色深浅该如何分而治之？《外科正宗》中记载："葡萄疫其患多生小儿，感受四时不正之气，郁于皮肤不散，结成大小青紫斑点，色若葡萄，发在遍体头面，乃为腑症，自无表里。邪毒传胃，牙根出血，久则虚入，斑渐方退。初起宜服羚羊散清热凉血。久则胃脾汤滋益其内。又有牙根腐烂者，人中白散。"故白教授在治疗紫癜时，对于起病初期，皮损颜色较鲜红者，予羚羊散加减；起病久者，皮损颜色较淡，予胃脾汤加减。其来源《外科正宗》为明代陈实功所著，此书向以"列症最详，论治最精"见称，主张重视脾胃。

为了探寻"清热解毒是治疗炎症性皮肤病的唯一办法吗？"这一问题，白教授按照《外科发挥》中所云："虚虚之失，大抵痈肿之证，不可专泥于火为患。……尤当推其病因，别其虚实，若概用寒凉药，必致误事。"故在治疗痈肿等皮肤病时，认为病情有虚有实，病人有老有弱，不能一概使用清热解毒制法。《外科发挥》为清代薛己所著，白教授认为，该书是教导医师如何使用内托法，温补法治疗皮肤病的书籍。认为在治疗上应以内治为主，长于温补。诊断注重望诊和切诊，辨证准确。其中医案均为薛己亲自诊疗的案例，可信度高。如："丹溪云：'气血壮实，脓自涌出。'信夫！一男子将愈，但肌肉生迟，诊之脾胃俱虚。以六君子汤加芎、归、五味子、黄，治之而愈。"

《诸病源候论》中曾记载了名为"血疮候"的疾病："血疮者，云诸患风湿搏血气而生疮，其热气发逸，疮但出血者，名为血疮也。"此病相当于西医学中的湿疹、特应性皮炎、痒疹和皮肤瘙痒症等。《疡科心得集》里也有记载："血风疮多生在两小腿里外廉，上至膝，下至踝骨，乃风热、湿热、血热交感而成。初起瘙痒无度，破流滋水，日渐沿开，形同针眼。"内可服用四物汤加防己、萆薢、牡丹皮、苡仁、黄柏、银花等；外可搽解毒雄黄散，或如意金黄散。对于日久难愈者，一般皮损紫黑坚硬，属气血不行，白彦萍教授常配合火针及梅花针外治疗法，以解郁毒，效果显著。《疡科心得集》为清代高锦庭所著，为其书将温病学说引入外科病证治，在治疗上善用治疗温病的犀角地黄汤、紫雪丹、至宝丹治疗疔疮走黄；用三焦辨证揭示外科病因与发展部位的规律。

治疗皮肤病时，可根据病变部位适当加引经药，可达到事半功倍的效果。《理瀹骈文》中提到"桂枝、桑枝达四肢也"，白教授在治疗发生在四肢的皮肤病时，常选用枝类、藤类药物，以通利关节而达四肢。《理瀹骈文》是中医

当代中医皮肤科临床家丛书（第三辑）

白彦萍

外治法经典著作，对于皮肤病外治法有重要启示，标志着中医外治体系的发展和成熟。在其书中不难看出中医外治法易于接受、副作用小、立竿见影、简便廉效等特点。"倘遇不肯服药之人，不能服药之症，而其情其理，万万不忍坐视者，又将何法以处之。""且治在外则无禁制，无窒碍，无牵掣，无黏滞。世有博通之医，当于此见其才。"此时就可以选用中医外治法进行治疗，病人接受度高，副作用小，效果亦佳。"肺脉起中焦，络大肠，肺系属背，凡皮毛病皆入肺，而自背得之尤速。"故白教授在临床中还选用《理瀹骈文》中香附擦背的外治法治疗皮肤病，该法简便效廉，方便患者在家自行操作。

中医外治之法讲究辨证论治、三焦分治，吴师机指出中药外治要"先辨证，次论治，次用药"，辨证有五："一审阴阳，二察四时五行，三求病机，四度病情，五辨病形，精于五者，方可辨证分明。"吴氏以上、中、下三焦分治为纲要，主张三部应三法。"大凡治上焦之病，以药细末，搐鼻取嚏发散为第一捷法。""中焦之病，以药切粗末，布包敷脐为第一捷法也。""下焦之病，以药或研或炒，或随症而制，布包坐于身下为第一捷法。"外治从体表而入，正如吴师机所说："虑其或缓而无力也，假猛药、生药、香药，率领群药，开结行滞，直达其所，俾令攻决滋助，无不如志，一归于气血流通而病自已。"白教授在临床选择药物时，按部位划分，头痛用川芎为君，巅顶痛用藁本，肢节痛用羌活，腹痛用白芍。按辨证划分，气虚宜补，参芪术草；气升宜降，轻用苏子，重用沉香；气实宜破，枳实青皮。按经络划分，太阳风用桂枝，寒用麻黄，阳明用葛根，少阳用柴胡，太阴用苍术，少阳用细辛。配伍方面，麻黄无葱不汗，大黄非枳实不通，附子无干姜不热，芫花非醋不利。而选择炮制方法时，如连为治火君药，如泻实火硝水炒、虚火醋炒、痰火姜汁炒等。

《刘涓子鬼遗方》是我国现存最早的外科专著，其主要内容是痈疽的鉴别诊断，载有内治外治处方 140 个，最早记载用局部有无"波动感"辨脓，并首创水银膏治疗皮肤病。书中对痈与疽首先从病机和征象方面作了明确的鉴别，对痈疽等证的辨脓，已经十分精细。除辨别成脓与否以外，还特别指出发病部位与愈后的关系，说明严重痈疽症可引发全身性感染的不良预后。

《外科证治全生集》为清代王洪绪（字维德）撰，提出了"阴虚阳实"论，创立了外科证治中以阴阳为核心的辨证论治法则，对阴疽的治疗提出以"阳和通腠，温补气血"法则，认为"红痈乃阳实之证；白疽乃阴寒之证，气血寒而血凝，非阳和通腠理何能解其寒凝"，主张以消为贵，以托为畏，反对滥用刀针外科手术及丹药之法，创用阳和汤。书中记载的犀黄丸、醒消丸、小金丹等经验方，对外科阴疽的治疗有很好的临床疗效，迄今仍为临床常用药物。现今临床上所用的小金片，就是依据《外科全生集》的小金丹减味制成。

中医学是一门实践科学，白彦萍教授认为高层次的中医人才必须具有深厚的中医药基础理论知识和文化底蕴，并重视临床技能与科学技术相结合，大量积累临证经验，在临床实践中不断探索与创新，才能运用自如，成为名医。在西医学迅速发展的背景下，中医学要有理论的更新和发展，以创新求发展，以发展求疗效，发挥中医学治病特长，更好地为人类健康服务。

（张丽雯）

（三）再谈皮肤科中医临床思维

中医临床思维是中医师在整个医疗过程中，运用思维工具对患者所患病证或相关事物及现象进行一系列的调查研究、分析判断，形成决策，实施和验证，以探求其疾病本质与治疗规律的思维活动过程。其依托于中医基础理论，以整体观为认识基础，以辨病为论治基础，以辨证为论治核心，以司外揣内为主要形式，正确的临床思维是提高临床诊疗水平的必要条件。

皮肤病泛指发生于人体皮肤、黏膜及皮肤附属器的一大类疾病，病种多达2000多种，且发病率高、病因复杂、反复发作，严重影响患者的生活质量。中医治疗皮肤病历史悠久、方法众多，具有整体调节、改善症状、不良反应少、复发率低等优势，蕴藏着极大的潜力，《黄帝内经》《诸病源候论》等古代书籍对其论述颇多。白教授通过总结整理多年的临床经验，对皮肤病中医临床思维从病因、病机、治疗等多角度进行了探讨，总结出以下内容，并以求进一步提高皮肤病中医治疗水平。

1. 以中医基础理论为支撑，整体观为认识基础

人体是一个和谐统一的有机整体，皮肤病虽发生于机体表面，但其发病的根本原因与内在气血、脏腑功能失调密切相关，局部病变往往是内在病变的局部反应。皮肤病的诊治应与其他疾病相同，以中医基础理论为支撑，整体观为认识基础，探究其本源，注重从内而治。如明代《外科理例》所云："然外科必本于内，知乎内以求乎外，其如视诸掌乎……治外遗内，所谓不揣其本而齐其末"。

皮肤病病因不外乎内因与外因，病机为风、湿、热、毒、虫等外因及七情内伤、饮食劳倦、肝肾亏损等内因作用下，机体气血失和、脏腑失调、邪毒结聚，而致生风、生湿、化燥、虚、瘀、化热、伤津等。临床中可通过卫气营血辨证、经络辨证、脏腑辨证、八纲辨证等方法对皮肤病进行辨证施治。如中医医家对银屑病病因病机的探讨多从气血津液角度出发，根据其临床表现将其分为血热型、血瘀型及血燥型，血热证者多因七情内伤，久则化火，导致热伏营血；或因过食腥发之物，导致脾胃不调，郁久化热；或因外邪客于皮肤，内外相合而发病；血瘀证者常由病久气血失和，经脉阻滞，气血凝结，肌肤失养所致；血燥证者常由病久阴血耗伤，化燥生风，肌肤失养所致。

2. "病－症－证"相结合

辨证论治是中医特色治疗方法，是皮肤病治疗的核心和基础，证是对疾病某一发展阶段病位、病因、病性、病势等的概括。辨病是从宏观的角度对疾病各个过程的病因、性质、部位、邪正关系及演变规律做出整体的分析，着眼于疾病整个过程的病理演变。《伤寒论》即先以六经病分类，再按病名分类，最后再论述脉证、传变、预后等，体现出辨病的重要性。辨症是抓主症，对症治疗，正确的辨证论治，能解决疾病当前的主要问题，提高治疗的精准性。"病－症－证"三者相互配合，以症为靶，以证为基，以病为参，既强调对致病因素的作用和疾病本身特异性变化规律的认识，治疗用药以消除各种病源因素，又重视揭示患者的机能状态及其对环境反应的差异性，治疗时调整机体的反应状态及自身的某些属性；既重视治本，亦结合治标，标本兼治。如临床接诊一患者，皮损表现为浸润性红斑基础上多层白色鳞屑，Auspitz 征（＋），应先进行辨病，辨明其为银屑病，再对其进行辨证论治，"内有蕴热，郁于血分"为银屑病基本病机，以此基础上辨明血热型、血瘀型、血燥型、血燥夹瘀型等；最后再根据其伴随症状进行辨证，"病－证－症"相结合，以达到疾病的有效治疗。

3. 局部与整体相结合、宏观与微观相结合

皮肤病更多的是皮损改变，局部症状较为明显，甚至有患者仅有局部皮肤表现，而无明显全身症状与体征。皮损辨证是皮肤病中医诊治中主要的手段和方法，能有效地增加皮肤病诊治的准确性，如对斑进行皮损辨证，可得出：红斑压之褪色者，属气分有热；压之不褪色者，属血分有热；斑色紫暗者属血瘀；色白者属气滞或气血不和等。但在辨证的过程中并不能单纯以局部为重而遗漏整体，应做到从局部着手。白教授认为应从整体考虑，在中医基础理论的支撑下，四诊合参，全面深入地对疾病进行了解、分析与判断，

以辨证论治为核心，辨病－辨证－辨症相结合，局部与整体相结合，确立治疗皮肤病的最佳方案，正确指导皮肤病的治疗。

其次，随着医学科学及中西医结合医学的发展，中医临床思维逐渐融入了微观辨证的内容，如西医学在研究银屑病发病机制过程中，通过对患者甲襞微循环、血液中细胞因子、皮损微观结构等进行研究，发现免疫细胞功能调节异常、炎性细胞浸润、微循环异常、血管新生相关因子等共同参与银屑病的病理过程，最终导致银屑病的发生。另外，在对中药的化学成分及药理作用的实验研究中探讨得出水牛角、紫草、金银花、白鲜皮、青黛等具有抗炎的作用；防风、苦参、甘草、黄芩、地龙、徐长卿、辛夷、苍耳子、蝉蜕等具有抗过敏的作用等。从微观角度证实了中医药治疗皮肤病的有效性，指导了皮肤科的临床用药，也为临床遣方用药提供了依据和参考。微观辨证与宏观辨证相结合，有利于从更深层次上认识机体的结构、代谢和功能特点，增加辨证的精准性，揭示疾病的本质，进而更好地指导临床实践。

4. 把控动态，三因制宜

皮肤科疾病在发生发展过程的不同阶段，其病机是不断演变的，临证必须把握病机演变规律，根据疾病不同阶段的病机侧重点进行分期辨证施治，序贯治疗。如银屑病的病程阶段常分为进行期、静止期及消退期，进行期常表现为皮损发展迅速，颜色鲜红，多为点滴状、钱币状，抓之有点状出血，见于银屑病初发或复发不久，临床常辨证为血热证；静止期及消退期多表现为皮损色淡，鳞屑较干，或浸润肥厚，伴瘙痒，临床辨证为血燥型或血瘀型。

另外，白教授特别注重因时、因地、因人的"三因制宜"原则，认为这也是治疗皮肤病治疗必须遵循的原则之一。因时制宜是指根据不同时间节律变化和不同季节气候特点考虑治疗用药的原则。人体因四时所受邪气不同，治疗用药应有所区别，临床常用的"四时用药"有：春季加风药，如柴胡、升麻、葛根、羌活、独活等，增加方剂趋上之势；夏季加藿香、佩兰、苍术、泽泻等化湿除烦；秋季加白术、人参、白芍等，以缓补肺金；冬季加肉桂、干姜、吴茱萸、益智仁等，以温补下元，辅助脾阳。因地制宜指根据不同地区的地理特点选择治疗用药的原则。因人制宜指根据病人年龄、性别、体质等不同特点进行治疗用药的原则。人以天地之气生，四时之法成，由于先后天因素等的不同，使个体之间存在着很大的差异。在"三因制宜"原则的指导下，结合病人的年龄、性别、职业、生活饮食习惯等特点进行考虑，调整治疗方案，可以达到治疗决策的个体化要求，给予最适当的治疗。如对荨麻疹患者进行辨证，发生于冬季者，常表现为风团色白，得温而减，辨证为风寒证，治疗应予以疏风散寒药物；发生于夏季者常表现为风团色红，遇热加重，得冷则缓，辨证为风热证，治疗予以疏风清热药物。

5. 经典与经验相结合

中医经典是中医理论之渊薮，是经过数千年临床实践检验的经验结晶，"经者，径也"，学习经典是掌握中医仁术的必由之路。我国古代书籍对皮肤病的论述颇多，《黄帝内经》中就有疮、疡、痤等皮肤病病名的记载，随着医学的发展，医家对皮肤病的认识不断丰富，《刘涓子鬼遗方》《外科精义》《外科理例》《外科启玄》《外科正宗》《外科证治全书》《理瀹骈文》等大量经典著作保留了皮肤病学精湛的理论和丰富的临床经验，对皮肤科中医临床思维的建设都有很大的指导意义。

其中经典方剂对皮肤病治疗有着独到的特点和疗效上的优势，白彦萍教授临床中擅用经典方剂治疗各种皮肤病。如犀角地黄汤，出自唐代孙思邈所著《备急千金要方》，原方主要用于治疗因血热血瘀而引起的多种疾病，经后代医师临证加减，在临床中广泛应用于银屑病、红斑狼疮、过敏性皮炎、玫瑰痤疮、带状疱疹、过敏性紫癜等疾病的治疗中，疗效显著。其他如当归饮子，在补益气血的基础上，既疏外风，又息内风，驱邪而不伤正，是祛风养血法的代表方剂，临床上可将其广泛运用于各类血虚风燥型皮肤病，如荨麻疹、湿疹、银屑病、神经性皮炎、老年性瘙痒病等表现为气血不足、津液损伤、皮肤干燥、瘙痒等症状时。另外，龙胆泻肝汤是泻肝胆湿热的经典方剂，在病毒性皮肤病中的治疗中可发挥其独特的功效。白教授也应用治疗其他皮肤病。

6. 内治与外治相结合

除内治法外，外治法在皮肤病的治疗中占据很重要的位置。皮肤科的中医外治法源远流长，从单纯地使用植物、火烤等直接接触皮肤以缓解症状，发展到现在有膏摩、熏洗、湿敷、贴敷、拔罐、火针、梅花针、贴脐、刺络放血等多种特色疗法，已经广泛应用到临床，并在一步步的通过系统、合理、科学的方法进行研究、探讨和改革。外治法的选择包括药物、剂型、用法用量等，其中药物选择至关重要，如《理瀹骈文》所言"外治之理，即内治之理；外治之药，亦即内治之药，所异者法耳"，外治法亦需重视辨证论治，即辨明病性的阴阳，病位的表里，病势的虚实，病情的寒热及何脏何腑受病，如此才可做到提高疗效，缩短病程。

银屑病易诊难治，病程延绵，外治法在其治疗中起到重要作用，目前白彦萍教授在临床中常用中药涂擦、熏蒸、封包、溻渍、药浴、火针、针刺、刺血拔罐、火罐、穴位埋线、放血、淀粉浴、自血、揿针等十余种中医特色疗法治疗银屑病，就火针而言，因其具有泻火解毒、祛瘀除腐、除节散结、止痒、止痛等多种功效，用于静止期寻常型银屑病，中医辨证属血瘀型者疗效显著，白教授团队采用多中心、大样本、随机、前瞻性研究发现火针疗法可有效改善银屑病皮损肥厚鳞屑，减小皮损面积，并降低瘙痒程度，有效改善了患者皮损经久不退，顽固难愈的特点，值得大范围推广。

皮肤病病因复杂，治疗手段较多，中医药的优势明显，在治疗时要结合患者具体病情及中医辨证，充分掌握所用疗法的操作技能和适应证，规范操作，才能充分发挥祖国医学的优势，提升疗效。

综上所述，白彦萍教授认为中医临床思维的形成是基于中医基础理论的支撑，是在长期临床经验的积累中形成的，可形成固定的思维模式。但也可以根据医者不同的知识结构、临床经验的广度、采集资料的宽泛性，以及思维的个性化形成一个完整而又高度个性化的体系。皮肤科中医临床思维的建立与其他学科有相同的部分，也有自己独特的一面，且与现代生物心理社会一些模式有着内在的关系。皮肤科中医临床思维也不是固定不变的，其对于疾病的认识主要依靠直观来归纳分析和判断，导致对疾病的个性和本质规律缺乏深刻的认识，存在着一些不足，有待于在今后的临床实践中加以提高及创新。

（宋晓娟）

（四）读《理瀹骈文》感中医外治

白彦萍教授在诊疗时经常提到："没有内患，不得外乱，平息内患，更要先剿灭外乱。"因此在临证过程中，非常重视各种中医外治法的应用。诊室中即设立治疗床 2 张，好处有三：一是可以方便患者在诊疗后立刻开始治疗，减轻患者的痛苦；二是可以亲自指导学生，规范操作；三是增加中医外治法，显著提高临床疗效。

曾经有一位老年男性患者为解决带状疱疹后遗神经痛前来就诊，其状痛苦不堪，口中呻吟不断。在询问病情后，白彦萍教授先是开具处方，后立刻为其针灸、刺络放血拔罐，边治疗边指导学生如何操作才能更加得法，治疗后好言宽慰患者，嘱其多休息，按时复诊治疗。通过几次治疗过程中的攀谈，白教授得知患者家庭条件十分有限，便毅然决定免费为其诊疗。在治疗的一个半月过程中，白教授每次均不辞辛苦亲自指导学生进行外治法的操作。看着病人的痛苦不断减轻，作为学生的我们对外治法的疗效真是赞叹不已。在谈及中医外治法时，白彦萍教授最常提及的就是《理瀹骈文》一书，赞誉此书概述内病外治之源流及其原理，其议论透彻，浅显易懂，随证列法，法在其中，繁而不节，取便览也，是一本以内科理法方药的理论依据从而指导以膏药为主的外治法专书，更是一本中医皮肤科医生必读的古籍。

中国最早的外治专著《理瀹骈文》，原名《外治医说》，刊于1870年。是清代医家吴师机（字尚先，约公元1806～1886年）所著。"理瀹"是借《子华子》"医者理也，药者瀹也"之句。摘"理瀹"二字，以题其篇，"骈文"是指对偶式的骈俪文体，所谓"骈四俪六，锦心绣口"。故成书后更名为《理瀹骈文》。全书不分卷，只分为"略言""续增略言""理瀹骈文"和"存济堂药局修合施送方并加药法"四大部分。其中正文部分由"概说""六淫""脏腑""身形五官""妇科""儿科""痘疹""膏药制法""膏药施治""治验""结语"组成。书末附常用外治膏药方的配方与制法，并附《治心病方》一文。本书将中医外治法的理、法、方、药融合成完整的思想体系，打破了以往药物多内服的惯例，大力推崇外治疗法，认为外治法不仅可以使药物通过肌肤、孔窍深入腠理、脏腑通过经络作用于全身，取得与内服药同样的治疗效果，更可以通过热熨、热敷等手段促进病灶的气血通畅，加快药物吸收，以增强人体的正气。同时本书集贴、敷、洗、点等外治法百余种，收录外治方1500余首。主张"变汤药为外治，实开后人无限法门"。白教授以本书为理论基础，在继承书中外治经验的基础上，将外治法广泛地应用于临床。

以黄褐斑为例，白彦萍教授指出本病的根本病因病机为气滞血瘀，面失所养所致。以书中"人生惟饮食属内耳，其余有益于身，无非身外物也……晨起擦面，非徒为光泽也，和血气而升阳益胃也，饭后摩腹，助脾运免积滞也"为法，经常告诉病人："面要常搓、腹要常揉。"从而使气血运行状态发生变化，改善皮肤状况。书中云："如一症中，古有洗法、熏法，我即以药洗之、熏之。有合法、擦法、熨法，我即以药合之、擦之、熨之。原方可用则用，不可用则选他方，或制新方用之。"白彦萍教授借此理论依据，并结合书中"郁为积聚之本，解郁香附任摩，升偕苍术……"；"揉以香附、熏以紫苏……"提出以香附浓煎频洗、醋炒打粉抑或收膏揉按为法。更以"虑其或缓而无力也，假猛药、生药、香药，率领群药，开结行滞，直达其所，俾令

217

攻决滋助，无不如志，一归于气血流通而病自已。"为依据，创立加减七白散，以倒模、面膜的形式将药物外敷、穴位按摩、物理治疗有机结合，以患者更易接受的形式将疗效最大化。

再以湿疹为例，白教授根据书中"余谓炒熨、煎抹之法，实足以代三法。而看症用药精切简便，较三法尤善。再体会经文，察其阴阳，审其虚实，推而纳之，动而伸之，随而济之，迎而夺之，泄其邪气，养其精气"的论述，在辨证论治的基础上将中药汤剂外洗、热敷等疗法融入湿疹的治疗之中。如急性期、亚急性期常以黄柏、苦参、马齿苋煎汤外洗；慢性期以普连膏、止痒药膏等加热外敷。同时取书中"疾徐轻重，运手法于炒熨、煎抹之中，以药力到为候，无不效者"之法，嘱患者在操作时以轻则为补、重则为泻，同时结合血海、三阴交、阴陵泉等穴位炒熨以增强药力。

白教授临证中十分重视针药膏贴的应用，并常以书中"倘遇不肯服药之人，不能服药之症，而其情其理，万万不忍坐视者，又将何法以处之"教导我们针药膏贴的重要性。《理瀹骈文》曰："外治法，针灸最古。"膏药即针灸之变，针灸与膏贴，方法不同，道理相通，其作用机制均在于疏通经络气血，调和脏腑阴阳，从而达到治疗疾病的目的。膏药外贴法与针灸取穴的原则及功效相通，在单独运用膏药外贴法时，应以经络理论为指导，注重选方用药、引经配伍和取穴选药，用药以"气味俱厚""生用为主"，加强其外用时对体表穴位的刺激作用，以利于通经活血，加速药物渗入；又能根据具体病症，在外用膏药的基础上，同时配合针、灸等多种疗法，针药并用，有助于提高疗效，加强临床实用性。以银屑病为例，对于血热证来说，白教授常以刺络放血拔罐加梅花针叩刺的方法使热毒外泄，起到清热凉血的作用，同时将清热凉血方制成膏药贴敷于风池、合谷、大椎、陶道、曲池、血海等穴位以增强清热凉血祛风之效；对于血瘀证来说，白教授常以刮痧、梅花针叩刺联合火针针刺的方法疏通局部气血，从而起到活血化瘀的功效，以活血解毒方外贴内关、血海、膈俞；对于血燥证来说，白教授常以毫针针刺联合灸法起到补益气血之效，同时以当归饮子制成膏剂贴敷于足三里、三阴交、血海、膈俞、太溪、风池、合谷等穴位养血和血。对于头面部的皮损，白教授常在耳尖放血，配合大椎穴刺络拔罐；躯干部的皮损，取相应的背俞穴进行治疗；四肢的皮损，取十宣穴。

在平日的学习生活中，白教授经常告诫我们业医必先学做人，当遵《理瀹骈文·治心病方》中八条训诫：一立志，人应有德行气节，不可卑鄙苟且，为人谈笑；二存心，为人应宽厚，心中清净，不可刻薄放荡；三谨口，"祸从口出，病从口入"当谨慎思量；四用功，人应博观经史，不应闲散无端；五安分，"民能安分，便是良民，士能安分，便是良士"，当平心自处，不强求富贵；六择交，亲贤士，远匪人；七改过，人非圣贤孰能无过，遇过则改，为贤士；八积善，"积善之家，必有余庆。天待善人，未尝不厚"。业医为人当谨遵古训，方可为良医，济天下。

白教授经过数十年的研读，以《理瀹骈文》为外治理论根本，通过不断的求索与发扬，提出在临证中，应以辨病、辨证论治当为总体原则；外治方法、药物剂型为治疗基础；临证活变为灵魂；勤于实践为途径。作为医者，当立志在心，精勤不倦。在数千年的历史长河中，中医外治法在治疗皮肤病方面积累了丰富的经验，我们应努力学习、发掘，将这笔伟大的财富施用于更多患者，将中医外治法发扬光大，再创辉煌。

（张天博）

（五）再谈消风散

中医外科发展至明清时期，形成了独特的治疗外科疾患的理论体系，呈现出"全生""正宗""心得"三大学派。消风散出于正宗派代表陈实功所著《外科正宗·卷四》之杂疥毒门，其原方组方如下：当归、生地、防风、蝉蜕、知母、苦参、胡麻、荆芥、苍术、牛蒡子、石膏（各5g），甘草、木通（各2.5g）。原文中主治"风湿浸淫血脉，致生疮疥，搔痒不绝，及大人小儿风热瘾疹，遍身云片斑点，乍有乍无"。吾师白彦萍教授是第六批全国名老中医，从医30余年，发现消风散适应证不只是湿疹荨麻疹，临床可治皮肤病种类繁多且临床疗效显著，现将其经验进行总结介绍。

1. 消风散组方规律探讨

（1）祛风药为君。对于"十病九痒"的皮肤疾患，风邪是其主要致病因素之一。风有外风、内风之分，内、外风致病各有其特点。外风中人，《素问·调经论》有曰："风雨之伤人也，先客于皮肤，传入孙脉，孙脉满则传入于络，络脉满则输于大经脉。"即外风从外界侵袭皮肤后，始作用于皮肤化生万证，后入里作祟。《素问·咳论》亦指出"皮毛先伤邪气""伤于风者，上先受之"，肺居五脏之上，为五脏之华盖，肺主皮毛而卫外失宣，风邪客于肌表而见皮肤疾患。内风则多由于血热、血虚、肝阳上亢、痰热内蕴所致。消风散主要使用于外风袭表所致的皮肤疾患。治疗中《素问·至真要大论》指出"风淫于内，治以辛凉，佐以苦甘，以甘缓之，以辛散之"，祛外风的药多以辛散之品为多，如荆芥、防风、羌活、薄荷、蝉蜕、牛蒡子、桑叶、银花等。本方中祛外风的中药有荆芥、防风、蝉蜕、牛蒡子，其中荆芥、防风为方中君药。荆芥性温，味辛苦，入肺、肝二经，主"散风热，清头目，利咽喉，消疮肿"，善去血中之风。防风性微温而润，味甘苦，为"风药中之润剂"。二者相伍，相辅相成，达腠理，发汗邪，《本草求真》中有云"用防风必兼荆芥者，以其能入肌肤宣散故耳"。牛蒡子、蝉蜕散风热、透疹，止痒，助荆防祛风之力，更能疏散风热透邪。四药合用共助风邪外出。

（2）祛湿药、清热药合而为用。如饮食不慎，过食肥甘厚味，痰湿内蕴，经外风邪鼓动，原滞重性惰之湿邪借风之力流动全身。且痰湿久郁化火，风火相煽，"火借风威，风助火势"。而使"火本不燔，遇风洌乃焰"。故本方中以苦参清热燥湿，苍术燥湿健脾为臣，佐以石膏、知母清热泻火，木通利湿清热，体现出中医治病时"未病先防，既病防变"的先进理念，对风邪致病的治疗，亦提供了一个重要的治疗思路。且陈氏以苍术、苦参为臣亦有其深刻用意。《外科正宗·痈疽治法总论第二》中提及："盖疮全赖脾土，调理必须端详。"认为对于皮肤疾患的治疗必先固护脾胃，脾胃固则气血充盛，升降有序，脏腑和谐而利于痈疽的康复。脾喜燥恶湿，《黄帝内经》曰："湿淫所胜，平以苦热，佐以酸辛，以苦燥之，以淡泄之。"苦参、苍术味苦以燥湿，且苍术归脾、胃、肝经，健胃安脾，体现出陈氏"外科尤以脾胃为要"的重要观点。

（3）佐以入血药物。消风散中入血分的中药包括当归、生地黄、胡麻仁。明代李中梓《医宗必读卷十·痹》中云"治风先治血，血行风自灭"，且在阐述"行痹"治疗时强调"治行痹者，散风为主，御寒利湿仍不可废，大抵参以补血之剂"。由此可见血分在风的发生、发展、转归中都起到至关重要的作用。早在李氏之前，金代李杲《医学发明》中，大秦艽汤治外风入中经络，亦以地黄、当归、芍药养血活血，川芎入血分行气活血治疗。陈实功深受李杲影响，认为"凡疮皆起于荣卫不调，气血凝滞，乃生痈肿"，故以当归养血活血，生地凉血活血，共奏血行风自灭之法。同时，自古即有"外风引动内风"之说，生地滋阴，胡麻仁润燥，亦兼顾血虚、血燥生风之嫌。

2. 消风散加减方

从古至今，消风散为治疗皮肤疾患的常用验方之一，多应用于风疹、湿疹等。近年来，基于消风散用药涵括了治疗皮肤病最常用的用药类别：祛风药、清热药、凉血药、祛湿药、滋阴药，临床加减后，其适应证大大扩宽，被广泛应用于治疗多种皮肤疾患。有学者临床研究发现：消风散治疗接触性皮炎、急性湿疹、急慢性荨麻疹、银屑病等疗效满意。

（1）四物消风散。本方最早出于《医钞类编》卷22，具有养血补血、祛风润燥止痒之功。药物组成为：生地15g、当归10g、荆芥7.5g、防风7.5g、赤芍5g、川芎5g、白鲜皮5g、蝉蜕5g、薄荷5g、独活3.5g、柴胡3.5g，病机上热入血分，故加强养血、活血、凉血，去清热、燥湿之剂，临床上用于赤白游风，相当于西医的血管神经性水肿。

（2）消风败毒散。由栀子、连翘、黄芩、黄柏、牡丹皮、赤芍、花粉、滑石、防风、蝉蜕、牛蒡子、当归、甘草、木通组成。功能清热解毒、祛风止痒，用于热毒壅盛之风疹。消风败毒散除治皮肤瘙痒证外，还可治疗面部痤疮患者，如疮疖中有脓性分泌物，可合用五味消毒饮加强清热解毒之力。

（3）乌蛇消风散。由僵蚕、牡丹皮、生地黄、独活、赤芍、黄芩、金银花、乌梢蛇、羌活、防风组成，具有祛风清热、凉血解毒之功效。用于皮疹颜色紫黑，夜甚昼轻，遇风则甚而热象不显，时间较长者。乃风热伤血络，血络瘀阻，用乌蛇消风散治之，方中赤芍、牡丹皮、乌蛇、僵蚕，其祛瘀、消风能力较消风散强。

3. 白彦萍教授运用消风散要点

白彦萍教授在中西医结合治疗慢性荨麻疹、银屑病、过敏性皮肤病、带状疱疹、痤疮等方面积累了丰富的临床经验。其在临床应用中发现，消风散加减变化对多种风热邪所致的皮肤疾患均有良好收效。

（1）风邪致病，变化多端，对风病的治疗，需考虑风邪特点，照顾其兼夹证。消风散立意深远，组方考究，临证加减时，要灵活变通，不可拘泥成例。

（2）消风散以祛风药为君，祛湿药为臣，清热、养血活血合而为用，兼顾了风邪致病可能兼有的其他症状，加减此方，对于风湿热邪所致的一类皮肤疾患均有良好收效。

（3）加减变化：若皮损颜色偏红，可加牡丹皮15g、紫草15g凉血活血；病情较长的患者，依据"久病入络"理论，适当加用全蝎10g、僵蚕10g；春夏季用药，应兼顾季节气候特点，建议去荆芥，必要时加佩兰12g。

4. 典型病例

患者，男，57岁，主因"面部红斑伴瘙痒1月余"就诊。患者1月余前无明显诱因面颊部出现红斑、脱屑，伴剧烈瘙痒，外院多次就诊，诊为面部皮炎，予以氯雷他定 10mg、盐酸西替利嗪 10mg，1 次/日交替口服后，皮损好转，但马上复发，瘙痒减轻不明显。继就诊我科，皮肤科检查：面部弥漫性红斑，可见细小脱屑，以面颊、额部为重。舌红，苔黄腻，脉弦滑。辨为肺胃蕴热，风热上扰证，治以疏风止痒，清热燥湿。方以消风散加减化裁：荆芥 12g、防风 12g、生石膏 30g、通草 12g、牛蒡子 12g、知母 12g、苍术 12g、苦参 15g、蝉蜕 6g、荷叶 15g、生甘草 10g、生地黄 15g、山药 30g、牡丹皮 15g。7 剂，水煎服，1 剂/日。二诊：面部红斑消退，残留少许脱屑，瘙痒减轻一半。原方去荆芥、石膏，加地骨皮 15g、玄参 10g，续 14 剂，皮疹完全消退，瘙痒缓解。随访 3 个月未再发。

中医学的精髓在于整体观，对于整体观的理解除需将人体视为整体外，还需将疾病视作发展的整体。对于风邪致病所致的皮肤疾患，我们不能单纯地祛风中药治疗，风为百病之长，需关注其兼夹证，予以祛湿、清热等处理。且治风先治血，血行风自灭，注意活血养血以祛风。现代药理研究亦发现，消风散对过敏介质组胺、慢反应物质引起的豚鼠离体肠管蠕动增强具有明显的抑制作用，并可抑制大鼠颅骨骨膜肥大细胞脱颗粒。且以消风散中的疏风药为主进行拆方配伍研究时发现，消风散原方对过敏性收缩的抑制作用及肥大细胞脱颗粒作用要强于祛风药与祛湿药组合，而后者又强于单纯祛风药。可见，对于风邪致病所致的多种皮肤疾患，尤其是过敏性疾患，祛风、祛湿、清热、活血等多法合用的疗效更佳。

消风散在使用过程中也不必拘泥于风疹、湿疹，其加减方对于风湿热邪所致的一类皮肤疾患均有良好收效。

（刘文静）

（六）谈脱发的中医外治

脱发是一组以毛发减少为主要临床特征的皮肤附属器疾病，根据毛发是否可以再生分为瘢痕性脱发和非瘢痕性脱发。非瘢痕性脱发包括雄激素源性脱发、斑秃、休止期脱发、拔毛癖、老年性脱发、梅毒脱发等。随着社会的高速发展，人们在工作和学习中的压力增加，加之饮食的复杂性，以雄秃和斑秃为主的脱发发病率逐渐上升，发病年龄日趋减小，同时该类疾病对患者的生活质量和心理健康造成了巨大的负面影响，因此关于脱发治疗的中西医研究也受到越来越多的重视，白彦萍教授在秉承前人医家学术思想的基础上，突出强调了中医外治疗法的重要性，并在雄秃和斑秃的外治上开创性地提出了不同的外治思路，指导临床亦收到满意的疗效。

1. 直达病所，趋利避害

《史记·扁鹊仓公列传》有云"人之所病，病疾多，而医之所病，病道少"，可见治病单纯靠一种治疗手段是不够的，所谓"药之不到"可针刺，"针之不及"可灸也。根据治疗方式的不同，概言之，可分为内治法和外治法两大类。《素问·至真要大论》言"内者内治，外者外治"，因此针对不同的疾病选择恰当的治疗手段，才能事半功倍。

白教授首先指出皮毛为一身之表，毛囊作为皮肤的组成结构，其病位在表，同时皮肤是人体面积最大的保护机体的第一道非特异性免疫屏障，皮毛为卫外之门户，"其所以入之者外也"，治疗当从外取之。除此之外，皮肤还具有强大的吸收功能，《理瀹骈文》云"人身八万四千毫孔皆气之所由出入，非仅口鼻之谓"，因此从表从外治疗脱发往往可以直达病所毛囊，使治疗作用的发挥更为充分和专一。其次，白教授强调中医外治法治疗脱发可以"收汤液之利而无其害"，避免了因为内服药物而导致的对非病变区的副作用。

2. 雄激素源性脱发

雄激素源性脱发，又称"白屑风"。其组织病理学改变主要为毛囊的进行性小型化，真皮与脂肪层交界处毛囊数量变少，毳毛增加。皮肤镜的表现为直径变细的毛干比例超过20%，毳毛增加，黄点征和毛周征增加。目前西医认为雄激素源性脱发由多基因和环境共同作用，发病机制与雄激素密切相关，但完整的通路尚不清楚。现代中医多从病因病机出发，责之于湿热浸润、血热风燥、血虚风燥、肝肾不足。白教授纳百家之长，结合临床外治体会，创新性地提出了注重病位在络，以梅花针叩刺为主的论治新思路，并强调多元化辨证外治的论治法则，实践收获满意疗效。

（1）病在络脉，梅花针局部叩刺。《灵枢·脉度》指出"经脉为里，支而横者为络"，《素问·皮部论》曰"络盛则入客于经。凡十二络脉者，皮之部也"。络脉是经脉的分支，弥补血脉不能及之处。其中《医门法律·中风门》言"五络之络于头者，皆为阳络"。头皮为阳络所过，毛囊在阳络渗灌血气、互渗精血的作用下进行不同周期的转化，若阳络为病，则毛囊周期平衡被打破。阳络的病理改变主要为气滞、血瘀、津停，而梅花针作为丛针浅刺法，能够很好地疏通阳络气血，促进津液代谢，因此梅花针叩刺为治疗雄秃不可或缺的一部分。

（2）现代研究启示。汉密尔顿关于去势男性的观察确定了雄激素是雄激素源性脱发产生的先决条件，但分子机制并不清楚，现代研究认为雄激素的靶点为真皮乳头细胞，雄激素与真皮乳头细胞中的雄激素受体结合，来调控真皮乳头细胞分泌的因子，这些因子以旁分泌的方式作用于毛囊上皮细胞，从而改变毛囊的活性。体外实验证实真皮乳头培养液中某些细胞分泌的因子，如 TGF–1、基本成纤维细胞生长因子、血管内皮生长因子等对外毛根鞘细胞的有丝分裂有促进作用，而梅花针叩刺作用于皮肤，可刺激局部真皮乳头细胞使其释放上述细胞因子而发挥治疗作用。

富血小板血浆皮下注射临床试验证实其对雄秃有较好的疗效，目前认为血小板血浆中富含促进干细胞有丝分裂的血小板衍生生长因子（PDGF）和帮助改善局部微循环的血管内皮生长因子（VEGF）。梅花针叩刺的原理可能类似于微针的损失修复机制，引起局部血小板聚集的过程中，产生上述相关因子，同时增加 Wnt 蛋白的表达，这些蛋白已经被证实能够促进真皮乳头干细胞和毛发生长。

（3）抓住病机，多元辨证外治。白教授认为雄秃的外治也需要辨证，并强调辨证的多元化，即同一患者可以从不同层面辨为不同的证型并且不同层面的证型可以相互重叠。白教授主要从气血、虚实、脏腑、外邪四个角度将雄秃分为以下几个证型。湿热内蕴者的临床表现为头发光泽发亮，皮屑油腻，固着较紧，往往数根头发粘着，皮肤镜下可见明显的黄点征；若脾虚引起往往伴有纳呆，便溏；若为饮食不节的实证，则患者体型较胖，常常腹胀，二者均可见舌红，苔黄腻，脉濡的特点。治法以清热祛湿，可用白鲜皮 30g、苦参 30g、丹参 30g、花椒 20g、何首乌 30g，95% 乙醇浸泡后外抹配合梅花针叩刺，皮内针取足三里、血海、丰隆，耳针取神门、交感、内分泌，若脾虚者加肝和脾。血虚风燥型的临床表现为头发干燥发痒，皮屑叠生，毛发稀疏，皮肤镜可见毳毛明显增多，舌质正常或红，苔薄黄，脉弦数，治疗以养血祛风为主，方用何首乌 30g、枸杞子 30g、桑白皮 30g、生姜 30g 为酊外抹，配合梅花针叩刺，耳针取交感、内分泌、神门，皮内针取合谷、肺俞、膈俞、三阴交、血海穴，血虚为主还可灸气海、关元穴，若兼有血热，则加双耳尖放血疗法泄热。精血不足者临床以头发焦黄或发白，弥漫性秃落为主，皮肤镜下可见毛周征明显，肝肾不足多伴有腰膝酸软，头晕耳鸣，心脾不足则心烦失眠，若肝郁脾虚，后天无法养先天精血者，多为情志诱发，舌质淡，苔少，脉沉细，治疗以补益精血为主，可外用女贞子 30g、旱莲草 30g、侧柏叶 30g、透骨草 30g、黄精 30g、制首乌 30g，煎汤浸泡头皮，配合梅花针局部叩刺，皮内针选京门、足三里、太溪穴，失眠加安眠、翳风，心悸胸闷加内关、神门。血瘀患者病程较久，舌下络脉淤滞，若长期使用西药，伴有阴虚者，则盗汗、口干明显，以梅花针叩刺微微出血，外抹浮萍 30g、青蒿 30g、生首乌 30g、蔓荆子 30g、霜桑叶 30g、侧柏叶 30g、旱莲草 30g 所制酊剂，皮内针取血海、三阴交，耳针取肾上腺、皮质下、交感、内分泌。

3. 斑秃

斑秃俗称"鬼剃头"，《诸病源候论》鬼剃头候记载："人有风邪在于头，有偏虚处，则发秃落，肌肉枯死，或如钱大，或如指大，发不生，亦不痒，故谓之鬼舐头。"其基本病理表现为毛囊的退行性变和炎症细胞浸润，西医目前认为其发病与遗传因素和免疫炎症反应密切相关。中医认为该病的发生与肝、脾、肾、肺四脏密切相关，脏腑功能失调，皮肤气血不和，加之情志不遂或外感邪气，猝然而病，治疗上认为人是一个机体，多综合调理脏腑功能，以补益气血、调畅情志为主。现代中医提出了一些新的辨证思路，白教授结合自身经验，从血分出发指导斑秃外治，抓住血虚、血瘀、血热的病机要点指导临床外治，收获满意疗效。

白教授在治疗斑秃的过程中，擅长抓主症，并从血虚、血瘀、血热三个方面出发进行不同的外治。血虚的患者一般表现为毛发焦枯，触摸易脱，并且渐进性加重，黑点征明显，皮损处皮肤颜色苍白，瘙痒较轻，同时伴有唇白、心悸、气短懒言、倦怠乏力、舌淡、脉细弱等，一般常配合梅花针叩刺的基础上用女贞子 30g、黄芪 30g、丹参 30g、冬青 15g 为酊外抹，同时配合生姜汁外擦，皮内针取足三里、血海穴，有时在斑秃局部和百会穴艾灸。血瘀型的患者大多病程较长，头发脱落前先有头痛或胸胁疼痛等症，或者劳累和精神刺激，伴夜多噩梦，烦热难眠，舌有瘀点、瘀斑，脉沉细等，白教授结合《医宗金鉴》所云"若耽延年久，宜针砭其光亮处，出紫血，毛发庶可复生"，在运用梅花针叩刺皮损局部时，注重叩刺的深浅，以使皮损局部发红并可见少量出血点为度，在外用药物的选择上，以红花 50g、干姜 50g、丹参 50g、赤芍 50g 为主做酊剂或煎剂外抹，皮内针选心俞、肝俞、太冲、内关、血海加强活血行气的力量，耳针选用肝、内分泌、交感、若睡眠不足，思虑较重者，加神门。血热者以突然脱发成片，头皮瘙痒，或头部烘热为主要特点，皮损皮肤光亮，可借鉴《外科心法要诀》海艾汤煎汤外洗，海艾汤的组成为海艾、藁本、菊花、蔓荆子、防风、薄荷、荆穗、藿香、甘松，各 30g

煎水外洗，还可嘱患者自备润肌膏，当归60g、紫草20g油煎去渣外搽，在取穴上以合谷、曲池泄热为要。

总之，西医在脱发的治疗上没有特别特效又无副作用的药物或者方法，毛囊移植耗用的成本较高，中医药在这方面能充分发挥优势。白彦萍教授总结多年经验，以雄秃和斑秃为例，指出中医外治的重要性，都强调辨证外治的同时，又将二者从外治的辨证和方法的侧重上进行了区分，并以此为范本，为脱发的外治开拓了新的思路。

（曹日曲）

（七）诊间闲谈《临证指南医案》之"调肝法"

白教授作为第六批全国名老中医，颇为重视中医传承教学工作，经常于诊间向学生和徒弟们讲解传授中医经典、遣方用药和临床经验，白教授学识渊博，从古至今、从中到西，面面俱到，听者亦沉迷所讲至忘我，学习热情高涨。现将白教授诊间讲授《临证指南医案》中"调肝法"的总结如下。

白教授喜读叶氏书籍，说叶天士是"温病四大家"之首，极为擅长温病的治疗，临床经验丰富且疗效显著，其对肝的调理更有独到的见解，在《临证指南医案》中，他调肝主要着重于对肝气、肝火、肝风、肝阴的调理，他认为这是肝病的4个不同阶段，临证当析之，用药当审之，但也要相互参考，不能拘泥一处。

1. 叶天士调治肝病的学术特点

叶天士认为肝体阴而用阳。白彦萍教授认为这里的"体阴"，一是指肝为藏血之脏，血属阴；二是指肝脏位居于下，故属阴。"用阳"一是指肝性喜条达内寄相火，主升、主动；二是指肝阳易亢，肝风易动，从而导致各种阳性症状，故用阳。

鉴于肝脏体阴而用阳的生理特点，白彦萍教授说治肝病要区分体用。肝体不及者宜柔之、养之、补之、益之；肝用太过者宜平之、清之、潜之、镇之、抑之。临证运用须根据具体病情，或治体为主，或治用为先，或体用同治。

2. 叶天士调肝方法

（1）基于"用阳"的调肝法。

①条达肝气：肝主疏泄，喜条达而恶抑郁，对情志、气机、脏腑的气血功能都起着疏导、条畅的作用，若情志抑郁，肝失疏泄，则变生诸证。所以

要想调理肝脏使其具有正常的生理功能，必须先条畅其气机。

白教授说纵观《临证指南医案》，会发现"郁不离肝"的思想，叶氏认为六郁之始为气郁，气郁之始为肝胆木郁。邵新甫在《临证指南医案》按语："肝者将军之官，相火内寄，得真水以涵濡；真气以制伏，木火遂生生之机，若情志不舒则生郁，谋虑过度则自竭，斯罢极之本，从中变火，攻冲激烈，升之不息为风阳，抑而不透为郁气。脘胁胀闷，眩晕猝厥，呕逆淋闭，狂躁见红，由是来矣。古人虽分肝风、肝气、肝火之殊，其实同出一源。"此语精辟地总结了叶氏论肝郁之病机。

白教授认为条达肝气，方法有疏肝理气和疏肝通络两种。疏肝理气法主治肝气郁结于本经，病在气分，尚未及血分；比如某些带状疱疹患者，起因就是家中锁事繁多，动怒伤肝，致肝气不舒，故在治疗时常用四逆散、逍遥散等；可用青皮、香附、乌药、川芎、川楝子、延胡索调达肝气。白教授还说带状疱疹后遗神经痛患者，常因肝气郁结日久，络脉瘀阻，治疗除疏肝理气外，宜通血络，可用疏肝通络法治之，可在旋覆花汤基础上，加桃仁、当归须、丹参、鸡血藤等，止疼效果甚好。

②清泄肝火：肝为刚脏，肝之气郁易导致肝郁化火，临床会表现出胁痛、口苦、眼干、头晕、嗳气吞酸等症状，所以在治疗上疏肝行气的同时也要注意清泄肝火。

白彦萍教授讲述在清泄肝火时，叶氏喜配伍桑叶、菊花、夏枯草、连翘等轻清之品，在清肝泄火的同时，兼顾疏散肝气，使得肝气调达，肝火轻宣而解。其中，桑叶、牡丹皮这一重要药对，更是叶天士甚是喜欢之药，他认为桑叶可清气分之热，牡丹皮可清血分之热；桑叶配牡丹皮共奏气血两清之功。此外，叶天士首先提出"肝为刚脏，非柔润不能调和"。即疏肝泻火的同时要注意养血柔肝，常用药物有白芍、生地、牡丹皮、阿胶之类。

白教授认为清泄肝火的同时，为防生风之弊，比如头面痤疮、湿疹、斑秃等疾病，可用羚羊角、钩藤类平息肝风；若怒动胆火，可用夏枯草、山栀、桑叶、牡丹皮解少阳之郁火。

③平肝息风：平肝息风包括两方面含义：即平抑肝阳和息风止痉。白教授认为肝气、肝火、肝风，肝的三个常见证候，彼此之间关系密切，肝气郁滞可导致肝郁化火，最终可导致肝风内动，当然，肾阴不足，水不涵木也是另一重要病机。

叶天士认为肝风为"身中阳气之动变"并创立了"阳化内风"说。并将眩晕、头胀耳鸣、心悸失眠、口眼歪斜、肢体麻木、偏瘫、肢体痿废、晕厥等隶属于肝风范畴。叶氏认为，"肝为风木之脏，体阴用阳，相火内寄，主动主升。而肝全赖肾水以涵之，血液以濡之，肺金肃降以平之，中宫土气以培之，则刚劲之质遂得以柔和条达"。

白教授讲述某些患者因大怒后，头面出现带状疱疹，后头痛欲裂，舌红少苔，脉细数，此为肾水不足，肝阳上亢。正所谓味厚以填之，介以潜之，酸以收之，可用龟甲、鳖甲、熟地、阿胶等味厚之品填补下元，用牡蛎等介类潜阳，用五味子、乌梅等酸敛之品收敛肝阳亢盛之气；此外，还可用白蒺藜、羚羊角、天麻、菖蒲、钩藤之类来平肝息风。此外，因肝风多夹痰火，故在平息肝风的同时颇重视痰火的清泄，可用半夏白术天麻汤、天麻钩藤饮等，常用药物有半夏、白术、竹茹、茯苓、陈皮、胆星、菖蒲、羚羊角、犀角、牛黄、石膏、山栀等。

（2）基于"体阴"的调肝法。滋养肝阴，兼顾真阴。"肝为刚脏"，肝的特性决定了肝阴易虚，肝阳易亢。而"肝肾同源"，肾脏恶燥，肝肾非柔润不能调和也，柔润之剂"不致伤血，具有息风功能"。所以在治法上，叶天士不仅重视滋养肝阴，同时注意滋养肾中真阴，喜用"壮水之主，以制阳光"之法。在用药上，总是以至静药，养肝阴常用生地、白芍之类，补肝虚常用当归、枸杞子之类，真阴虚常用熟地、何首乌、阿胶、龟甲、石斛、女贞子、旱莲草之类。

白教授讲述如痤疮、黄褐斑等，辨证为肝阴不足者，要谨记肝肾同源，故滋肝阴的同时也不要忘记滋其肾水以涵木，可用熟地、萸肉、五味子、生地、阿胶、牡蛎、天冬、茯神、川斛、旱莲草、女贞子，重者用鳖甲、龟甲等血肉有情之品。

3. 对临床的指导意义

肝郁气滞导致的皮肤病主要有黄褐斑、白癜风、斑秃、痤疮、扁平苔藓、银屑病等，多发于中年女性，发病前多有情志不遂史。常用方剂如柴胡疏肝汤、加味逍遥散；气滞血瘀证选用血府逐瘀汤，脾胃失和可加用平胃散。常用药如柴胡、赤白芍、枳壳、陈皮、香附、川芎、茯苓、白术、当归、桃仁、红花、苍术、厚朴等。若气郁化火加栀子、牡丹皮；月经不调加鸡血藤、益母草、泽兰。

与肝火相关的皮肤病有神经性皮炎、皮肤瘙痒症、湿疹、痒疹、带状疱疹、痤疮等，常伴有面红、口苦、口干、急躁易怒、心烦失眠，舌质红，苔

当代中医皮肤科临床家丛书（第三辑） 白彦萍

黄，脉弦滑或弦数。治疗宜清肝泻火，熄风止痒，常用药物如黄芩、黄连、龙胆草、栀子、菊花、淡竹叶、夏枯草、生地、牡丹皮、赤芍、白蒺藜、钩藤、石决明。中老年人常伴阴常不足，故需重用生地，并加白芍、当归、生龙骨、生牡蛎养血柔肝，育阴潜阳。

肝肾不足证相关的皮肤病有红斑狼疮、白塞综合征、干燥综合征、鱼鳞病、外阴白色病变、斑秃、全秃、普秃、白发、白癜风、黄褐斑、黑变病等。其临床表现为皮肤色素脱失或色素沉着，皮肤干燥、萎缩，伴两目干涩、视物不清，耳鸣、耳聋，腰膝酸软，肢体麻木拘挛，妇女月经不调、量少或闭经，性功能障碍，舌体瘦色淡红，苔薄，脉细。治疗以滋补肝肾为法，补肝血，益肾精。常用方剂如六味地黄丸、四物汤、二至丸、五子衍宗丸、左归丸、一贯煎。常用药物如当归、熟地、白芍、川芎、首乌、枸杞子、山萸肉、菟丝子、覆盆子、五味子、女贞子、旱莲草。

此外，白教授还强调肝性喜条达，内寄相火，主升、主动；肝阳易亢，肝风易动。针对肝脏此特点，可用镇肝息风汤，此方重用镇肝以治标，滋阴柔肝以治本，并配伍疏肝之品，标本兼顾，是镇肝息风法之代表方，将滋养肝阴、调达肝气、镇肝息风巧妙地结合起来。

4. 小结

白彦萍教授认为在看待肝气、肝火、肝风、肝阴的问题上，应综合而论，灵活看待，切不可片面而言。同时，我们也不能忽略其他脏器对它的影响和作用，人作为一个整体，肝、心、脾、肺、肾五脏关系十分密切，如"乙癸同源"，肾与肝的关系十分密切；再如"金克木"，临床也有因肺脏疾患而牵扯到肝脏的；"火为木之子，"当肝火亢盛的时候，我们不要只一味地清泄肝火，"实则泻其子"，我们也可以从泻心火方面加以考虑；另外，脾和肝的关系也甚为密切，《金匮要略》言"见肝之病，知肝传脾，当先实脾"，我们临床也应时刻顾护脾胃之气，以免肝气克伐脾土。总之，临床辨证应脉证合参，辨证施治。

（刘文静）

（八）湿疹的中成药治疗

1. 病因病机

《金匮要略》把急性期湿疹称为"疮"，《外科正宗》将慢性期湿疹称为"癣"。《素问·至真要大论》："诸湿肿满，皆属于脾……诸痛痒疮，皆属于心。"《诸病源候论·湿癣候》："湿癣者,亦有匡郭,如虫行,浸淫,亦湿痒,搔之多汁成疮,是其风、毒气浅,湿多风少,故为湿癣也。"清代《医宗金鉴·外科心法要诀》中记载浸淫疮"此证初生如疥,瘙痒无时,蔓延不止,抓津黄水,浸淫成片,由心火脾湿受风而成",黄水疮"此证初生如粟米,而痒兼痛,破流黄水,浸淫成片,随处可生。由脾胃湿热,外受风邪,相搏而成"。由此可见,古人对本病的病因病机有一定的认识,并积累了一些治疗经验。白彦萍教授认为湿疹内因与心、肺、肝、脾四经密切相关,禀赋不耐,饮食失节,或过食辛辣刺激荤腥动风之物,脾胃受损,失其健运,湿热内生;而外因不外乎风湿热邪浸淫肌肤。

2. 论治特色

(1)同病异治。湿疹需重视辨证施治,风、湿、热、瘀之间互相转化,变化多端,有时多个证型兼杂,且不同病程阶段会有证型改变。可参照以下证型灵活选择中成药。

①风热相搏证:多见于急性头面部湿疹,发病迅速,病程短。皮损为红色丘疱疹,好发于体上半部,渗出较少,剧烈瘙痒,常抓破流血。伴口渴欲饮,大便干,舌红,苔薄白或黄,脉浮数。可选消风止痒颗粒、银翘解毒丸、防风通圣散。

②湿热蕴肤证:多见于急性湿疹,发病突然,病程短,皮损面积大。以红斑、丘疹、丘疱疹、小水疱为主,灼热瘙痒,抓破滋水淋漓,浸淫成片。伴心烦口渴、身热不扬、胸闷纳呆、小便短赤,舌红,舌苔黄腻,脉滑数。可选龙胆泻肝丸、黄柏胶囊、二妙丸、四妙丸。

③血热风盛证:多见于急性湿疹。身起红色丘疹搔破出血,渗水不多,剧烈瘙痒,抓痕累累,夜间为甚。舌红,苔薄白或薄黄,脉弦数。可选皮肤病血毒丸、当归苦参丸、消风导赤丸。

④脾虚湿蕴证:多见于亚急性湿疹,发病较缓,病程较长。皮损潮红,有丘疹、水疱、鳞屑、瘙痒,抓后糜烂渗出。伴纳呆、便溏、疲乏,舌质淡胖,舌苔白腻,脉濡缓。可选参苓白术散、胃苓丸、启脾丸、二陈散。

⑤阴虚内热证:多见于亚急性湿疹,发病缓慢,病程较长。皮损浸润,干燥脱屑,瘙痒剧烈,略见出水。伴午后颧红、心烦盗汗、口干口苦、小便短赤,舌质红,少苔或无苔,脉细弦滑。可选知柏地黄丸。

⑥气血两虚证:多见于慢性湿疹,发病缓慢,病程较长。皮损呈肥厚性浸润性斑片,色泽暗淡,瘙痒不止,肌肤干燥粗糙。伴面色发白、口干欲饮,

舌淡或红，舌苔少或光，脉细弱。可选人参归脾丸、八珍颗粒。

⑦血虚风燥证：多见于慢性湿疹，病程长久，反复发作。皮损为暗红色斑或斑丘疹，色素沉着，粗糙肥厚，剧痒难忍，遇热或肥皂水洗后瘙痒加重。伴口干不欲饮、乏力、纳差、腹胀，舌质淡，舌苔白，脉弦细。可选湿毒清胶囊、润燥止痒胶囊。

⑧气血瘀滞证：多见于慢性湿疹，病程长久。皮损色暗肥厚，色素沉着，甚至肌肤甲错。伴面色晦暗，女子月经不调，经期腹痛，舌质暗或有瘀斑，脉细涩。可选大黄䗪虫丸、血府逐瘀胶囊。

（2）结合部位治疗湿疹。临床运用中成药时可结合部位用药。如耳湿疹、阴囊湿疹急性期配合龙胆泻肝丸；乳头湿疹配合龙胆泻肝丸或加味逍遥丸；足部湿疹慢性期配合当归饮子或知柏地黄丸；头面部湿疹配合消风止痒颗粒；躯干部湿疹急性期配合防风通圣丸、牛黄解毒片、一清胶囊；手湿疹慢性期配合血府逐瘀口服液；小腿湿疹配合二妙丸、四妙丸。

（3）不同体质患者治疗原则不同。湿疹患者中以气郁体质、阴虚体质、湿热体质为多。气郁、阴虚体质与血虚风燥证型相关；湿热体质与湿热浸淫、脾虚湿蕴证型相关。可针对不同人群、不同体质提供个体化治疗方案，根据体质自身倾向性，由生活环境、饮食、情志等方面进行调养，从而为疾病预防提供良好的思路与见解。

（4）急性期加用解毒药，慢性期加用养血活血药。湿疹急性期皮损以红斑基础上的丘疱疹、丘疹为主要表现，为针头至粟粒大小，多呈对称分布，病情严重者有糜烂、水疱出现，存在明显渗出或渗出倾向。可选用清热散结胶囊等。"久病必有瘀""顽疾属瘀"，慢性湿疹病程多长且顽固难愈，因此慢性湿疹可能会存在不同程度血瘀证的表现。"活血止痒，血行风自灭"，因此对于慢性湿疹的治疗，可选大黄䗪虫丸等。

（5）老年人加用补肾药物。老年湿疹，多本虚标实，虽有风湿热瘀等实证表现，但在治疗过程中宜扶正祛邪、标本兼治，适当加入补肾药物，不可一味攻伐。老年湿疹，慢性病程，伴慢性肾病或双下肢浮肿，可加用左归丸或右归丸。

3. 典型病例

患者张某某，女，44岁，2014年1月5日初诊。双手双足掌跖部瘙痒数年。患者双手双足掌跖部瘙痒数年，接触热水、洗涤剂后症状加重，纳眠可，平时月经周期正常，量少色淡。查体见双手双足掌跖部皮肤肥厚、浸润、粗糙，有裂纹，轻微脱屑，舌淡、苔薄，脉沉。西医诊断：湿疹。中医辨证为：血虚风燥证。治则：滋阴养血通络，软坚散结止痒。方药：当归 15g、白芍 15g、熟地 12g、鸡血藤 15g、姜黄 12g、玄参 15g、地肤子 15g、桑枝 15g、知母 15g、红花 12g、鳖甲 20g、龟甲 20g、莪术 12g、生甘草 10g、路路通 12g、伸筋草 12g，水煎服，早晚饭后分服；配合湿毒清胶囊，3 粒，一日 3 次；外用苯海拉明霜。一个月后复诊，双手双足瘙痒减轻，裂纹变浅。

4. 总结

湿疹证型复杂，风、湿、热、瘀之间互相转化，变化多端，有时多个证型兼杂，且不同病程阶段会有证型改变。白教授认为湿疹主要以湿热浸淫证、血虚风燥证、脾虚湿蕴证为主，治疗中应详查证型变化，根据证型、部位、皮损、体质、湿疹分期、年龄等等配合中成药治疗，常能取得不错效果。

（牛晓雨）

（九）中医皮肤生理学理论体系初探

现代生理学与医学观点认为人类的皮肤具有屏障、吸收、感觉、分泌和排泄、体温调节以及免疫和代谢方面的功能，并且有相应的理论对其各种功能进行解释，而相应的，在《黄帝内经》中同样有对皮肤各种生理功能及疾病病理的解释，不过因其存在过于散乱或言语晦涩，目前并没有相对系统的整理。白教授有深厚的现代生理学知识，又在临床和学习中对《黄帝内经》产生了深入的理解，认为两者具有必然的共通之处，后经过多年的临床验证，以中医理论为基础，通过现代生理学的方式进行阐释，率先提出中医皮肤生理学概念，现详细解释如下。

1. 中医对皮肤生理的认识

白教授认为，中医对于人体运行的机制认识不外乎于精气血津液，《素问·经脉别论》中"饮入于胃，游溢精气，上输于脾，脾气散精，上归于肺，通调水道，下输膀胱，水精四布，五经并行"和"食气入胃，散精于肝，淫气于筋，食气入胃，浊气归心，淫精于脉，脉气流经，经气归于肺，肺朝百脉，输精于皮毛"两句解释了中医对人体生命活动能量主要来源及其在体内散布的基本途径，也告诉我们精、气和津液对于皮肤维持正常生理功能的重要作用。

白教授认为中医对于皮肤的认识也应当是分层次的，最内层是"精"，"精"是组成人体最基本的物质，来源于饮食、呼吸，在功能上与西医学中细胞和各种营养物质的概念类似，承担着构成人体基本结构、分化成其他各种组织以及为生命活动提供能量的作用。皮肤系统中的真皮层、表皮层以及各种附属组织中均有"精"的影子，为皮肤提供附着的基点、分化并构成皮肤其他组织、保持皮肤结构并为皮肤的正常生理活动提供能量与必需的各种物质。

向外一层是"血"，这里说的"血"与西医学所认识的血大体相似，不同点在于中医认为"精"与"血"可以相互转化，"精"在一定条件下可以转化为"血"，"血"也可以转化为"精"，细想这里说的"精"应当特指相当于营养物质的一部分，如此来说精血互化实际说的是血液的运输作用。血流行于百脉，在皮肤各层次之间穿插流行，相当于西医所说的血管层，不同点在于，中医认为脉管中存在营气，营气与血液也可以相互转化，血液通过转化为营气向机体组织中扩散，营养血脉，濡润肌肤，这相当于皮肤毛细血管网及其扩散作用。内经说"营气不从，逆于肉理，乃生痈肿"，就是说当营气正常扩散受到影响，郁于一处就会产生痈肿的改变。痈肿相当于现代常说的皮肤及皮下组织的化脓性炎症，表现为局部充血肿胀导致的红肿热痛，二者说法不同，但在对于这一疾病机制的解释上不谋而合。除了营气，中医认为脉管中同时还存在其他的气，这些气并没有特殊的命名，在脉管中主管推动血液的运行以及统摄收束血液使其不溢出脉管，相当于心脏的射血功能与血管的收缩功能，在治疗出血性疾病，如血小板减少性紫癜等，有重要的指导意义。

津液是体内除尿液、血液外在体内正常运作的液体的总称，在体内蒸腾散布，对于维持皮肤的濡润、保持皮肤正常功能具有重要意义，同时也是汗液的来源，相当于西医学所说的组织液与细胞内液，在皮肤系统中还特有皮脂与其对应，内经中"汗出见湿，乃生痤痱"是说津液的出入受到外界阻滞，郁于皮表，发为痤痱，与西医所说的皮脂分泌增多以及皮脂排出不畅相似；"汗出偏沮，发为偏枯"说的便是津液对于皮肤、肌肉和筋脉的濡润作用。

最外一层是卫气，卫气是中医对于皮肤屏障、保护功能的概括，卫气覆盖于皮表，同时广泛流行。内经中对于卫气的功能有一定的阐述，认为卫气主御外，保护身体免于外邪侵袭；司腠理开阖，排出汗液，抵御外邪。总览条文可见，卫气大致相当于角质层、皮肤运动神经及皮肤热辐射功能的综合体。"阳气者，若天与日，失其所，则折寿而不彰。故天运当以日光明。是故阳因而上，卫外者也"所说的就是卫气的来源与功能。

同样，皮肤正常生理功能的维持离不开心神的把控，"故圣人传精神，服天气而通神明。失之则内闭九窍，外壅肌肉，卫气散解，此谓自伤，气之削也"，在人心情长期抑郁或精神紧张的情况下，皮肤病往往更容易出现或加重。皮肤正常生理过程中任何一个环节受到影响都会影响皮肤的状态，导致皮肤病的发生，白教授在临床治疗皮肤病的过程中往往有针对性地从多方面入手，依据辨证气血同调、兼济心神，通常可以取得理想的效果。

2. 中医对皮肤病伴随症状的认识

皮肤病大部分时候不是单纯的，经常有一些其他系统的伴随症状，如口干口臭、眼干眼痒、二便异常等，传统观点认为皮肤病当是由内而外的，白教授在临床观察中发现这条路径并不是单方向的，很多皮肤病的伴随症状也可以是由外而内的。

（1）皮肤病的由内而外。中医传统观点认为皮肤病是由内而外的，内热外达，湿邪熏蒸之类，饮食不节，火热内蕴，火热随气血津液发于皮表，煎灼皮肤，或痒或痛，色红鲜亮。湿邪内蕴，流于皮表，渗出腠理，气机受阻则痒。气血亏虚，经络阻滞，营气不从，肌表不荣则干痒。"故燥胜则地干，暑胜则地热，风胜则地动，湿胜则地泥，寒胜则地裂，火胜则地固矣"，以地象皮，燥邪盛则皮肤干，如手足皲裂；暑邪盛则皮肤蒸热；风邪盛则瘙痒丛生走窜，如荨麻疹；湿邪盛则皮肤瘙痒糜烂渗液，如湿疹；寒邪伤皮则皮肤皲裂，如冻疮；火热内盛则皮满肉坚，如硬皮病等，这是中医传统观念对于皮肤病伴随症状的解释。

（2）皮肤病的由外而内。然而白教授在临床中发现，随着时代的发展，人们在生活中接触到的致敏物质越来越多，皮肤可以因为外来物质的损害直接产生病变，继而出现其他系统的伴随症状。像接触性皮炎、急性湿疹、急性荨麻疹等，若初次发病后不及时准确的处理，患者往往会在几天内出现胃口不佳，口臭口苦，大便干硬或者黏腻不爽的症状，这些都是外邪内侵的表现。另外有一些外邪单次作用并不强烈，但长期接触后容易慢慢蚕食正常的皮肤屏障功能，如颜面再发性皮炎，激素依赖性皮炎等都是因为长期外用刺激性物质所致，这些因素也会导致内在体质的缓慢改变，而这些改变因为较为缓慢往往不容易被人察觉，由此造成此类疾病缠绵反复。这种观点在内经中亦有所体现，"经脉流行不止，环周不休，寒气入经则稽迟"，经气流经不畅就会堵，堵则生内变，内经此处以寒为例，实际风入经、热入经、湿气入经乃至戾气入经都相去不远。由此白教授认为，外来致敏因素下导致的皮肤

234

病在初期用外治法进行治疗尤为重要，中药外用常用水牛角、马齿苋、金银花、蒲公英等，其机制类似，都是通过寒热调和使皮肤受到影响的经气恢复正常的运行规律，对热邪引起的皮肤病变有显著疗效。

3. 中医对皮肤病外来致病因素的认识

（1）皮肤病的主要外来致病因素。白教授认为外来物质导致皮肤过敏，其机制相近于风邪，风邪是卫气的大敌，风开腠理，流行走窜，风性善动，使人痒，使痒处流经不定。《内经·疟论》中有对风邪致病特点较为详细的阐述："故虚实不同，邪中异所，则不得当其风府也。故邪中于头项者，气至头项而病；中于背者，气至背而病；中于腰脊者，气至腰脊而病；中于手足者，气至手足而病。卫气之所在与邪气相合，则病作。故风无常府，卫气之所发必开其腠理，邪气之所合，则其府也"，大概意思便是，根据不同人体质的不同，风邪伤人的部位就会有所不同，伤在哪里，哪里就是风府，邪气就会从哪里开始流行，这便是风邪所致皮肤瘙痒发无定处、发有定处或者定时而发的原因。

（2）风邪致病的主要机制。风邪致病并不单纯，风开腠理的同时为其他邪气大开方便之门，这是白教授的经验，也是现代中医的共识。《素问·风论》有云："风气藏于皮肤之间，内不得通，外不得泄。风者，善行而数变，腠理开则洒然寒，闭则热而闷，其寒也，则衰食饮；其热也，则消肌肉，故使人㤓栗而不能食，名曰寒热。风气与阳明入胃，循脉而上至目内眦。其人肥，则风气不得外泄，则为热中而目黄；人瘦，则外泄而寒，则为寒中而泣出。风气与太阳俱入，循诸脉俞，散于分肉之间，与卫气相干，其道不利，故使肌肉愤䐜而有疡，卫气有所凝而不行，故其肉有不仁也。疠者，有荣气热胕，其气不清，故使其鼻柱坏而色败，皮肤溃疡，风寒客于脉而不去，名曰疠风，或名曰寒热"，讲的是风邪侵入皮表，难以通过人体正常的排泄将其驱除，善于走窜，性质不定，开腠理则邪气入，关腠理则闭塞而生内热，风邪合并各种其他的邪气共同侵犯人体，会依据人的不同体质产生不同的变化，风入太阳经便会沿着经脉侵入分肉之间，干扰卫气的运行，或合并疠气，或合并寒热之气，分别会造成肌肉皮表的各种病变。所以白教授在治疗皮肤病的过程中十分注重针对风的治疗，风气得泄才能恢复卫气的运行，皮肤才能保持正常的屏障功能。

4. 中医理论指导下的皮肤病治疗

白教授认为皮肤病在治疗方面，应当着重强调表里同治，对于由内而外的皮肤病，当治里断其根，和表缓其急；对于由外而内的皮肤病，最要紧的便是避开过敏原，同时治表澄其源，治里防其渐。用药上主张内服与外用相结合，两面夹攻，或托里而发，或围而灭之。组方上多参考经方方义，如小青龙汤内蠲饮祛湿外解表散寒，大青龙汤内清热而外解表，五苓散内和阳气外利其水，葛根芩连汤在内清热止泻在外解肌祛风，桂枝人参汤、麻黄附子细辛汤内攻寒湿外解表寒，无论内外，热则清之，虚则补之，闭则开之，使内外相和，邪不留存，精气血津液与心神均不受扰乱则病愈。

5. 小结

白教授认为皮肤正常生理功能依赖于心神统摄下精气血精液的正常运行，因此治疗皮肤疾病时应当在辨证分析的基础上针对治疗，恢复精气血津液的正常生理功能，使心神得到安定。《内经》云："故风者，百病之始也，清静则肉腠闭拒，虽有大风苛毒，弗之能害，此因时之序也。"疾病当治，但更多在防，保持良好的生活习惯，维持舒畅的心情，是保持身体健康的基本，也是疾病治疗的重要手段。

（柳赛赛）

二、医研并举，以研促医

（一）银屑病领域研究荟萃

白彦萍教授长期以来以"银屑病"为主要研究方向，围绕银屑病的血分论治，在循证医学、临床研究、方法学方面做出一定研究成果。白教授根据中医理论结合血热型银屑病的特点和现代药理学研究，自拟方药——清热凉血方（祛银颗粒），从动物模型、抗菌肽、信号通路以及细胞因子、蛋白和基因水平探讨了清热凉血方药的有效机制。

1. 循证医学研究

在对北京地区寻常型银屑病的流行趋势、发病特点及防治方法进行调查中发现，证型在前三位分别为血热型、瘀热互结型和血燥型。首次方剂用药频次前三位的生地黄、紫草、土茯苓，均为清热类中药。在中医体质与辨证分型相关性研究中，发现湿热质、气郁质更易患寻常型银屑病。我们还运用临床流行病学方法分析，得出血热证证候成因多与感染、饮酒、饮食、精神、家族史等因素有关。在对中药复方治疗血热证的组方进行文献分析中，筛选出289篇文献，清热药物最多，占52.84%，前三位的中药为生地、紫草和牡丹皮。肝经药居十二经之首。在中医外治方面，系统地评价了中药外用治疗寻常型银屑病的疗效及安全性，结果仍需要更多高质量的随机双盲对照试验来进一步证实中药外用治疗银屑病的疗效。

2. 临床及方法学研究

通过"十一五"科技支撑计划重点项目和2005年首都医学发展科研基金项目，课题组设计了与GCP接轨的随机、多中心、大样本的对照试验，验证普连膏治疗血热型银屑病的有效性及安全性。通过回顾性研究、文献整理、专家问卷、优化论证形成初步的疗效评价方法，并将剂型改制为新普连膏，结果显示新普连膏可降低血热型银屑病患者皮损PASI评分，改善其瘙痒症状，疗效确切，使用安全。中药洗剂方面，在2009年首都医学发展科研基金项目的支持下，我们采用前瞻性、随机、安慰剂对照的评价方法，观察消银洗剂的疗效及安全性，结果证实消银洗剂在改善银屑病患者皮损PASI评分、瘙痒症状，且治疗8周结束后患者满意率为91.18%。在既往临床研究总结的中医外用治疗寻常型银屑病的疗效评价体系和方法，课题组运用临床流行病学的设计、衡量、评价（DME）研究方法设计多中心、大样本的随机对照临床研究验证了火针联合活血解毒汤治疗斑块型银屑病的有效性和安全性，为临床应用提供试验证据，达到国内领先水平，同时，通过该项目的实施及推广，规范了中医特色外治法火针的操作和评价方法，提供可供推广的中医特色治疗常见皮肤病的治疗方案。

3. 清热凉血方药基础研究

（1）银屑病动物、细胞学模型。清热凉血方是白彦萍教授在中医理论的指导下结合多年临床经验及现代药理学研究而形成的自拟方（祛银颗粒）。该方是在犀角地黄汤的基础上加减而成，具体组成药物如下：蛇莓10g、白英15g、土茯苓15g、白花蛇舌草15g、生地15g、牡丹皮8g、赤芍8g、紫草8g。其中蛇莓、白英清热解毒，为君药。蛇莓功效清热解毒、凉血消肿，白英具有清热解毒、祛风化痰、利湿退黄、抗癌的功能。白花蛇舌草、土茯苓、紫草解毒凉血，为臣药。白花蛇舌草主要功效是清热解毒，活血消肿，止痛抗菌等；土茯苓具有除湿、解毒、通利关节之功效；紫草苦寒，色紫入血，清热解毒，利湿，祛肝经之湿热，能行血活血。生地、赤芍、牡丹皮为佐使，凉血活血。生地能清热凉血，养阴生津；赤芍具有清热凉血、散瘀止痛之功能。诸药合用，共奏清热解毒，凉血活血之功。清热凉血方以清热凉血解毒中药为主要成分，通过随机、单盲、平行对照的临床研究，得出祛银颗粒可降低银屑病患者皮损 PASI 评分，改善中医证候评分，具有较好的临床疗效。其后通过动物模型验证了其有效性，实验结果显示清热凉血方中剂量组及高剂量组均可以显著抑制小鼠阴道上皮细胞有丝分裂并促进小鼠尾部鳞片表皮的颗粒层形成，且不同浓度清热凉血方呈现明显的量效关系。在体外细胞模型的研究中，发现清热凉血方含药血清具有影响 TNF - α 的表达、抑制 KGF 诱导的 HaCaT 细胞增殖的作用。团队亦应用 5% 普萘洛尔搽剂外涂豚鼠耳部皮肤，建立豚鼠银屑病模型，发现电针治疗 4 周后，电针组组织学 Baker 评分和炎症细胞浸润评分较模型组明显降低，说明电针可改善豚鼠耳部银屑病样皮损症状及其病理特征，为银屑病的临床治疗提供新方法。

（2）信号通路与银屑病。银屑病发病机制复杂，多与基因、免疫、环境及它们之间的相互作用有关。抗菌肽是一种具有生物活性的小分子多肽，为先天免疫的效应分子，是人体抵御病原微生物的第一道屏障。人 β 防御素（HBD）- 2 是从银屑病皮损中提纯分离出的首个被发现的可诱导性防御素。我们通过清热凉血中药对 HaCaT 细胞 HBD - 2 的表达及信号通路的调控作用的研究发现，银屑病患者血清中 HBD - 2 的浓度与病情的严重程度呈正相关；清热凉血方药可明显下调细胞学银屑病体外表皮重建模型及培养上清中 HBD - 2 的表达，可通过抑制 JNK2 MAPK 信号通路，阻断 IL - 1β、IL - 1α、IL - 6、IL - 22 和 TNF - α 对 HBD - 2 的激活，从而发挥其治疗银屑病的作用。

目前普遍认为银屑病是多基因遗传背景下的 T 细胞异常的免疫性疾病，其中 T 淋巴细胞活化及信号传导是银屑病发病机制中的关键环节，对于银屑病的发生和发展起着重要的作用。研究表明，与银屑病相关的信号通路包括主要包括 NF - κB、PKC、WNT、MAPK、NOTCH、JAKs/STATs 等。白教授研究团队在对 Notch 信号通路相关研究中发现，Notch - 1、2、3、4 受体，Jagged - 1、2，DLL - 1、3、4 配体在银屑病患者表皮、真皮中表达均较正常人增强；在血热型（进行期）银屑病患者中 Notch - 3 受体蛋白和 Jagged - 1，DLL - 1，DLL - 4 配体蛋白均增强，Notch - 1、2 受体蛋白，DLL - 3 配体蛋白在血热型银屑病中的表达较对正常人降低。在血热型银屑病患者外周血中 Notch - 1、2、3 以及 Jagged - 1 蛋白表达均高于正常对照组。在分离血热型银屑病患者外周血 CD4 + T 淋巴细胞发现，Notch - 1 受体在基因、蛋白方面均处于高表达状态，并成功运用 siRNA 及 Jagged - 1 FC 分别刺激 CD4 + T 淋巴细胞，建立 Notch 信号通路体外抑制及激活模型，结果证实清热凉血方高剂量可促进 CD4＋T 淋巴细胞的增殖、抑制其凋亡，且能够降低 CD4＋T 细胞分泌 TNF－α、INF－γ 水平，增高 IL－2 的水平。此外，白教授研究团队对 JAK/STAT 信号传导通路、该通路抑制因子 SOCSl 及相关分子 miR－155 也进行了研究，结果显示 miR－155 在银屑病患者皮损区的表达显著高于银屑病患者非皮损区；银屑病患者皮损区 STAT3、SOCSl 基因的 mRNA 表达水平也明显高于非皮损区。为进一步阐明 STAT3、SOCSl 和 miR－155 与银屑病的关系，白彦萍教授团队进行了体外动物实验。结果显示与对照皮损区相比，miR－155 拮抗剂干预的小鼠模型银屑病样皮损内 SOCSl 的蛋白表达水平显著升高，在 mRNA 表达水平无明显变化，而 STAT3 基因 mRNA 表达水平、蛋白表达水平均降低。在 miR－155 拮抗剂干预的小鼠模型银屑病样皮损内 TNF－α、IL－23、IL－6 mRNA 表达水平显著降低，IL－17 mRNA 表达水平仅显示出了降低趋势。然而，miR－155 激动剂干预后小鼠模型银屑病样皮损内未见 SOCSl、STAT3、TNF－α、IL－23、IL－6、IL－17 表达水平的变化。因此，研究结果提示拮抗 miR－155 表达可能通过 miRNAl55－SOCSl 轴降低银屑病模型皮损中 STAT3 基因和相关炎性细胞因子的表达，因此 miR－155 可能是治疗银屑病的靶标之一。

基于上述研究基础，我们发现 INF－γ、IL－6 诱导的 JAKs/STAT3 信号通路的异常活化参与了银屑病的发生、发展，抑制 JAKs/STAT3 信号通路可以成为治疗银屑病的一个新途径。为此，白教授团队利用不同浓度清热凉血方浸膏干预银屑病样小鼠模型，发现清热凉血方组小鼠皮损改变较模型组不同程度好转，其中以清热凉血方高浓度组效果最佳；利用免疫组化法、PCR 法及 Western Blot 法检测到模型组小鼠皮肤中 SOCS1、STAT3、TNF－α、IL－1β、IL－6 及 IFN－γ 的 mRNA 及蛋白表达水平均较空白组明显升高，雷公藤多苷组及不同浓度浸膏组均较空白组不同程度升高，较模型组不同程度降低，以清热凉血方高浓度组下降最为明显，其次分别为雷公藤多苷组、清热凉血方中、低浓度组。因此清热凉血方可能通过抑制小鼠皮肤组织中 JAKs/STATs 信号通路的激活，减少 TNF－α、IFN－γ、IL－1、IL－6 的分泌，从而发挥治疗银屑病的作用，并且与低剂量组相比，中、高剂量组的这种作用更为明显。

（3）中药单体研究。在既往研究中，治疗血热型寻常型银屑病应用的清热凉血中药频次最多的三味中药分别是地黄、紫草、牡丹皮，梓醇、左旋紫草素、丹皮酚分别是地黄、紫草、牡丹皮的主要活性成分之一。在研究三种中药单体对 HaCaT 细胞 HBD-2 表达的调控作用及 JNK 信号通路的影响中发现，左旋紫草素、丹皮酚和 JNK 抑制剂（阳性对照药物）可以明显下调细胞学体外模型中 HBD2 基因及蛋白的表达，左旋紫草素与 JNK 抑制剂相当，丹皮酚弱于 JNK 抑制剂。梓醇则明显上调细胞学体外模型中 HBD2 基因及蛋白的表达。左旋紫草素、丹皮酚和 JNK 抑制剂可以明显下调 P-JNK2 蛋白的相对含量，梓醇对 P-JNK2 蛋白无抑制作用，反而上调其表达。因此，紫草、牡丹皮可能通过抑制 JNK2MAPK 信号通路的活化，下调 HBD-2 的表达，从而发挥其治疗银屑病的作用。

为揭示清热凉血方的临床疗效物质基础，为其安全有效应用提供科学依据，白教授团队运用超高效液相色谱-飞行时间质谱联用法分析了清热凉血方中的化学成分，共检测出 30 物质，鉴定出 22 个中药成分，其中丹皮酚、芍药苷、白芍苷 R1 与银屑病的发病机理相关，可能是其活性成分。通过丹皮酚和芍药苷 2 个中药单体干预 STAT3 过表达的银屑病小鼠模型，探讨 2 种单体对 SOCS1 和 JAKs/STATs 通路信号转导因子的影响。

银屑病样小鼠模型方面，模型组较空白组的 SOCS1、STAT3、TNF-α、IL-1α、IL-1β、IL-6、IFN-γ 表达水平明显上升，雷公藤总苷组（阳性对照药物）及丹皮酚、芍药苷各剂量组 SOCS1、STAT3、TNF-α、IL-1α、IL-1β、IL-6、IFN-γ 的表达水平较模型组下降；芍药苷高剂量组、丹皮酚高剂量组的 SOCS1、STAT3、TNF-α、IL-1α、IL-1β、IL-6、IFN-γ 的表达水平较其他治疗组更低，更接近雷公藤总苷及空白组水平；芍药苷低剂量组、丹皮酚低剂量组 SOCS1、STAT3、TNF-α、IL-1α、IL-1β、IL-6、IFN-γ 的表达水平较雷公藤总苷组有显著差异。

细胞学模型方面，不同浓度组丹皮酚对 SOCS-1、IL-6 均无影响，低、中浓度丹皮酚含药血清对 IL-1α、IL-1β 有抑制作用，各浓度组对 IL-8 均存在抑制作用；与雷公藤总苷相比，丹皮酚下调 SOCS1 水平，但其抑制炎症因子的作用更显著；芍药苷各浓度组均能上调 SOCS1 基因表达水平，且各组均下调 IL-6、IL-8、IL-1α、IL-1β 表达水平。

（4）共抑制分子与银屑病。含 T 细胞免疫球蛋白域和免疫受体酪氨酸抑制基序的蛋白（TIGIT）是最近发现一种免疫毒性显著低于 CTLA-4、PD-1 等的共抑制分子，激活 CD4+T 细胞在 TIGIT 信号通路后，可抑制 CD4+T 细胞增殖及功能。白教授团队观察血热型银屑病患者外周血发现，TIGIT+CD4+T 细胞表达频率显著低于健康人，血浆中 IFN-γ、IL-17A 含量显著高于健康人，TIGIT + CD4 + T 细胞表达频率与 PASI、IFN – γ、IL – 17A 呈负相关。激活 TIGIT 信号通路后，CD4 + T 细胞分泌 IFN – γ、IL – 17 水平较同行对照组显著减低，IL – 10 显著升高。阻断 TIGIT 信号通路后，细胞上清中 IFN – γ、IL – 17 水平显著升高，但细胞上清中 IL – 10 未见明显差异。使用清热凉血方后，血热型银屑病患者 PASI、IFN – γ、IL – 17A 表达水平较治疗前显著降低，TIGIT + CD4 + T 细胞表达频率和 IL – 10 表达水平显著升高。因此，我们得出，TIGIT 在血热型银屑病患者外周血 CD4 + T 细胞中呈低表达状态，其与银屑疾病严重程度具有显著相关性。通过激活 TIGIT 信号通路，可抑制 CD4 + T 细胞增殖以及细胞因子 IFN – γ、IL – 17A 的表达。提示在银屑病发生发展过程中，TIGIT 信号通路可能与负性调节银屑病患者 T 细胞活化增殖密切相关。并且清热凉血方在促进血热型银屑病患者 CD4 + T 细胞表面 TIGIT 表达的同时抑制 IFN – γ、IL – 17A 的分泌，从而发挥治疗作用。

（5）滤泡性辅助性 T 细胞与银屑病。多种研究表明银屑病是主要由 T 淋巴细胞介导的免疫相关性疾病。许多临床研究显示 T 淋巴细胞亚群在银屑病发病机制中具有重要作用。滤泡性辅助性 T 细胞（T follicular helper cells，Tfh cells）是一种最近发现的新型 CD4 + T 细胞亚群，与其他 T 淋巴细胞亚群功能明显不同。白彦萍教授团队研究发现在银屑病患者外周血中 Tfh 细胞不仅频率增多，而且功能处于活化状态，其与银屑病疾病严重程度也具有显著相关性。在银屑病患者外周血中还存在 Tfh 细胞亚群失衡现象。在 Tfh 细胞的 3 个亚群中，主要是 Tfh17 细胞参与银屑病的发生发展，且与 B 细胞表面 IL – 21R 的表达水平呈明显相关性。经 1 月治疗，随着银屑病患者皮损临床表现的好转，患者外周血中 Tfh 细胞频率降低，其功能性分子表达下降。此外，白彦萍教授团队还发现 IL – 21 是 Tfh 细胞主要的功能性细胞因子，在银屑病中可以促进 CD4 + T 细胞向 Th17 细胞分化。因此，Tfh 细胞在银屑病免疫发病机制中具有重要作用，可能通过诱导 CD4 + T 细胞向 Th17 细胞的分化及促进 B 细胞的活化参与疾病的发生发展。该研究结果为银屑病发病机制的阐明提供了新思路，也为银屑病的治疗提供了新的潜在性靶点。

（二）中药"爽肤巾"抗炎收敛

急性湿疹是皮肤科常见的一种具有明显渗出倾向的急性皮肤炎症反应，开放性冷湿敷是治疗急性湿疹最常用的外治法。研究团队应用正交试验法优化中药湿敷剂的处方和提取工艺，通过小鼠急性湿疹皮炎模型、以小鼠耳片的肿胀度和耳厚差为依据进行探索，发现，优化后中药湿敷剂的处方和提取方法为70%醇提马齿苋30g、水煎地榆30g、水煎苦参30g。由于传统的中西药湿敷方法都存在过程繁琐、不方便的缺点，白教授应用多年临床经验治疗有效的中药外洗煎剂精制成"爽肤巾"，在治疗急性湿疹的临床观察中发现，爽肤巾止痒效果与硼酸组相当，总有效率为46.4%，均高于其他三组（生理盐水、硼酸、皮肤康组），且在治疗过程中未发现爽肤巾有皮肤刺激等不良反应。为进一步验证中药爽肤巾的抗炎和收敛的作用，团队根据磷酸组胺对伊文氏蓝造模大鼠后背皮肤的色斑面积、皮肤厚度和皮肤溶解于丙酮溶液的光密度影响，分析药物的收敛作用，以生理盐水、3%的硼酸溶液、1∶50皮肤康洗剂做对照，发现爽肤巾的抗炎作用最强，收敛作用于皮肤康洗液作用接近，具有良好的抗炎和收敛的作用，为中药爽肤巾的临床应用提供了理论依据。

（三）新普连膏改良剂型

新普连膏是白彦萍教授在赵炳南老中医治疗银屑病的经典外用制剂普连膏的基础上改制而来。主要由黄芩、黄柏、青黛、紫草等中药组成，其中黄芩味苦性寒，归肺、大小肠、脾、胆经；黄柏味苦性寒，归肾、膀胱经，苦能燥湿，寒能清热。现代药理学研究黄芩具有抗炎、抗菌、抗病毒、抗变态反应、抗氧化等作用，黄芩及其提取物黄芩苷对银屑病的治疗机制为其能降低银屑病人中性粒细胞对白三烯的趋化作用，以及抑制抑制角质形成细胞增殖和相关细胞因子的分泌。黄柏具有多种生物活性和药理作用，临床应用广泛，主含生物碱（如小檗碱），其药理作用包括可抑DNA和蛋白质的合成、使细胞周期停止、抑制增殖、抗炎和抗癌作用等。青黛咸寒，能清热解毒，凉血消斑；紫草甘寒，可凉血活血，解毒透疹。现代药理学研究发现青黛含靛蓝、靛玉红等成分，有抗微生物、抗炎及抗肿瘤和影响免疫功能的作用。临床上也被用于口服治疗银屑病，不过其水溶性差且不易吸收，已有临床病例报告其有引起肠胃出血及影响肝功能的副作用，外用青黛治疗银屑病则可很大程度上减少不良反应。紫草主要有效成分有萘醌类色素，苯酚及苯醌类成分等。其中紫草根中含色素成分和脂肪酸成分，色素成分有紫草素（紫草醌）、乙酰紫草素、紫草烷、紫草红等；脂肪酸成分主要为软脂酸、油酸和亚油酸等。有研究显示，紫草素是一个选择性很强的抗炎药物，靛玉红、紫草素可以诱导细胞凋亡。

随着社会的发展，除了疗效和安全性外，人们对外用药物的舒适性、方便性及不影响美观方面也提出了更高要求，传统的普连膏由于质地黏腻、颜色深、污染衣物而使患者接受度不佳，新普连膏将传统制剂由软膏制剂改良成乳膏制剂，患者使用起来感觉更清爽舒适，且不会沾染衣物，依从性更好。中药外用制剂的改良，是社会进步和患者需求提高的必然结果，也是今后中药外用制剂的发展方向。

首先我们通过随机、单盲、安慰剂对照的临床研究，客观评价了中药外用制剂新普连膏治疗血热型银屑病的临床疗效和安全性。结果显示，新普连膏治疗血热型银屑病的愈显率与总有效率明显高于安慰剂，对患者皮损的总体 PASI 评分及红斑、浸润、面积和瘙痒单项评分的改善，新普连膏的作用均明显优于安慰剂，两组均未发现不良反应。说明新普连膏临床疗效确切，使用安全。进一步通过动物实验简单探索了新普连膏的作用机制。应用鼠尾鳞片模型进行研究，发现新普连膏具有促进小鼠尾鳞片表皮颗粒层形成的作用，能够使角化不全转变为正常角化，与安慰剂组及模型组比较，差异有统计学意义。

综上，新普连膏价格适宜，使用方便、舒适，具有良好的临床疗效和安全性，可以成为血热型银屑病患者的良好选择，今后可开展更深入的研究和开发。

参考文献

[1] 周宇，白彦萍，李锘，等. 北京地区 1003 例寻常型银屑病临床分析 [J]. 北京中医药，2011，10（30）：779 - 780.

[2] 谢知音，白彦萍，杨顶权. 银屑病中医体质与辨证分型的相关性研究 [J]. 中华中医药杂志，2009，24（6）：823 - 825.

[3] 白彦萍，曾绩娟，杨顶权. 寻常型银屑病血热证证候成因分析 [J]. 中华中医药杂志，2007，22（8）：537 - 540.

[4] 谭亚琦，白彦萍. Literature Research of Chinese Medicine Recipes for the Treatment of Psoriasis Vulgaris with Blood - heat Syndrome Type [J]. Chinese Journal of Integrative Medicine 2011，（2）：150 - 153

[5] LI N, LI YQ, LI HY. Efficacy of Externally Applied Chinese Herbal Drugs in Treating Psoriasis：A Systematic Review [J]. Chinese Journal of Integrative Medicine. 2012，（03）：222 - 229.

[6] 李锘，赵文斌，张广中，等. 中医药外用治疗血热型银屑病的疗效评价方法研

究［J］. 北京中医药大学学报（中医临床版），2013，20（2）：23－26.

［7］郑景文. 消银洗剂治疗寻常型银屑病的临床研究及实验研究［D］. 北京中医药大学，2013.

［8］潘胡丹. 火针联合活血解毒汤治疗斑块型银屑病的临床研究［D］. 北京中医药大学，2014.

［9］白彦萍，杨顶权，王煜明，等. 祛银颗粒治疗血热型银屑病疗效分析［J］. 中国麻风皮肤病杂志，2007（12）：1065－1067.

［10］白彦萍，王煜明，杨顶权，等. 中药祛银颗粒治疗银屑病的机制研究［J］. 中华中医药杂志，2007（03）：184－186.

［11］鹿见香，李锘，朴珉贞，等. 祛银颗粒对角质形成细胞生长因子诱导的 HaCaT 细胞增殖及分泌 TNF－α 的影响［J］. 中国中医急症，2014（06）：1025－1028.

［12］朴珉贞，鹿见香，宋佩华，等. 电针对豚鼠银屑病模型影响的研究［J］. 中国中西医结合皮肤性病学杂志，2012，11（2）：91－94.

［13］李锘，李红艳，鹿见香，等. 清热凉血方药抑制 c－Jun 氨基末端激酶 2 丝裂原活化蛋白激酶信号通路并下调角质形成细胞人 β 防御素－2 的研究［J］. 临床皮肤科杂志，2016（09）：625－629.

［14］朴珉贞，赵文斌，李锘，等. 人 β 防御素－2 在银屑病中的表达和祛银颗粒及相关信号通路研究，2014 全国中西医结合皮肤性病学术年会论文汇编.

［15］孔原，白彦萍. Notch 家族蛋白在银屑病发病机制中的作用研究［J］. 临床皮肤科杂志，2015，44（3）：3－6.

［16］马雪婷. Notch 信号通路在银屑病患者表皮中的表达［D］. 北京：北京中医药大学. 2014，硕士毕业论文.

［17］鹿见香. 清热凉血方通过影响 Notch 信号通路调节 T 细胞免疫治疗银屑病的机理研究［D］. 北京：北京中医药大学. 2014，博士毕业论文.

［18］王磊. 清热凉血方干预 Notch 信号通路调节 T 细胞免疫治疗银屑病的机理研究［D］. 北京：北京中医药大学. 2016，博士毕业论文.

［19］王丽丽，王也，王英，等. 银屑病患者皮肤组织信号转导和转录激活因子3基因的表达及其意义［J］. 现代生物医学进展，2016，16（36）：7015－7017，7033.

［20］王丽丽，王也，王英，等. MicroRNA－155、microRNA－203 在银屑病患者皮肤中的表达及定位［J］. 现代生物医学进展，2016，16（12）：2205－2208.

［21］齐潇丽. 清热凉血方对咪喹莫特诱导的小鼠银屑病模型 JAKs/STATs 通路表达影响的研究［D］. 北京：北京中医药大学. 2017，硕士毕业论文.

［22］赵文斌，李锘，李红艳，等. 梓醇、左旋紫草素、丹皮酚调控角质形成细胞表达人 β 防御素－2 的机理［J］. 中国皮肤性病学杂志，2016，30（3）：228－232.

［23］鹿见香，赵铁，曾伟贤，等. 超高效液相色谱－飞行时间质谱联用分析清

热凉血方中的化学成分［J］. 中国中医急症，2014，4（23）：565 – 568.

［24］袁伟畅. 芍药苷、丹皮酚通过调控 SOCS1 对 JAKs/STATs 通路及炎性因子影响的研究［D］. 北京：北京中医药大学，2017，硕士毕业论文.

［25］韩朔. 芍药苷、丹皮酚对 HaCaT 细胞银屑病模型 SOCS1 及其验证因子表达的研究［D］. 北京：北京中医药大学，2016，硕士毕业论文.

［26］Wang FF, Wang Y, Wang L, et al. TIGIT expression levels on CD4 + T cells are correlated with disease severity in patients with psoriasis［J］. Clin Exp Dermatol, 2018, 43（6）：675 – 682.

［27］王英，王丽丽，韩朔，等. CD4 + T 淋巴细胞亚群与银屑病关系的研究进展. 细胞与分子免疫学杂志，2016，06：834 – 836.

［28］Wang Y, Wang LL, Yang H, et al. Activated Circulating T Follicular Helper Cells Are Associated with Disease Severity in Patients with Psoriasis. J Immunol Res 2016；2016：7346030

［29］Wang Y, Wang LL, Shi YC, et al. Altered circulating T follicular helper cell subsets in patients with psoriasis vulgaris［J］. Immunol Lett 2017；181：101 – 108.

［30］Wang Y, Wang LL, Yang HY, et al. Interleukin – 21 is associated with the severity of psoriasis vulgaris through promoting CD4 + T cells to differentiate into Th17 cells. AM J TRANSL RES 2016；8（7）：3188 – 3196.

［31］杨顶权，白彦萍，宋佩华. 正交试验法优化中药湿敷剂的处方和提取工艺［J］. 北京中医药大学学报. 2006, 29（11）：779 – 782.

［32］白彦萍，杨顶权，王煜明，等. 中药爽肤巾治疗急性湿疹的疗效观察［J］. 中国中西医结合杂志，2007，27（1）：72 – 75.

［33］杨顶权，白彦萍，宋佩华，等. 中药爽肤巾抗炎和收敛作用的实验研究［J］. 北京中医药大学学报. 2008, 31（10）：696 – 698.

［34］N ZHOU, Y BAI, X MAN, et al. Effect of New Pulian Ointment（新普连膏）in Treating Psoriasis of Blood – Heat Syndrome：A Randomized Controlled Trial［J］. Chinese Journal of Integrative Medicine, 2009（06）：409 – 414.

［35］周宁，白彦萍，鞠海，等. 中药新普连膏对银屑病样小鼠模型影响的研究［J］. 中国中西医结合皮肤性病学杂志，2009（06）：349 – 350.